大连驰援武汉
抗疫纪实

半岛晨报 编著

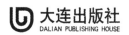

大连出版社

DALIAN PUBLISHING HOUSE

© 半岛晨报 2020

图书在版编目（CIP）数据

双城记：大连驰援武汉抗疫纪实 / 半岛晨报编著. — 大连：
大连出版社，2020.6
ISBN 978-7-5505-1548-2

Ⅰ.①双… Ⅱ.①半… Ⅲ.①日冕形病毒—病毒病—肺炎—
急救医疗—概况—武汉 ②医药卫生人员—先进事迹—大连—
2020 Ⅳ.①R563.1 ②K826.2

中国版本图书馆CIP数据核字(2020)第094040号

SHUANG CHENG JI——DALIAN CHIYUAN WUHAN KANGYI JISHI
双 城 记 —— 大 连 驰 援 武 汉 抗 疫 纪 实

出 版 人：刘明辉
策划编辑：刘明辉　代剑萍　卢 锋
责任编辑：乔 丽　尚 杰
封面设计：林 洋
版式设计：林 洋
责任校对：姚 兰
责任印制：孙德彦

出版发行者：大连出版社
　　地址：大连市高新园区亿阳路6号三丰大厦A座18层
　　邮编：116023
　　电话：0411-83620490
　　传真：0411-83610391
　　网址：http://www.dlmpm.com
　　邮箱：qiaoli-2006@163.com
印 刷 者：大连金华光彩色印刷有限公司
经 销 者：各地新华书店

幅面尺寸：170 mm×240 mm
印　　张：21
字　　数：331千字
出版时间：2020年6月第1版
印刷时间：2020年6月第1次印刷
书　　号：ISBN 978-7-5505-1548-2
定　　价：68.00元

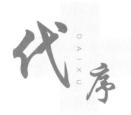

战 疫 赋

千载浩荡，渺渺楚江。

庚子年春，荆楚大地，瘟神作祟绮悉张；中华上下五千年，源远而流长；历载磨难数万计，骤愈化冰霜。

瘟疫袭，我华夏儿女何惧？逆行往，守前线皆竭担当！钟翁耄耋挂帅，国士无双。

炎黄子孙携手成铁壁，风雨而立；众志成城聚力手带香，四面八方。

共和国长子，夜驰扛鼎，有道是：愿融大辽三尺雪，尽入神农百草堂；荡平雷火两山疫，英雄自古迎曙光。

腾心穹宇，鼓翅翱翔。登至顶峰，卿可眺望：楼阁云旋，洞庭玉镜；人杰地灵，日暮霞飞；澹澹潋潋，森淼浮茫；雪融草青，山河无恙。

更待春暖花开时，中华复启铸辉煌。

目录

SHUANGCHENGJI

向南·1397公里

一

万里长江从唐古拉山奔腾而下，在黄鹤楼畔，听到了千万江城人的呼唤。新中国成立以来最难防控的疫情，席卷这座荆楚重镇，江汉平原成了人类抵御新型冠状病毒的前沿阵地。

从青藏高原到大兴安岭，从茫茫戈壁到南国椰林，中华民族以雄厚实力和惊人效率，再次在灾难面前书写了传奇。

这是一场足以载入人类史册的大动员，"大连元素"是支援武汉大军中不可忽视的力量。当集结号吹响之时，在辽东半岛、黄渤海岸，700万滨城人把血管里最烫的血献给了江城。

两座城跨越了1397公里的距离，产生了大气磅礴、可歌可泣的"化学反应"。

✿ 逆行

街道口的风，撩醒了夏虫
竹床上的小孩儿做着梦
热干面糊汤，一样的吃相
海角天涯，流淌唇齿香……
黄鹤楼的诗，烂熟在嘴巴……
这是我的家，我们守护她……
如果有一天，她也需要我
搭把手，就过了……

户部巷的老街上，这首《武汉伢》被轻声地哼唱。疫情发生后，这首由17位武汉文艺工作者创作的公益歌曲，是所有武汉人心底的呼声。歌声飘到江畔，水雾在江面蒸腾；老爹手端着的热干面正冒着热气，满脸的沟壑道出了人生的沧桑……生于武汉、长于武汉的音乐人勾勒出一幅幅画面，期待曾经的美好能尽快重现。

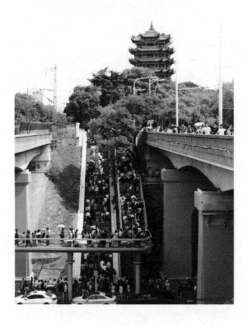

■ 全国人民都期盼武汉尽快恢复往日生机。
（供图：孙玮泽）

双城记
大连驰援武汉抗疫纪实

武汉告急

没有一种现代战争的武器，比空气中病毒的袭击更加令人恐惧。

对于中国人来说，这个春节更像是一场劫难的开始，人们对新型冠状病毒肺炎疫情始料未及，关注的焦点一直都是疫情风暴中心——武汉。

2020年年初的武汉，遭受了新冠病毒的疯狂侵袭。随着春运高峰的到来，武汉疫情防控局面变得异常复杂和凶险。1月18日，农历腊月二十四，武汉新增确诊人数激增，由前一日的62人猛增至198人。为尽快阻断疫情传播，一系列紧急部署接连而出：

1月20日，武汉成立疫情防控指挥部，启动战时值班备勤机制。

1月21日，对进出武汉人员加强管控，加强对公共场所的管理。

1月22日深夜，在武汉研判疫情的李兰娟院士向上汇报：基于疫情状况，武汉必须马上封城，否则后果不堪设想，而且封城的时间绝不要拖到1月24日即大年三十，否则疫情会更大规模向全国散播。

1月23日，农历腊月二十九，这一天凌晨，党中央、国务院做出决策，武汉市疫情防控指挥部紧急发布第1号通告：23日上午10时起，全市城市公交、地铁、轮渡、长途客运暂停运营；机场、火车站离汉通道暂时关闭。

武汉全面进入战时状态，实行战时措施。这在新中国历史上是头一遭，也是人类历史上第一次，对一个千万人口级别的大城市采取最严厉的防疫措施：封城。

武汉封城，世界震惊。随着疫情的急剧暴发，武汉面临着缺医少药、物资紧缺的困难局面。

"请救救武汉，救救生于斯、长于斯的美丽城市……"

1月23日，《长江日报》发出求援信息，武汉开通二十四小时电话接收社会各界爱心捐赠。

1月24日，除夕，官方媒体"湖北之声"发布武汉紧急求援消息，指出多家医院物资紧张，可能只够维持3—5天。

与此同时，在社交媒体上，武汉医院医疗物资缺乏的信息铺天盖地，包括武汉大学人民医院在内的众多三甲医院通过官微、微信群直接发布海报，面向社会公开征集口罩、防护服等医疗物资。

疫情猛如虎，武汉人民的生活节奏也全部被打乱了。

古道钟声，江风犹在，可户部巷里却没了人头攒动的场面。这条位于武昌区最繁华路段的巷子有着"汉味小吃第一巷"的美誉，东靠十里长街，西临浩瀚长江，南枕"天下江山第一楼"黄鹤楼，北接都府堤红色景区，是一处由名街名楼名景名江环绕而成的美食天堂。疫情暴发前，这里天天人头攒动，喧嚣一直延续到深夜。

户部巷有多繁华？从《湖北日报》2019年春节期间的一篇报道可见一斑：

2019年2月5日，大年初一，市民游客络绎不绝地在武昌户部巷美食一条街穿行，品尝各种风味小吃。当天，武汉市武昌户部巷美食街涌入人流超过10万人次，市民游客品尝美食成为过节的一种生活方式。

疫情来袭，武汉不得已摁下了暂停键，一切都变了。

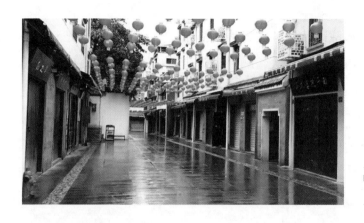

■ 2020年大年初一，
户部巷空空荡荡。

始建于明代的户部巷，步入了有史以来最冷清的暗淡时光。2020年1月25日，大年初一，有媒体到户部巷实地探访，所有门店大门紧闭，整条街上空空荡荡，采访时只遇到了一个人，是一名环卫工人。

闹市繁华不再，市民生活的社区亦是如此，人们封门闭户、闭门不出。疫情极大地改变了武汉人的生活状态，也给人与人、人与社会、人与世界的交互关系带来显著影响。

大年初二上火线

当"武汉告急"的声音传遍全国时，一场足以载入人类史册的大动员旋即展开：举全国之力，支援武汉！国家派出了史上规模最大、力量最强的医疗救治队伍赶赴武汉，全国346支医疗队4.2万多名医护人员陆续驰援湖北，和湖北全省50万医护人员一起，并肩奋战在抗击新冠肺炎疫情最前线。

这场不见硝烟的战争里，"辽宁元素""大连元素"成为驰援武汉大军中不可忽视的力量。

一城，三面环海；一城，九省通衢。

江河滔滔奔流入海，海浪声伴着集结号角，两座城，因为一场疫情，因为一群勇士的逆流而上，紧紧连在一起。辽宁省委省政府、大连市委市政府的决策来了。

1月25日，农历庚子年大年初一，为全力支援湖北开展新型冠状病毒肺炎的医疗救治工作，按照国家卫健委的要求，紧急组建辽宁医疗队援助湖北。这是辽宁首支援鄂医疗队，由来自呼吸科、感染科、医院感染管理科、检验科等科室的137名医护人员组成。

1月25日下午，接到辽宁省卫健委通知后，大连市卫健委下发紧急通知，招募医护人员加入辽宁医疗队驰援湖北。通知从各大医疗机构院内网、微信群等端口发出后，大连医护人员纷纷主动请缨：

"我报名！"

"我请战！"

"只要被需要，我们义无反顾！"

"主任，我也可以去武汉。"

"一切听从组织安排。"

"需要我们的时候到了，我自愿加入抗击疫情的队伍……"

各大医院微信群被自愿报名的声音刷屏。

1个小时内，仅7家医院就有近700人报名，最终确定了第一批17人名单。由于任务紧急，从接到通知到奔赴武汉，这些队员只有短短几个小时的时间准备，第二天凌晨即将出征武汉。

接到支援湖北的动员令，卢雨经历了外表平静、内心狂跳的1分钟。卢雨是大连市中心医院手足外一科的护士。冷静下来，她在手机微信里写了请战书。她根本没想到，在互联网时代，这些心里话会传遍全国。

"我还有强大的憋尿能力……"

请战书中，卢雨列举了自己能够胜任这项工作的7条优势，希望能到最前沿的阵地上。

这封请战书，让很多人笑着笑着眼睛就湿润了。1月28日，《半岛晨报》记者采访卢雨时，她刚下夜班，但整个人精力充沛、声音有力。当武汉相继出现了新型冠状病毒感染的肺炎病例后，职业的敏感性让她时刻关注着疫情的发展。卢雨取消了回家和父母过年的计划，随时

〈 卢雨

有以下一些优势可以胜任这项工作：
1.作为工作十四年的老护士，我有在ICU工作的临床经验，
2.我有自己高热昏迷的体会，可以感同身受，
3.我学过心理学，有临床应急伤心理抚慰经验！
4.学过慢创，有皮肤护理的先进技术积累！
5.院里应急队工作三年，有很好的身体耐力，和意志力积累！
6.在2019年高热全员应对中，有登120车的院前急救经验，
7.我还有强大的憋尿能力。
带着这些工资积累和沉淀，我觉得我能更好服务每一位患者，我希望

■ 卢雨请战书的截图。

准备到前沿阵地去抗击疫情、救护病患。

"我热爱我的工作，它不是养家糊口的手段，而是我要做到终老的爱和信仰！"卢雨认为，"能憋尿"确实是一项实用的技能。"这不是为了故意搞幽默，而是实实在在地把自己能做什么表达出来，提供一种参考。"

在抗击疫情一线，医护人员都要穿隔离服，穿脱隔离服比较麻烦，且处理不当有感染隐患。同时，在紧张而繁忙的工作中，也很难抽出时间去上卫生间。因此，"能憋尿"就成了一项能经过实战检验的能力。

"去抗疫一线固然有感染病毒的风险，可作为医护人员，救死扶伤、勇担大义的职业精神始终都在，心中的这团火不能灭。"卢雨说，自己也是普通人，也会感到害怕，但这身白衣，会让她勇往直前。

敢于冲破困难阻力、迎着狂风巨浪而上的人，在21世纪的前20年有了一个新的名称，叫逆行者。

"如果需要支援医疗队，我去，先报个名……"

2020年，薛晓莹36岁。她是大连市第三人民医院护士长，辽宁首批援助湖北医疗队成员。除夕夜，她就提交了请战书。

大年初一，薛晓莹值班，依然是忙忙碌碌的节奏，在病房里做处置时，和患者们说防护，告诫他们戴口罩、勤通风。

下午2点，科室主任给她打电话，几乎是哽咽着说：

"来任务了，去武汉。晓莹，明天出发。"

她的回答斩钉截铁：

"好的，主任，我去武汉！"

说完"去武汉"，科里一起值班的玲玲立刻就哭了。薛晓莹安慰着玲玲，心想，如果马上就走，初二和初四的班谁来上？冬天呼吸科总是很忙，又赶上过年休假，人手总是紧张，真想值完班再去武汉。

晚上回家，思路是乱的。薛晓莹收拾着行李，大脑一片空白。次日启程，去待几天？都带什么？还没等她反应过来，四面八方涌入的电话让她应接不暇。感受到了大家的担忧和关爱，薛晓莹一直都是回应一句话："放心吧，我会保护好自己，武汉我是一定要去的，在需要我的时候，我不会做逃兵。"

东西收拾好之后，已经是凌晨，安静下来的夜晚，她躺在床上问自己："怕吗？"

薛晓莹觉得害怕，怕看见儿子稚嫩的笑脸，怕他拥抱自己，怕看到父亲老泪纵横的脸，怕单位的姐妹们会更辛苦……

至于去武汉，她没怕过。她相信大连医疗队的勇士们，她相信所有人只是去去就回。

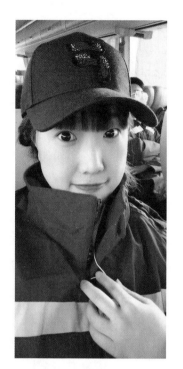

■ 薛晓莹爱笑，嘴角总是向上翘着。

打铁还需自身硬，上阵更需英雄胆。所有人都知道，此去疫区，没那么简单。《半岛晨报》一位网友的留言让人泪目：

"孩子在等妈妈，妈妈也想孩子，可妈妈出发的时候，都不知道能否回来抱抱自己的孩子。为勇士们点赞！"

1月26日凌晨4点10分，城市还在酣睡，她准时钻出被窝，整理好行装，出发！

5点30分，薛晓莹抵达市政府门口。市政府大楼亮着灯，四周静悄悄的，唯有市政府大院里人头攒动。

大院里，上演着各种各样的送别场面。亲切的院长、温暖的主任、贴心的院办主任、干练的医务科长、朴实的器械科长……看着每一个忙碌的身影，迎着每一个关切的眼神，都让薛晓莹在这寒冷的清晨感受到无比的温暖。

薛晓莹没让家人来送，不想看到他们哭，因为她也不想哭，只是

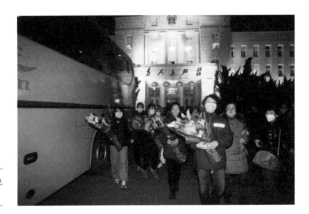

去去就回嘛，拒绝煽情。

最后，科室主任拥抱了薛晓莹，两个人的脸紧紧贴在一起，此刻，薛晓莹真的控制不住泪水了。

正月初二凌晨这场特殊的送行仪式，在点名声中开始了：

"曹丽华。" "到！"

"张永利。" "到！"

"薛晓莹。" "到！"

"王利菊。" "到！"

……

整装完毕，来自大连 7 家医院的 17 名医护人员组成的医疗队，登上大巴前往沈阳与辽宁其他医疗队会合，一起乘机驰援湖北。

大连首批逆行者中，来自中国人民解放军联勤保障部队第九六七医院呼吸内科的护士刘宇秋是一名"90 后"，她是家中独女，今年本该在家中陪伴父母过年，一听到需要支援湖北，她第一时间报名参加。由于护理技能扎实、工作表现突出，刘宇秋如愿以偿地争取到了该院唯一的名额。

刘宇秋是瞒着父母报名的。因为害怕父母担心，等到出发的时间确定了，她才告诉他们：

"爸、妈，我要到武汉去支援抗击疫情了。"

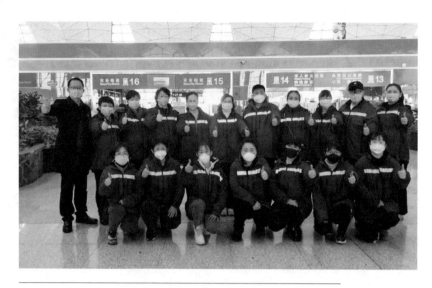

■ 1月26日，大连第一批医护人员奔赴武汉前的留影。（供图：曹丽华）

"你要干啥？"父亲起初不愿她到那么危险的地方去，但看到女儿的坚决，他欲言又止：

"去吧，闯一闯也好……"

正月初二的早上，刘宇秋与伙伴们登上大巴之后，父母不停地向着渐行渐远的汽车挥手。然而，刘宇秋并不知道，刚刚送她上了车，爸爸妈妈就马不停蹄赶往火车站，准备赶回黑龙江鸡西老家。

为了支持女儿的选择，父亲没有告诉她爷爷病危的消息。正月初二的早上，也就是刘宇秋踏上出征路的时候，刘宇秋的爷爷经抢救无效，永远地离开了。

知道爷爷去世的消息是在几天以后，刘宇秋已经奋战在与新冠肺炎疫情斗争的第一线，每天都在高强度地工作着。她与家人报平安时，妈妈不小心说漏了嘴。小时候，由于父母在外工作，她几乎是由爷爷一手带大的，与爷爷的感情无比深厚。爷爷去世的消息差一点儿将她击垮。刘宇秋一遍遍告诉自己要坚强，爷爷正在天上看着自己：

"如果是您，应该也会支持孙女的决定吧？只是，来不及见您最后一面了……"

得知刘宇秋家中的情况后，单位领导在电话中问她是否有什么困难，刘宇秋哽咽地说：

"有爸爸和叔叔们料理爷爷的后事，我没有什么好牵挂的。请领导放心，我一定圆满完成任务。"

第二次出征

2月1日，正月初八，辽宁省卫健委接到国家支援湖北救治新型冠状病毒肺炎危重症患者的任务。

又是一次紧急召集，彼时湖北的情况已经非常严峻。湖北省卫健委官网2月2日消息显示：

截至2月1日24时，湖北省累计报告新型冠状病毒感染的肺炎病例9074例，其中武汉市4109例；目前仍在院治疗8565例，其中重症1118例、危重症444例。

14时40分，大连市卫健委接到辽宁省卫健委的紧急通知，本次辽宁医疗队需要医护人员118名，其中大连18名。

大连各大医院相关重症医学专业立即响应。

"我没有什么后顾之忧，'单身狗'一名，希望您把我列入支援武汉的名单！"

"再给我两个名额，护士长！我们科还想上两个！"

"我年纪大，不像年轻人家里孩子小需要照顾，我没负担，让我去吧！"

……

16时30分，来自大连7家医院的18名队员名单已经确定，2个小时的时间，速度真快！与此同时，一张张满是红手印的请战书，也

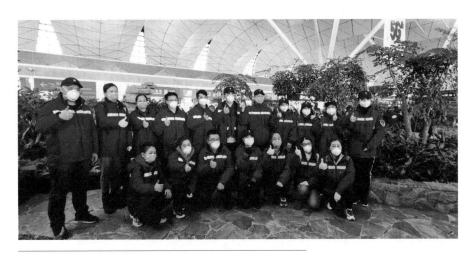

■ 大连第二批医护人员去武汉前在沈阳机场合影。（供图：龚平）

摆在了各大医院领导的办公桌上。

大连第二批驰援武汉的医疗队队员中，"80后""90后"居多。在大连市友谊医院重症病房工作3年的邹天资是一名"95后"男护士，第一时间报名参加医疗队，却没有向父母透露半句，直到2月1日接到集结出发的通知时，父母才得知这个消息。

妈妈：

"儿子，必须得去吗？"

邹天资：

"是，我必须得去。妈妈，希望你不要反对我。男护士一辈子的职业体现就在此刻。"

爸爸：

"这件事情儿子做的是对的，我支持儿子。我跟你一样心疼儿子，但是不能不让儿子去，不能拖他后腿。"

晚上，在妈妈收拾行李的工夫，邹天资走进房间，将自己的头发都给剃光了，这让妈妈着实一惊。在邹天资妈妈的印象里，儿子非常注意自己的发型，年前还特地染了头发，即使早上5点起床上班，也会先洗个头，将发型打理好再出门。

剃完光头，妈妈大呼"难看"。邹天资却说，挺舒服的，到了武汉省得打理，又能很大程度上避免被感染，挺好。

1995 年出生的邹天资从小就是孙楠的歌迷，"我跟孙楠老师是校友，我们都是育红小学的学生，从小他就是我的偶像。作为大连人，真的是从小听着他的歌长大的，作为驰援武汉的医护人员，可能《红旗飘飘》这首歌最能表达我的心情。"

在得知邹天资喜欢《红旗飘飘》这首歌后，经《半岛晨报》记者联系，孙楠给邹天资录制了一段祝福视频。孙楠说："这首歌送给我大连的小老乡天天，也送给我们辽宁以及全国在抗疫第一线支援武汉的医护人员们，谢谢你们，你们辛苦了。"视频中，孙楠还特别为邹天资弹唱了一首《大海啊，故乡》。

2 月 2 日早晨 6 点，当大多数人还在睡梦中的时候，18 位战士已

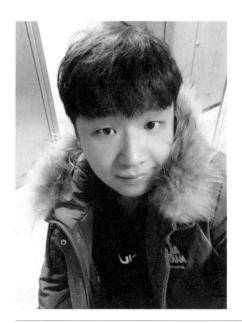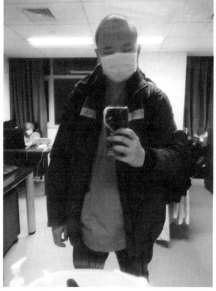

■ "95 后"邹天资爱美，为了上前线抗击疫情他剃了光头。

在大连北站集合。他们的行李非常特别，背包上、行李箱上贴着来自
医院同事们衷心的祝福："加油！""保重！""平安归来！"

大连市第二批支援武汉医疗队的队长是大连医科大学附属第一医
院急诊 ICU 副主任龚平。"没想到这么快、这么急就要出发。"龚平
报上名后就立即回到工作岗位，因为他所在的急诊 ICU 是整个医院最
忙的地方。

2 月 1 日晚上 11 点半，他才把手头的工作交接完毕，回家赶紧收
拾行囊，一边收拾衣服，一边和家属说："我有不少同学、同事都在
武汉那边的医院工作，他们确实非常辛苦，急需我们的支援。"龚平
有 18 年急诊危重病工作经验。

此次辽宁省支援湖北医疗队的对口医院，是位于武汉东湖新技术
开发区的武汉大学人民医院东院区，这里是武汉抗击新冠肺炎疫情的
主战场之一，东院区联合包括李兰娟院士团队在内的全国 12 个省市 14
支医疗队共 3500 余名医护人员协同作战，对重症和危重症病人实施"一
人一策"的精准治疗，挽救患者生命。

白衣战士逆行的壮举，给大连人民带来了巨大鼓舞，大家以不同
形式表达对逆行者的礼赞和战胜疫情的信心。网友"老木"看到满是
红手印的请战书，顿时热泪涌出，创作了公益歌曲《山河的承诺》。

2 月 9 日，中共大连市委宣传部与《半岛晨报》联合制作的民间原
创公益 MV《山河的承诺》面向全国发布：

当你并不擅长却为爱拼命找借口

当你单身多年成为逆行的理由

当你挥别家人扬起故作决绝的手

当你踏上未知的路

默念无生死不计酬

这一次报名已经超越那一纸厚重

这一轮请战也许残酷却温柔

这一句平安注定会穿越这春天

这一场义无反顾点亮了最美的白昼

你已经成为我们继续守候的执着

你已经化为我们脚下希望的轮廓

你每一步的坚毅写满惶恐的角落

你用无悔的笔墨扛起山河的承诺

平安归来！

扫描二维码，即可观看公益 MV《山河的承诺》

🌸 与时间赛跑

1 月 26 日 18 点 25 分，运送辽宁援鄂医疗队的飞机降落于武汉天河国际机场。

夜幕下的武汉，到处回荡着瘟疫狂欢的喘息，这并没有让医疗队队员们畏惧，反而让大家心生怜爱，这座城市生病了，我们是来给它治病的，我们要做勇敢的逆行者。

载着辽宁医疗队队员的 3 辆大巴，行驶在前往酒店的路上，穿行在江城苍茫的夜色中。街道上空空荡荡，偶有行人也是行色匆匆。

晚上 9 点钟，大巴驶入武汉蔡甸区知音莲花湖酒店。武汉的气温很低，但辽宁医疗队队员们的心却是火热的，大家都希望早点儿消灭疫情。

异常凶险的开局

辽宁首支医疗队的任务是支援武汉市蔡甸区人民医院，该医院下设 3 个院区，分别是江北院区、济和院区和妇幼保健院区。

武汉处于困境之时，该医院挑起了整个蔡甸区抗击新冠肺炎的重担，用院领导的话说，医院人员力量分散，担子更加沉重，一个人承担三个人的工作量。

辽宁医疗队抵达武汉的这一天，湖北省报告新型冠状病毒感染的肺炎新增确诊病例 371 例，新增死亡病例 24 例，大批疑似患者需要确诊，情况已经变得异常严峻，留给队员们的准备时间非常有限。

担任大连医疗队队长的，是大连医科大学附属第二医院呼吸与危重症二科主任曹丽华，她是呼吸病领域的专家。

疫情暴发后，曹丽华作为大连市新冠肺炎专家组成员之一，已经连续工作多天，得知大连紧急组建支援武汉医疗队时，她第一个报名：

"我是一个党龄 25 年的老党员了，专业对口，这个时候我不上谁上？"

曹丽华虽然看起来有些瘦削单薄，但一旦遇到"战事"，她立刻就会像钢铁侠一样无所畏惧地冲在前面，无论是 2003 年抗击非典，

2005 年在黑山县抗击禽流感，还是 2020 年年初的抗击新冠肺炎疫情，都留下了她的飒爽英姿。

1 月 27 日、28 日两天，辽宁医疗队在酒店参加各式各样的动员会、培训会，国家卫健委专家进行新型冠状病毒感染诊治及防护培训。组建党支部，训练穿脱防护服，商讨各种护理细节，林林总总，为进入"战区"做着各项准备。

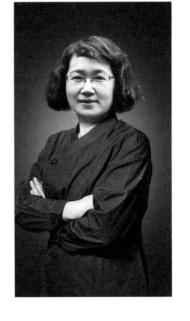

■ 非典、禽流感、新冠肺炎，一旦遇到"战事"，曹丽华就成了战士。

感染控制培训就是阵前磨刀，大家都非常重视。每个人在自己熟练掌握了防护要领之后，又为其他同事进行了防护服穿脱的演示和培训。回到宿舍，为了保证第二天顺利进入病区，不少队员又反复加强练习防护隔离措施流程，直到深夜。

1 月 29 日，在经过培训后，辽宁医疗队投入到这场抗击新冠肺炎疫情的战斗中。

辽宁省首支医疗队抵达武汉后分成了 6 组，其中普通组 5 组，重症组 1 组。大连 17 名队员中，6 人在江北院区 ICU，11 人在济和院区，曹丽华作为辽宁医疗队三组医疗组长，分管感染五病区，负责 50 张床位。

1 月下旬，武汉各大医院医疗救治条件相当有限，各种医疗物资十分紧缺。在飞往武汉的飞机上，曹丽华就开始思考和论证各种预案，确保到了武汉能顺利开展各项医疗工作。

然而，刚到济和院区病房时，曹丽华就感觉头"嗡"的一下，"真是被吓到了！"

曹丽华眼前，是一个由普通病房改造的临时传染病救治医院，没有明显的隔离区，没有专业的感染控制，忙乱起来甚至连垃圾都没人收拾，传染病救治医疗队伍才组建 4 天，没有一位是呼吸专业的医生……

面对窘迫的现实，如何抓好院区感染控制、防止队员感染成为曹丽华着手解决的第一道难题。

在对队员进行严格的院感知识技能培训的同时，曹丽华带领院区感染控制小组，从划分污染物区、半污染区、清洁区，规范医疗垃圾处理，到对病房进行消毒通风，对在同一病区工作的当地医护人员进行防护服穿脱的培训等每一个环节，进行了整体的院感管控。经过一系列的努力，五病区在很短时间内具备了传染病专业病区的接诊条件，消除了医护人员被感染的潜在隐患。

曹丽华工作的感染五病区尚且如此，江北院区 ICU 又是怎样一种情形呢？

大连医科大学附属第一医院的张永利医生被分到了重症组，负责接管协和江北医院的重症 ICU，"我们去的时候医疗物资匮乏，哪有什么防护头套啊？怕，恐惧，这是人的正常反应，但患者病情危急，也就顾不上了。"

很多人对 ICU 可能很陌生，张永利说，ICU 即重症加强护理病房，这里面收治的都是重症或昏迷患者，是距离死亡最近的地方，也是病人的"鬼门关"，过去了，就走向重生；过不去，就撒手人寰。在 ICU 工作，技术门槛很高。

蔡甸区有 50 多万人口，就这一家医院有 ICU，一共才 14 张床位。原本这里只有 12 张床位，本已满员接收，又额外增加了 2 张床位。

张永利长期从事重症医学的医疗、教学及科研工作，从业近 30 年来，她从来没有遇到过这么凶险的开局。

1 月 29 日，张永利所在的重症组正式接管协和江北医院 ICU，进入 ICU 之前，要穿上防护服，戴上护目镜、口罩、手套，穿上鞋套等防护，这一整套穿好，得十几分钟。

当时，医院防护物资比较紧张，值班之前两三个小时，她就不喝水、不进食，尽量保证一套衣服可以穿到值班结束，减少防护资源的消耗。由于病房内温度比较高，工作强度大，医生常常因为汗水浸湿护目镜而看不清楚。

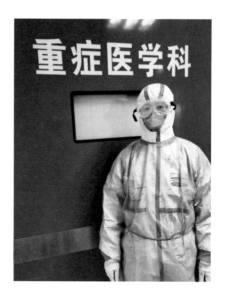

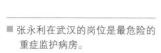
张永利在武汉的岗位是最危险的重症监护病房。

第一个班下来，张永利发现自己的头发还是有些长，戴帽子容易露额头。为了更好地防护，她决定剪短头发，可满街的理发店都关门了，"晚上，护士长帮我剪了个齐耳短发，还真不错！"

比当地医疗条件更加棘手的，是新冠肺炎重症患者的病情。

1月下旬，武汉确诊患者激增，患者病情变化也特别快，医疗界对于新冠肺炎治疗还处于初步认识的过程。ICU内，患者的病情更加危重，医护人员感染的风险特别大。

"的确，这次同白衣战士们较量的，是一个陌生而又极其狡猾的对手！"张永利说，第一天送来的病人都是危重病人，氧合指数大都不到100mmHg，甚至有的已降至40mmHg，呼吸越来越困难。

这些数字意味着，进到ICU的患者，个个命悬一线！

正常人氧合指数是400~500mmHg，若小于300mmHg就表示身体缺氧，低于100mmHg就表示严重缺氧，降到40mmHg就是重度缺氧了。重症组医护人员根据病情的危重程度，分别采取早期插管、脉复张、俯卧通气三种治疗手段。

几乎所有患者均需要呼吸机辅助通气，患者的升压药剂量、输液

第一章　向南！1397公里

速度、呼吸参数等随时需要调整。张永利身穿厚重的防护服，在异常艰苦的工作条件下，守护在患者床旁密切监测，全力抢救患者。

危重症病人，身上插满了各种管子，每次为一位病人翻身需要5名医护人员通力合作才能完成，有时得忙活四五分钟。

随后，每4个小时还需要对病人的姿势调整一次，而病房内没有家属也没有护工，病人的吃喝拉撒以及病房的卫生全由医护人员来管理，张永利和ICU的60位同事都成了全能战士。

第一天的工作在有惊无险中结束，辽宁医疗队快速进入角色，赢得了武汉同行的认可。

在武汉，有一句当地人常说的话是："我信了你的邪！"意思是"我服你了"。辽宁医疗队投入战斗后，这句话出现的频率很高。

协和江北医院感染科汪主任在他的日记中这样写道：

"昨天，是辽宁专家团队正式进我科病房的第一天，忙活了一整天，大家的话总结起来，就是服气。"

第二天，从其他病区转来一名66岁的女患者，这名患者已经发热10天，呼吸困难4天，高流量吸氧无效，情况非常危急。张永利立即采用气管插管并实施脉复张和俯卧通气救治，5天后，患者的氧合指数由来时的90mmHg升至300mmHg，撤呼吸机、拔管成功，呼吸通畅，能说话了。

2月17日，这名患者要转到普通病房了，她激动地对张永利等医护人员说："谢谢你们，辽宁医生给了我第二次生命。"

2月份，国家专家组三次来到医院指导，专家们对重症组的出色工作非常满意，连连说："患者在这里得到了非常好的救治，你们团队的病人无须转诊。"

张永利知道，专家组表扬的背后，是重症组60名医护人员的坚持和奉献，大家连续多天超负荷工作，为了节省时间，他们把午饭都省掉了。

师生并肩战疫情

王利菊是大连市友谊医院呼吸内科副主任医师兼病案室主任，大家都亲切地叫她"大菊"。

1月25日，王利菊主动请缨，成为逆行赶赴疫区一线白衣战士群体中的一员。经过两天的培训，她进入协和江北医院感染五病区工作。王利菊穿上厚重的防护服，戴上帽子、口罩、护目镜，正式投入到紧张的诊治、排查、抢救病危患者的工作中。

结婚纪念日这天，在武汉的大菊收到丈夫张雪松发来的情书：

今天是结婚纪念日，16年了，真快，瑞瑞也8岁了。16年，除了进修等情况外我们从没有分离过这么长时间，包括念书的时候。我真的很佩服你，佩服你的勇敢、担当、职业操守。

我幸福，因为有你。

本身我就生活能力差，平时让你照顾惯了，没有你的日子真的不习惯，但通过这几天的锻炼，生活能力有所提高。

你在疫情前线，在保证医疗质量的前提下，一定要注意防护，保护自己，勤洗手，多通风，锻炼身体，增强免疫力，吃好睡好休息好。

家里你不用担心，到目前为止全家一切都好……

结婚纪念日一个人过，独自在大连的张雪松想老婆吗？中国男人表达爱的方式总是那么含蓄，心里很想，就是说不出口。他等着媳妇回来，给她发个大红包。

往年的结婚纪念日，张雪松都会给大菊送一束花，和爸妈一起吃顿饭。夫妻俩本是同学，一起共患难走到今天。刚工作时，两人经济压力不小，最开始大菊的月工资才800多元。轮转、进修、休病假、生孩子，夫妻俩缓了很多年。后来条件逐渐好了，丈夫想补偿她，但大菊很节俭，不让他浪费钱，攒钱还房贷，供瑞瑞上学。

缘分，是一个奇妙的东西。相识是缘，重逢是缘。这次疫情，也让很多人再续前缘。

大菊在辽宁医疗队三组担任副组长，巧的是组长曹丽华是她研究生时期的临床老师。这一次，师生并肩来到武汉前线，共同抗击疫情。

大菊毕业15年了，两人业务联系挺多，但见面的机会不多，这次能够在武汉并肩作战，大菊仿佛回到自己的学生时代：曹老师带领学生们查房，提出问题，她认真学习临床诊治技能，到图书馆寻找答案……

这层师生关系，让大菊与曹丽华一起工作无须磨合。再续师生情缘，对她也是一种人生收获。

曹丽华到达病区的第一天，就带领大菊对整个病区的情况做了详细的观察及了解，师生二人将所有问题在最短时间进行归纳，在与病区原有武汉医生进行交流后，很快提出相应对策。

新冠肺炎传染性很强，尤其是初期，人们对它的认知非常有限，医护人员虽然身着层层防护服，但近距离接触仍有感染风险。但为了减轻患者的心理压力，曹丽华尽可能距离患者近一点，让患者能听清楚自己的病情，应该做的检查，一样都不会少。

有人说，好医生都是一点点地靠经验累积起来的，曹丽华非比寻

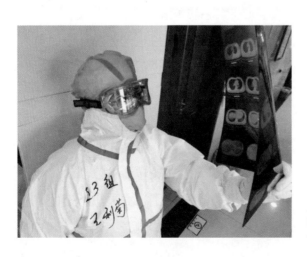

■ 王利菊在辽宁医疗队三组。

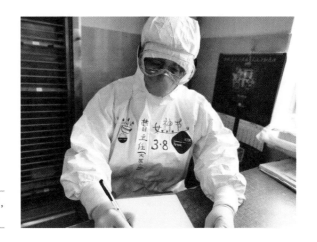

■ 作为三组组长，曹丽华以身作则，
扛起了重担。

常的冷静，让她带的这支特殊的队伍心里特有底气。她则坚信，只要
大家团结在一起，一定能打赢这场战役。

新冠肺炎重症患者的救治工作比预想的还要复杂，曹丽华发挥呼
吸专业优势，带领医生查房、指导诊疗、评估病情，对病人规范、精
准化地施治，提高治愈率。

重症病人深静脉血栓发生风险较高，怎么处置？关键时刻，曹丽
华指导病区医生和护士进行血栓风险评估，并进行有效预防和治疗，
采用中西医结合治疗方法，精细化管理，减少并发症和病重率。

特殊时期临时组建起的医疗团队面临很多问题，为提高医护人员
的专业水平，曹丽华又发挥教学优势，指导他们合理使用抗生素，判
读血气结果，解读胸部影像学变化，识别和管理重症患者，引导大家
共同学习新冠肺炎治疗的最新进展。

在武汉，曹丽华以其高超的医疗技术、丰富的临床经验和对待患
者如亲人般温暖的态度，赢得了住院患者及医疗队医护人员的一致赞
誉。

"从医很累，但能被别人所需要，被患者所信任，能用自己所学
解除病人痛苦，就感到很幸福。"曹丽华说，"为患者服务，是我终
生追求的目标。"

在武汉的一个多月时间里，有时曹丽华和队员们在路上走，就有当地人问他们："你们从哪里来？"

"我们从辽宁来。"

"谢谢你们来帮助我们。"

曹丽华说，每当听到这样的话语，所有的疲惫就一扫而光了。

辽宁微笑天使

进入感染五科，一看有曹丽华组长坐镇，薛晓莹觉得心里有底了。

进到病区，薛晓莹感觉就像陀螺一样，没有停下来的时候。

输液卡片是她和同屋小秋首先关注的事情，先熟悉病床的分区环境、治疗原则，才能做到心中有数。第一天进入病房，原本领导说让她们先看着，可是当看到武汉同行们忙碌的身影、患者们希冀的眼神时，她们忍不住上前帮忙，核对姓名、药名。

有患者听到医护人员带着大连口音的普通话时，激动地说：

"你们是大连医疗队的吧？谢谢你们来了！"

薛晓莹点点头：

"武汉加油，我们一起加油啊！"

干了 4 个小时，薛晓莹觉得最受困扰的，就是护目镜起雾。当看不清的时候，真的好着急。

第一天进入病区，她只是做了一些最基本的操作，练了练留置针、冲管、换液、收拾治疗盘。她深信，护理队员一定会慢慢规范现有的工作流程，圆满地完成支援任务。

毛糙的头发一直都是她的顾虑，到了夜里，既然睡不着那就剪头去。

薛晓莹上街找理发店的时候，有武汉市民看到她外套后面印着"大连卫生"字样，就双手合十，面带微笑致谢，隔着口罩也能看到他们质朴的笑脸。薛晓莹能给予的回应也很简短，就四个字："武汉加油！"

走了好长的路，也没找到一个略大些的理发店。最后进了街头一家小店，真的是小小的店。剪头的大姐很坚决地用乡音告诉她："不剪女头！"薛晓莹央求再三："姐，不要有顾虑，我只想剪短，你放心剪，我不挑剔。"

在剪发的过程中，大姐平静地问她：

"蔡甸区的病情重吗？会治得好吗？"

她微笑着对大姐说：

"一定会好起来的，只要你们戴好口罩，做好防护，就一定会好的。"

身在武汉的医护人员都明白，这时候，武汉人民最需要的是信心，最想听的是从医护人员嘴里说出的有信心的话。

20 元，搞定了她的新发型，顿时就觉得利索和轻便了，真好。

早晨采血，共 7 名患者，平均每人 3~4 管。薛晓莹第一次戴着手套进行采血，触觉真的有影响，但并没有影响到技术发挥，她挺开心。一个妹子很是崇拜地看着她，说她血采得准。薛晓莹心里乐了，心想，你要是在呼吸科干，一干就是 14 年，你可能采得比我还准呢！

一上午，她完成了 6 套留置针的输入。工作 14 年，留置针扎过的数量可谓不计其数，但戴着 3 层乳胶手套透过起雾的护目镜完成这一操作还是头一次，真的很难，可都成功了，满满的成就感。

50 床的大叔有点小倔强，湖北的

■ 防护服挡住了她的容颜，挡不住她明亮的眼睛。（供图：薛晓莹）

护士小妹妹气呼呼地告诉她，大叔要扎钢针、不打留置针，他的病情有些复杂，每日要分 4 次输入同一种药物，不同意留置针，着实有些不方便。

薛晓莹告诉湖北小妹妹："我去试试。"她温和地和大叔讲道理，告诉大叔这个药很金贵，如果渗漏会造成浪费，还有留置针的诸多好处。大叔终于理解了，表示愿意配合。

26 床住着一位留置导尿的老伯，双脚肿得很厉害，薛晓莹看着他喘息的样子很心疼。接到医嘱为他静脉注射药物，她习惯性地看了一眼他的尿袋，满满的。没有片刻迟疑，薛晓莹立马帮老伯把尿倒掉，下班前又帮老伯倒了两次尿，看着老伯感激的眼神和笑容，她感觉很欣慰。

在病房穿梭撒药时，她被 32 床的阿姨喊住，要拍照，薛晓莹欣然接受。拍完正面拍背面，阿姨说她要发个朋友圈感谢辽宁队的支援。

照片里，薛晓莹衣服后面写着：辽宁队薛晓莹，微笑天使。

看哭大连人的日记

"在三级防护服里，汗水已经顺着护目镜往下流了，有时眼前被汗水挡得很模糊，坚持完成几个静推患者的处置。下班了，终于能呼吸一下新鲜空气了……"

"这两天湿疹犯了。裤腰一圈痒得不得了，上班时间不能挠，下班就使劲挠，已经被我挠破了……"

"每天上班前两个小时就开始准备防护用品，穿好纸尿裤，简单吃点干粮，不能喝水，进到 ICU，一干 8 小时，纸尿裤只能装 2 泡尿，一坐下来，尿往胸口涌，一直告诉自己：没事，习惯就好了……"

这几段日记，来自辽宁第一批驰援湖北医疗队大连队员、大连大

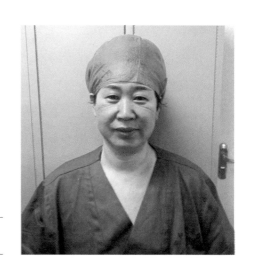

学附属中山医院的急诊 ICU 护士长王迎莉。如果不是看到日记，亲朋好友们真的不是很清楚王迎莉经历了什么。

日记写在武汉，却湿润了大连人的眼。

王迎莉从事护理工作 30 余年，曾被评为"大连市名护""辽宁省护理天使"，是临床经验丰富的资深护士长。也正因如此，当得知辽宁要组建医疗队援助湖北时，她拿出了这个理由来说服家人：

"虽然我 52 岁了，年纪有点大，也有高血压，但是我有经验啊，武汉此时正需要去了就能直接冲上去的战士……"

王迎莉的丈夫王志方是大连大学附属中山医院的一名医生，王迎莉作为先锋驰援武汉后，大年初三，大连所有医疗单位放弃休假，全员上岗，王志方也奋战在医院的 ICU 里，成为大连抗击新冠肺炎疫情前线的一员。

初六早晨，儿子王俊伟来跟他说："爸，我要回北京，我不能在家里这么闲着。虽然不是武汉，但我感觉北京那边，老师们也需要我。"

王俊伟在北京大学医学部读硕士研究生一年级，工作地点在北京大学第三医院。妻子已经出征，王志方这时候稍稍犹豫了一下：

"你能不回去吗？现在不鼓励出行，在火车上、飞机上都有风险啊！"

儿子心里显然已经有了答案：

"我妈都去了，她不怕，我也不怕，我该回去！"

儿子斩钉截铁的态度让王志方不再犹豫。

由于这场突如其来的疫情，原本该团聚的一家三口却身处三地。王迎莉去了武汉，王志方坚守大连，儿子在北京，全都战斗在临床一线。这个医生之家，以自己的分离、奋战、坚守、牺牲，来换取这场战役的最终胜利！

武汉就是战场，疫区就是战区，王志方太知道妻子的处境了，他默默地写道：

"这个职业，赋予我们太多的神圣，可是脱下白大褂，我们也是常人。我们做医护人员的心里很清楚，疫区就是战区，只是我们的敌人是看不见的病毒。我多么希望出征的是我，而不是她。"

王迎莉就这样义无反顾地冲到武汉防疫最前线，留给家人们无尽的牵挂。

"迎莉，大年初二咱们家不成文的惯例，就是全家人一起辞旧迎新，但今年咱家的饭桌上却少了你的身影。你妈妈将一双筷子和倒满红酒的酒杯放在自己身旁，视同你在身边，全家人都没有说话，你妈妈好一会儿才反应过来喊大家动筷子吃饭……迎莉，你今年也52岁了，自己在那要多保重，注意防护……你公公在医院ICU有你丈夫志方守护，你放心吧。爸妈在家都挺好，真的都挺好……"

这是父亲王传江写给王迎莉的家书。

到达武汉后，王迎莉成为大连医疗队临时党支部的委员，协助医疗队队长整章建制，沟通工作。这让她忙上加忙，休息时间少之又少。她的岗位在华中科技大学协和江北医院，最困难最危险的ICU，护理危重病情的患者。

每天工作8个多小时，4小时才轮换一次。穿着笨重的防护服，为重症患者吸痰、翻身、叩背、进食……工作的时候，不能喝水不能上厕所，每天脱下防护服，汗水湿透了衣背。

对于 52 岁的王迎莉来说，这完全是在超负荷工作。但是，王迎莉从来没有叫苦喊累，每次在和家人、同事、朋友通话时，她总是安慰说，自己很好、很安全，工作不累，不用担心。

在丈夫眼中，她这个人平时风风火火，但年前体检的时候，体检报告也显示出一堆问题。前方传来很多照片，媒体也有关于妻子的报道，王志方知道，她温柔的笑容背后，隐藏了太多的泪水。"我希望她在武汉能够保重身体，平安归来，也希望她的战友们也一样。"

在妻子王迎莉不在班的时候，他偶尔有机会和她连个视频通话。视频里有限的时间，其实反复就是那几句话：

"我在这边挺好的，你在那边注意安全！"

王迎莉在视频里看看老公炒的菜，有时候还说：

"就一个菜？你多弄点，增加点儿营养……"

王志方在视频这边说：

"好，好，你放心吧，照顾好自己，我没问题……"

2 月 11 日，第二批驰援湖北的大连医疗队微信群里，收到了一条温暖的视频。王迎莉利用休息时间，录制了一首自己演唱的歌曲：

泥巴裹满裤腿

汗水湿透衣背

我不知道你是谁

我却知道你为了谁

为了谁

为了秋的收获

为了春回大雁归

满腔热血唱出青春无悔

……

扫描二维码收听《为了谁》

当《为了谁》的歌声响起，白衣战友的眼睛湿润了。原来，细心的王迎莉一直密切关注同事的状况。那天工作中，她突然发现一名男护士靠在墙边一动不动，便奇怪地问："在干什么？"

男护士答：

"别说话，说话尿不出来。"

不是每个人都能适应纸尿裤，大家笑着笑着，都流下了眼泪……

所以，王迎莉就录了一段歌发给即将开始战斗的同事们，给他们打气加油。

听着妻子唱的歌，作为一名从业30多年的老医务工作者，王志方最懂妻子的心，他知道，现在的困难不是一个个小家的困难，而是全国的困难，但大家都不能被困难吓倒。

战斗在"红区"

武汉大学人民医院，又名湖北省人民医院，创立于1923年，是国家首批三级甲等医院，在中国医院影响力综合排行榜上位居第十五名。

在武汉人民备受新冠病毒侵害的初春，在抗击新冠肺炎疫情前期，武汉大学人民医院和武汉市金银潭医院都是主要战场。在战场上，有一个被称为"红区"的地方，是与病魔交锋中最危险的地方——重症监护病房。

2月2日启程奔赴武汉的大连第二批支援武汉医疗队18名队员，

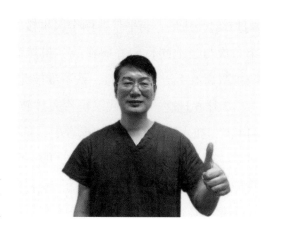

■ 龚平担任大连第二批支援武汉
医疗队队长。

就把守着武汉大学人民医院东院的"红区"，在队长龚平的带领下，与武汉大学人民医院进行对接，收治危重症患者，在患者病情最危重、最紧急的岗位日夜奋战。

也是在 2 月 2 日这一天，李兰娟院士带领团队进驻武汉大学人民医院东院，院士团队和大连医疗队并肩作战，抗击疫情。

从 2 月 4 日晚开始，龚平和队员们就陆续进驻医院开展工作，他所在的辽宁省援鄂危重症医疗队，负责武汉大学人民医院东院第三和第四病区的 80 张床。

龚平所在的病区原来是妇科和肝胆外科病房，疫情暴发后，被临时改造成重症隔离病房，传染病设施、流程都不完善，重症抢救设备也不全，很多设备都是陆续添置进来的。

比条件更艰苦、更扎心的，是龚平从上岗第一天起就面对的危重病人，进入"红区"的每分每秒都处于高压状态，因为你不知道下一秒会遇到什么突发状况，可能就是一场异常艰辛的大抢救，可能就是直面患者生死的心理考验。

刚来的那两个星期，因为人手紧缺，每天工作 8 小时的三班倒，"A 班是 0 点到早 8 点，B 班、C 班以此类推。

2 月 5 日晚上，龚平早早地来到病区，值守到武汉后的第一个夜班，

6日0时交班后，龚平带着两个医生按照流程接收着患者。第一个夜班，第一次与当地同行们并肩作战，虽然龚平和同事们都因为穿着厚厚的防护服而看不清对方的脸，认不准彼此，但大家默契地配合着。

2月6日这一天，武汉确诊人数破万，达到了10117人，死亡人数414人，在入院接受治疗的患者中，危重患者也不少。

"我们刚来的时候疫情很严峻，重症患者特别多，这一天晚上，我们辽宁队的两个病区就收治了29名重症患者。"

龚平接班后，一下子就来了5个患者，龚平记得，最重的患者推进来的时候指尖血氧饱和度才39%，处于严重缺氧状态。当时都太急了，缺物资、缺设备、缺药物、不熟悉流程……大家在有限的条件下，接治、安排好第一拨患者。

"红区"抗击疫情大战就在这样紧张的节奏中开始了。刚刚忙完那5个重症患者，第二拨患者又来了，这下，连续进来8个人，龚平和另外两名来自辽宁的医生按流程合理分工，本着先重后轻的原则一个一个地采集病人资料并评估病情。

夜间送来的患者大都是急症、重症，这些病人病情较重，年龄偏大，为了迅速稳定病情，医生们迅速用鼻导管或面罩给病人吸氧，不见好转的就换成经鼻高流量氧疗。当看着患者们无助而又期待的眼神时，龚平的心情很沉重，完全忘记了先前的顾虑和紧张，也忘记了他们是身染病毒的危险患者。

在实施规范治疗操作的同时，为了缓解患者的紧张，龚平一直近距离地跟他们交流，把好的监测指标及时告诉他们，尽可能地去安慰和鼓励他们。

有一位患者呼吸困难，龚平将病床抬高到半卧位，加大了吸入氧流量，对她说：

"阿姨，放松，别紧张，你的血氧饱和度上来了，马上就会好的……"

龚平反复在旁边安慰和鼓励她，在药物治疗和心理疏导后，这位

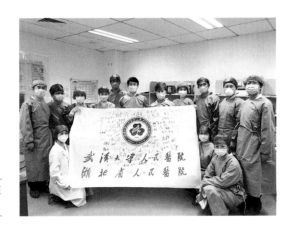

患者的情况渐渐缓解。

在回驻地的路上，武汉的天依旧阴沉沉的，淅淅沥沥地下着小雨，周围静悄悄的，雨声听得清清楚楚。

站在雨里，深深地呼一口带着湿气的空气，疲惫的身体却充满着一种希望的力量，他暗自说："我相信这座城市终究会告别阴雨，迎来艳阳高照！"

在"红区"的战斗，龚平和大连队员们一生都难以忘却。这一批队员大都从事重症医学救治工作多年，见过太多的生离死别，但在武汉，他们却常常默默地流泪，有些患者的去世，让他们猝不及防，新冠病毒的可怕之处就在这里。

一位51岁的男患者，在龚平心里留下了深深的痛，这位患者特别体谅医护人员的辛苦，知道医护人员工作辛苦，从来不主动提要求，就怕给医护人员添麻烦。

那天交班前，龚平还特意到病床前和他交流病情、安慰他，隔天龚平接班的时候，同事告诉龚平，那位患者当天晚上就突然去世了……顿时，龚平心如刀割，眼泪不自觉地就滚落下来，一整天，龚平的心里都像堵着一块石头一样，沉重，哀伤。

"红区"里，除了眼泪，更多的是患者强烈求生欲所创造出的奇迹，

27岁的药剂师患者就是带给大家希望与信心的一个例子。这名药剂师来的时候，病情特别重，发烧，呼吸困难。

她还传染了自己的家人，当时她的情绪特别不稳定，因为自己是医务工作者，对自己的病情多少了解一些，她表现得非常悲观。经过医护人员的治疗和开导，她的情况一步步转好。

每一次检测的时候，药剂师都特别紧张，眼神里有期盼，也带着一丝恐惧。当龚平通知她核酸检测为阴性时，她高兴得跳了起来，龚平心里也跟着高兴。这一刻，药剂师和龚平都看到了生的希望。

在"红区"奋斗的近两个月里，一条条生命被从死亡线上拉了回来，病房里也有了欢声笑语。

笑声的背后，是无数个疲惫的身影在苦苦支撑着。

"在危重症病房工作，没有时间也没有心情去想很多，队员们最多的想法就是回去睡觉。因为太忙了，忙到一抬头七八个小时就过去了，也太累了，回到酒店，袜子都懒得脱就爬到床上……"

龚平的记忆中，有时候，做梦都是在抢救患者，半夜醒了，脑海里惦记的还是病床上的患者，谁的药该调换一下了，谁明天该做检测了……

元宵节之夜

一

青海长云暗雪山，孤城遥望玉门关。

黄沙百战穿金甲，不破楼兰终不还。

2月8日元宵节下午4时许，接到出征武汉的指令，大连市中心医院护士吴梅梅二话没说，就开始收拾行李。9岁的女儿孙弋淼特别乖巧，自己默默趴在桌上，给妈妈写了一首王昌龄的《从军行》，让妈妈带着它出征。

疫情就是命令，白衣就是战袍。元宵节之夜，来自大连20家医院的500名白衣战士和11名后勤保障及行政人员，响应党中央号召，星夜驰援武汉。

短短4个小时，大连就完成了一次急行军般的火速集结。雷霆4小时的背后，是一座城市的接力赛跑……

❀ 集结！集结！

2月8日，元宵节，设有 1600 张床位的武汉雷神山医院正式建成并交付使用。

疫情并没有因为元宵节的到来而停下脚步，湖北省卫健委公布的数据显示：2月8日0时—24时，湖北省新增新冠肺炎病例 2147 例，其中武汉市 1379 例，态势非常严峻，急需医疗队伍支援。

当天，辽宁省卫健委接到国务院应对新型冠状病毒感染的肺炎疫情联防联控机制通知，要求辽宁立即再组建两支医疗队共 1000 名医护人员，分别于2月8日晚和2月9日上午赶赴湖北，支援武汉新冠肺炎疫情防控工作。两支医疗队各 500 人建制，每队包括临床医师 120 名、护理人员 380 名，医师专业包括呼吸与危重症医学科、传染病或感染科、重症医学科、急诊科等，护理人员专业为内科。辽宁医护人员此去任务明确——支援武汉雷神山医院。

指令明确，时间紧急。接到 500 名医护人员驰援武汉的任务，大连市委市政府立即做出安排部署，全力以赴，星夜驰援。

2月8日下午3时许，大连市为派遣医疗队出征武汉开了专题准备会议。市卫健委主任赵作伟强调，市委主要领导的指示非常明确，既要把前方工作做好，全力以赴驰援武汉，也要对大连的医疗保障工作进行详细分析部署，让市民们放心、安心，因此，要充分体现统筹安排、两者兼顾的大连智慧。

会议最终研究决定，大连医科大学附属第一医院、第二医院各组织 20 名医生、150 名护士，大连其他医院组织 80 名医生、80 名护士。500 人的团队集合了各个方面的骨干力量，市卫健委、大医一院、大医

双城记
Salim
大连驰援武汉抗疫纪实

二院还选派了 11 名行政及后勤保障人员。

会议结束，动员、集结、物资筹备、医疗队运送……多条战线一起行动，一场争分夺秒的紧急集合在大连展开。

晚上 7 时许，医护人员陆续抵达大连周水子国际机场。短短 4 个小时，医疗队全体 511 名队员在机场集结完毕，这是全国地级市派往武汉人数最多的一支医疗队。这支医疗团队来自大连 20 家医院，人员名单上包括了大连所有医院的重症科、呼吸科、肠道科，大连医科大学附属第一医院由院长徐英辉、副院长尚东带队出征，大连医科大学附属第二医院由副院长刘志宇带队奔赴武汉。

妈妈的嘱咐：出门要打胜仗啊！

4 小时紧急集合，是怎样的惊心动魄？

元宵节晚上，一位即将出征的大连医护人员在她的微信朋友圈里，写下了她所经历的分分秒秒：

2 月 8 日，夜，奔赴武汉，大连，等我。

下午 4 点半，电话铃声响起：晚 7 点集合，奔赴武汉。睡眼惺忪的我立马从床上弹起来，出门去买所需的物品。回到家就紧锣密鼓地收拾行李，妈妈在一边一直唠叨着："保护好自己，出门要打胜仗啊！"

患有阿尔茨海默病 10 年的姥姥在一旁追问："我问你啊，你这是要出去玩啊？"我满脸笑容地答道："是啊，你在家听话哈！"姥姥乐颠颠地直点头答"好"，客厅里的爸爸默默地坐着，一言不发。

6 点半，二部大厅已经人山人海，除了和我共赴前线的同事和领导，就是那依依不舍的家人，虽然大家都戴着口罩，分不清谁是谁，可是我看到了家人那期盼的眼神，看到了同事那坚定的眼神，看到了领导那信任的眼神，每一种眼神都令我动容。武汉需要我们，前方的战友更需要我们，我们是他们的希望，我们要与他们一起并肩作战。

晚7点，奔赴机场。在机场遇见了我亦师亦友的一位护士长，她见面就给了我一个大拥抱，没有太多的言语，身为医护人员，我们都懂。

登机后，微信里已经堆满了祝福的话，谢谢我的亲人、我的领导、我的朋友、我的同事。

请你们相信我，我是一名共产党员，已经工作了近10年，我有信心有能力保护好自己，照顾好病人。

大连，等我！

女儿的不舍：送你一首《从军行》

集结！集结！

疫情当前，白衣就是战袍。这是一场无须动员的动员，从元宵节下午4点开始，在接到紧急命令后，大连各大医院请战声阵阵。

"领导，我报名，2003年我参加过非典战役，我有经验！"

大连市中心医院38岁的护士吴梅梅参加过17年前抗击非典疫情，她的妈妈也是一名护士。疫情汹汹，从医几十年的妈妈怎能不知道前线的风险，又怎能不知道女儿的求战心切？她给女儿就一句话："国家需要，你就只管去，孩子交给我！"

奔赴前线的申请得到医院批准后，吴梅梅望了一眼自己的女儿——9岁的孙弋淼。乖巧的女儿从眼神里就读懂了妈妈的心思，妈妈的眼里有不舍，有愧疚，有嘱托。一瞬间，吴梅梅的眼眶湿润了，母女轻轻地抱在一起。

妈妈即将远征，需要准备的东西还有很多。孙弋淼默默转身，心里装着事儿的她，大脑在飞速地转着：该为妈妈做点什么呢？

孙弋淼喜欢诗歌，热爱书法，毛笔字写得工整漂亮，她趴在桌上，脑海里闪现王昌龄的《从军行》，这首诗不是正合出征的情景吗？

摊开纸，研好墨，孙弋淼认认真真地书写着她的心意：

青海长云暗雪山，孤城遥望玉门关。

黄沙百战穿金甲，不破楼兰终不还。

写完《从军行》，孙弋淼又写了四个字：众志成城。墨迹干了，妈妈行李也收拾好了。孙弋淼将送给妈妈的《从军行》叠好，放进行李箱里，这是女儿给妈妈的壮行家书，也是妈妈的贴身慰藉。

"妈妈加油！平安回来！"

妈妈迈出家门的那一刻，孙弋淼忍不住还是哭了。拥抱着女儿，帮她擦了擦眼泪，吴梅梅转身下楼，留给孩子一个坚强的背影。

吴梅梅是大连市中心医院出征战士的一个缩影。

2月8日下午4点接到集结通知，到晚上6点多，大连市中心医院15名医护人员集结完毕，在机关楼401室举行了简短的誓师会，院长王凡，党委书记齐菲，副院长齐志明、林海龙及相关科室负责人一同为出征战士送行。

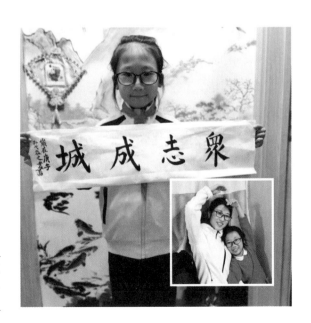

■ 孙弋淼送给妈妈出征的祝福。（供图：大连市中心医院）

快速集结的背后，有一套快速反应机制。为了抗击新冠肺炎疫情，大连市中心医院已经围绕诊疗方案的前 5 个版本连续开展 17 场全员地面培训和 6 场网络培训，也为驰援武汉预备了 3 个批次的应急机动队。

当天接到任务后，医院立即通知所有机动队成员。全院医护人员纷纷请战，无论是不是机动队成员，大家的热情空前高涨。

神经外一科、外二科医护人员郑重地在请战书上按下红手印："全体人员不分男女、不分老少、不讲条件，全部愿意冲向一线！"

59 岁的神经外二科主任李旭琴巾帼不让须眉："不要嫌弃我的年龄，我有一腔的热情和几十年的从医经验。"

就这样，中心医院派出了最强阵容，8 名医生中有 4 名是主任医师，7 名护士中有 4 名是副主任护士。50 岁的崔文权是支援贵州六盘水市脱贫攻坚技术帮扶的优秀专家，面对疫情，他再次请战出征。

仅用了 1 个小时 40 分钟，应急队 15 名队员已经完成了思想准备、收拾行装、告别家人，来到医院机关楼集合了。

晚上 7 点半，大连市中心医院 15 名援鄂医护人员在机场集结完毕，医务部副主任李作洪拿着一份名单，逐一喊着队员的名字：

"崔文权、赵晓慧、庄熙晶、张奎军、高恺、范为王、何声秀、魏伟、王巧蓉、吴梅梅、胡晓乐、王颖妍、杨帆、马新跃、马英。"

点名完毕，医院党务部杨主任郑重地将一面鲜红的党旗交给了崔文权："平安归来！加油！"（到达武汉后，援助医疗队就地成立了临时党支部，崔文权任党支部书记，庄熙晶任医疗队队长。）

50 分钟！庄河 6 勇士集结完毕！

4 个小时，只有 4 个小时！

这对于大连市区的医护人员来说，都已经是紧张万分了，在距离大连机场 2 个多小时车程的庄河地区的医护人员，又将是怎样的一番仓促和匆忙？

庄河市中心医院的行动真是快：50 分钟，6 名医护人员集结完毕，汽车驶上高速公路，一路飞奔，于晚上 7 点半之前抵达周水子国际机场。

这 6 位白衣英雄的名字和他们 50 分钟集结出征武汉的故事，必将载入庄河抗击新冠肺炎疫情的历史之中。

时间回拨到 2 月 8 日，下午 3 时 53 分，庄河市中心医院接到上级卫健部门的紧急通知，要求派出 6 位同志前往武汉支援：

"所有报名的队员今晚 7 点 30 分到机场集合，8 号门进，12 号门集合！"

军令如山，庄河市中心医院立即调兵遣将。因为距离大连机场路途遥远，这就决定了这支医疗队必须在下午 5 点就从庄河出发。

接下来的时间——通知、集结、生活用品和防护物资的准备，加在一起，不到 1 个小时，全院上下迅速行动起来。

没有最快，只有更快！当时，哪怕只有一个人有一丝一毫的犹豫，都不可能在 50 分钟之内完成集结任务。

6 位白衣战士代表庄河出征，庄河市委书记吴澜，市委常委、常务副市长于成福，副市长姜彦，庄河市卫生健康局领导，庄河市中心医院院长温准、党委书记于维海及医院全体班子成员为他们举行了一个简短的欢送仪式。

面向 6 位即将出征的医护人员，庄河市委书记吴澜深深地鞠躬，表达敬意，代表全市人民送上祝福：

"你们是最美的逆行者，你们舍小家、为大家，不顾安危，救死扶伤，千里驰援，大爱无疆，代表的是庄河精神，愿大家都能平安归来！你们平安凯旋日，就是春暖花开时！"

50 分钟能干什么？ 50 分钟，嘀嗒嘀嗒，仅仅是 3000 秒，就是喝一杯咖啡的时间、看一集电视剧的时间。然而，庄河 6 勇士却在 50 分钟里，完成了出征的集结。

韩迎春，感染性疾病科主管护师，接到通知，她做的第一件事是剪发。为了在武汉期间工作方便，留了6年的长发剪成了"体育头"。护士长刘瑾一剪子下去后，抱着她大哭："此去万望珍重！"

"不论长发，还是短发，你都是最美的！"同事们纷纷上前安慰她。

韩迎春的丈夫在妻子出发后，在给护理部主任郭娜的微信中说：

"国家有难，我们舍小家为国家，我们每一个中国人都会这么做的。只是真到了奔赴武汉分别的时候，还是禁不住会掉眼泪。"

听到这个从未谋面的七尺男儿在电话那端的哭泣，郭娜的眼泪也止不住了。

其实，韩迎春的身体也不好。临出发前，庄河市中心医院院长温准将治疗滑膜炎的药亲手交到韩迎春手中，并一再嘱咐她，照顾好自己的身体。

于景乾，原重症医学科护士，现任党办干事。请战前，年轻的妻子担心他的安危，对于景乾执意要去武汉表示不理解。于景乾是湖北随州职业技术学院护理专业二〇一一届毕业生，他对妻子说："湖北是我生活了8年的热土，有我的朋友、同事，那里很需要我！"

于景乾的父亲于瑞忠是庄河市蓉花山镇职工社区第五居民组组长，

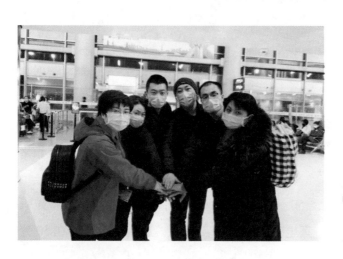

■ 出征前，庄河6勇士相约一起去、一起回。（供图：庄河市中心医院）

每天带领村民进行联防联控巡查。听儿子说要去武汉，于瑞忠朴实的话语中充满着理解和支持："是有点不舍，但是现在正是国家需要他的时候，他还是一名党员，现在不冲上去还等什么时候？"

眼见妻子哭着替自己收拾行李，于景乾也有点绷不住了。"等我平安归来，我们相守一生。"他抱住妻子，泪流满面。

庄河市中心医院援鄂医疗团队的其他4位分别是代茹玲、刘帅、赵树宏和何雪娇。

呼吸与危重症二科主治医师赵树宏、消化内科护师何雪娇是一对夫妻。早在春节前，他们就把远在北京的妈妈接来，照看4岁的女儿，为随时出发支援武汉做着准备。1月30日，庄河市中心医院党委收到了赵树宏和何雪娇夫妇同时递交的请战书：

"我们恳请院领导，如果单位有派遣医疗队支援武汉的任务，请优先考虑我们！"

当有人问起请战初衷时，他们是这样回答的："我们没有英雄主义的想法，就是觉得武汉需要我们，我们得尽己所能去帮助他们。"

再朴实不过的语言，但其中的真切和温暖却深深打动了大家。

即将登机时，有人问她此刻心里在想什么，何雪娇沉默了一下，微笑着说：

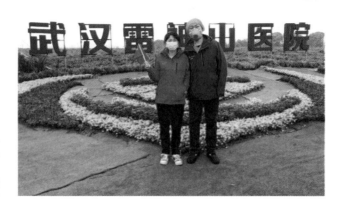

■ 赵树宏和何雪娇夫妇共
　同奋战在雷神山医院。
　（供图：庄河市中心医院）

"我们两人如果有一个可以平安回来的话，那我希望是赵树宏。"

赵树宏接过话头：

"我希望我们两个人都平安回来。"

临行前，温准院长依然殷殷叮嘱：无论走到哪里，无论何时何地，庄河市中心医院都将是你们坚强的后盾、温暖的家。

"庄医人，一起走，一起拼，一起回，加油！"

大连机场候机大厅里，6位勇士互相勉励。

✿ 机场送行

元宵节之夜，一轮圆月挂在高空，月光洒落在大连周水子国际机场，为即将远征的战士送行。

在机场，驰援武汉的医疗队队员们感受到了最温暖的送别，没有壮行酒，但每一处细节都是为勇士们精心准备的，机场每一块电子屏幕上，都打出了这座城市对这个英雄团队的致敬。

大厅里，"拼搏奉献，不辱使命，坚决打赢疫情防控阻击战"的横幅标语，表达了大连援鄂医疗队队员们共同的心声和必胜的信念。

"中国必胜！武汉必胜！大连必胜！加油！"

在航站楼中，阵阵宣誓声如同战歌般回荡。

为了给白衣勇士们提供最周到细致的服务，大连周水子国际机场紧急抽调大批工作人员组成服务队，专门为医疗队服务，调整和预留了最方便登机的近距离机位。此举也感染和带动了机场内的商家们，大家纷纷无偿地为医疗队提供服务。

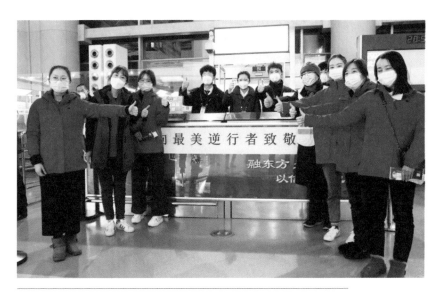

■ 大连机场处处彰显着向最美逆行者致敬的氛围。（供图：南航大连分公司）

得知有很多医生护士是从工作岗位直奔机场，甚至连晚饭都没有吃，赛百味、罗森等商家们热情地招呼大家，需要什么尽管说。罗森总部直接给便利店下达指令：店里所有的商品，医疗队能带走多少，店里就提供多少。

大连周水子空港意心水饺机场店给医疗队队员准备了20份大馅饺子，店员热情地说："上船饺子下船面，期待你们平安归来！"

很多医护人员只带着一个拉杆箱、一个背包，行李都精而又精。几件换洗衣物、一些口罩和两本书就装满了刘吉义的背包，这位大连大学附属中山医院心脏循环科医生，甚至来不及与18个月大的女儿告别。

"医务工作者站在了我们抗击新冠肺炎疫情的前线，站住了我们社会的底线。"看着即将出征的队员们，大连大学附属中山医院院长赵德伟有感而发。他知道，这些奔赴一线的同事们，有的家中老人患病，有的孩子很小，有的已连续工作多日，但在全国抗击新冠肺炎疫情的重要时刻，面对着可能遇到的危险和挑战，他们义无反顾地站了出来，扛起了医务工作者的使命与责任。

昂昂斗志、烈烈战意，亦有浓浓的亲情和无限的牵挂。

"早上要喝饱水。"

瓦房店第三医院院长吴祖耀叮嘱着几位即将上前线的护士，那是因为隔离病房每进去一次就是 8 个小时，如果水喝少了可能会引起眩晕。

英雄上战场，不知几时回。离别时刻，见证不渝的爱情。

2019 年 11 月份才领结婚证的刘子仪和妻子高丹都是护士，一个在大连市友谊医院急诊科，一个在大连医科大学附属第一医院重症科。这次丈夫出征虽早有准备，高丹还是忍不住掉眼泪："你千万要平安回来啊，家里还有家务等着你呢。"

刘子仪拥着妻子轻声安慰，又嘱咐高丹千万别说漏了嘴，他没告诉远在丹东的父母自己奔赴前线的消息。然而，在机场等候出发时，妈妈给他打来电话，机场嘈杂的背景音，使这个秘密再也瞒不

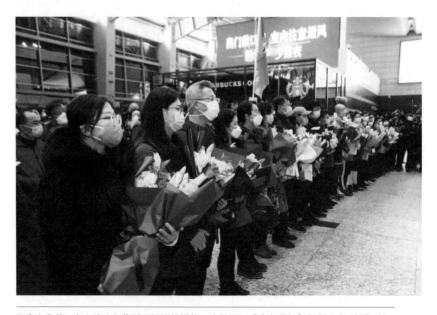

■ 临出发前，白衣战士们收到了祝福的鲜花。（供图：《半岛晨报》摄影记者 张腾飞）

下去了。

人群中，有好几位爸爸带着孩子在送别妻子，他们把孩子扛在肩上，孩子一边紧紧地搂着爸爸的脖子，一边向妈妈挥手。

"不知道她什么时候回来，但是不管去多久，我们都是她坚实的后盾。"大连医科大学附属第二医院消化内二科陈颖的丈夫一边嘱咐着妻子，一边对采访他的记者说。"想妈妈了就跟妈妈视频。"一旁的陈颖对3岁的女儿说。

晚上8时20分许，候机大厅里，一束束鲜花、一阵阵掌声送给即将踏上征程的白衣战士，大连赴武汉援助医疗队出征仪式在这里举行。

辽宁省委常委、大连市委书记谭作钧前往机场送行，并致以崇高敬意、表达殷切期望。市委副书记、宣传部长徐少达，市领导熊博力、徐广湘、温雪琼、靳国卫，市政府秘书长衣庆焘，大连军分区司令员季高原一同前往机场送行。

谭作钧向即将出征的白衣天使送上鲜花，他的话语饱含深情：

"在元宵佳节万家团圆的时刻，大家积极响应党中央和省委、市委的召唤，舍小家、顾大家，紧急出征战疫前线，体现了'敬佑生命、救死扶伤、甘于奉献、大爱无疆'的崇高职业精神。

"我代表市委市政府和700万大连人民，向你们及家人表示衷心的感谢和崇高的敬意。驰援武汉，是党中央的重托，是大连义不容辞的责任。希望大家不负重托，牢记使命，以霹雳手段与病魔抗争，以精湛医术救死扶伤，以坚强意志克服一切艰难险阻，切实担负起白衣天使的天职。

"希望大家在医疗救治上相互帮助、相互协助，在日常生活中相互照顾、相互体贴，出色完成医疗救治任务，以积极向上、团结友爱的良好形象为大连争光、为辽宁争光。希望大家在战疫一线，做好自我防护，保护好自身安全。

"市委市政府和全市人民是你们坚强的后援，会全力做好你们及家庭的后勤保障工作，解除大家的后顾之忧。我们坚信，在党中央的坚强领导下，在全国人民的共同努力下，一定能打赢疫情防控阻击战。期待着你们早日完成任务，平平安安去、健健康康回。"

20时40分许，医护人员排列整齐通过安检口，准备登上去往武汉的航班。

20时50分许，大连医疗队队员们登上飞机舷梯的时候，中央电视台2020年元宵节特别节目正进行第六个节目——歌曲《出征》，这仿佛就是为大连勇士们唱响的壮行曲：

让我扭过头决绝地走

擦干泪水松开了母亲的手

敌忾同仇神州在紧要关头

一声大吼　同志们全体都有

请接受我的请命

就为了咱的百姓

就为我姊妹兄弟

请让我按下手印

就为这天下太平

就为这多少生命

为这医者仁心

就为我中华大地

……

扫描二维码观看大连将士元宵节之夜出征

✿一份清单

和白衣战士们挥手告别的那一刻，大连市卫健委主任赵作伟心里清楚，在武汉，等着大连医疗队的是一场硬仗，是一场各种条件都不能完全具备的遭遇战。但他也相信，技术过硬、心怀大爱的大连医疗队队员必将承担起这份责任，把大连城市精神带到武汉、带到雷神山医院。

前方的困难可以想象，同样，倾全城之力驰援武汉的大连，也一定会全力克服困难，为白衣战士做好全方位的后援保障。赵作伟说，一线医护人员一往无前，作为后方的家人，大连市委市政府也力求替他们解决所有后顾之忧。

让赵作伟感动的，是医疗队出征前谭作钧书记亲自为医务工作者列出的随行清单。"谭书记想得特别细，亲自为医务工作者列出了随行清单，责成相关部门购买，包括雨伞、雨衣、雨靴、电热宝、暖水瓶、羽绒服、电暖器，等等。"

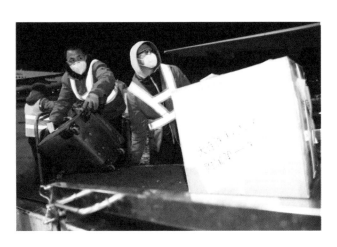

■ 1500 件、20.3 吨物资和行李随白衣战士们一同出征。（供图：南航大连分公司）

筹措生活保障物资又是一项紧急任务，大连市商务局在 2 月 8 日下午接到通知，晚上的航班就要运走一批物资。市商务局立即行动起来，局长丛克亲自跟医院联系，详细了解需求。

疫情期间，很多商场、商贸单位都大幅缩减库存，在岗人员也非常少，这给物资筹集工作带来了不小的困难。再加上医疗队仓促出征，还有很多物资是随时想到、随时加进采购清单中的，需求不时增加和补充，这样的情形一直持续到下午 5 点多。

困难比预想的多，但商务局同志只有一个念头，就是让白衣战士们一定带足物资。一线医务工作者的需求，就是大家争分夺秒抢备物资的动力之源。

调集物资的光荣任务落到了大商集团。组建于 1995 年，与高速发展的中国经济同步，现已成长为中国最大的零售业集团之一的大商集团高效运转起来，迅速在全市网点组织了大部分的货品，一批批货物开始清点、打包、集中。

此时的大连正值冬季，大商集团雨靴、雨衣的储备量不足，一时间很难筹集。怎么办？市商务局紧急联系相关部门，大家一起来想办法，就是一家家凑，也要把雨靴、雨衣给医疗队带过去。

众人拾柴火焰高。最后，市发改委通过在库物资解决了 75 双雨靴，市卫健委清点库存找到了 370 双雨靴。2 月 8 日晚上，市商务局工作人员开着两辆私家车，把仅有的库存雨靴送到了大医二院，送到了正在集结出征的医疗队手里。

听闻即将奔赴战场的白衣战士们急需物资，大连军分区迅速组织支援，将 550 套雨衣直接送到了机场。

2 月 8 日下午和晚上，4 个小时的时间里，市商务局、市发改委等部门为医疗队共准备了 9 大类 4496 份生活保障物资：

暖手宝 545 个、保暖内衣 1090 套、电暖器 30 台、电热毯 545 床、羽绒服 534 件、雨伞 552 把、雨衣 550 件、雨靴 445 双、背包 205 个。

大连医疗队必备应急物资随当晚的4架飞机一同运抵武汉，方便面、火腿肠、榨菜、巧克力、罐头等保障食品也在随后几天里空运到前方。

短短4个小时，彰显的是大连速度，彰显的是众志成城的城市精神。

紧急集结的同时，还有一件重要的事也同步启动——家属后勤服务工作。按照谭作钧书记关于"关心和爱护医疗卫生工作者""照顾好家属的生活，解决他们的后顾之忧"的要求，由市委统战部牵头，市卫健委、市总工会、团市委、市妇联、市工商联、市红十字会联合组成了新冠肺炎防控一线医务工作者家属后勤服务工作组，为一线医务工作者家属提供全方位后勤保障服务。

由132名干部组成的工作组迅速开展工作，连夜制定后勤服务工作方案，拟定了服务项目清单和服务工作清单，明确提供包括免费青少年在线课业辅导、日用品配送在内的20项服务工作和具体项目，彻底解决医护人员的后顾之忧。

工作组通过多渠道了解情况、查找信息，与医护人员家属建立联系，一对一加为微信好友，结成服务对子，核实家属姓名、家庭住址等基本信息，掌握他们的生活需求和实际困难。

收到市委市政府《致驰援武汉医务工作者的慰问信》，驰援武汉医疗队队员、大连医科大学附属第二医院护士申斯的家人感动不已："市委市政府不但关心前方的战士，还关心、关注着后方的家属，我们一定把家维护好、把孩子照看好，让他们安心去战斗。"

执飞武汉

蓝色垂直尾翼上，镶着一朵红色木棉花。

看到这个标志，很多人的心里踏实了。这家成立于1995年3月25

日的航空公司，总部位于广州，创下了多个纪录：中国航班最多、航线网络最密集、年客运量最大。这就是南航。

元宵节之夜，护送大连500多名援鄂医疗人员赶赴战疫前线的光荣使命，落到了南航大连分公司。

南航大连分公司闻令而行，迅速响应，CZ5249、CZ5251、CZ5253、CZ5257，4架包机航班整装待发。

13 分钟，配齐！

2月8日下午，接到南航总部的指令之后，执行飞行任务的南航大连分公司在13分钟内就配齐了6套机组人员，只用了一个多小时，所有工作人员全部就位。

按照指令，需要4架包机运送大连医疗队，但是，南航大连分公司准备了6套机组，4备2，只为做到万无一失。

南航大连分公司重要运输保障任务领导小组办公室主任、运行指挥部经理刘治源深知此次任务的紧迫性，而闻听消息踊跃报名的南航人，心里也同样明白。汶川地震时，南航大连分公司派出了2架飞机

双城记

大连驰援武汉抗疫纪实

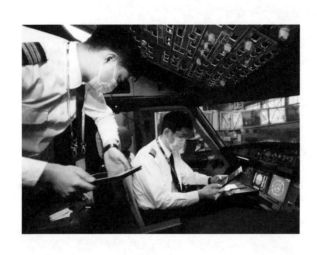

■ 南航大连分公司副总经理
孙军（右）带头执飞航班。
（供图：南航大连分公司）

执行紧急运输任务，而这次是 4 架飞机，短时间内这么多架次执飞紧急任务，还是南航大连分公司成立以来的第一次。

2 月 8 日的运输保障，不是无准备之仗。随着武汉疫情的极速暴发，为了有效应对疫情，早在 2020 年 1 月份，公司就成立了南航大连分公司疫情防控人员物资运输保障领导小组，制订了相应预案，明确了职责，他们定下的目标是：最强的集结，最全的保障，确保万无一失。

方案很快从刘治源这里传达出去，每架飞机都配上双机长、双乘务长、3 名安全员，全都是超标准配置。

南航人都明白，这次飞行任务特殊之处在于，一是通往疫情最重的武汉，二是机上需要运输大量本来并不可以托运的酒精、消杀剂等医用物资。也正因如此，此次执行任务，每架飞机都是高配，同时每架飞机还安排一名机务随机人员。

飞机执飞不像发动汽车那样简单，需要机场、航空公司众多岗位人员的密切配合、无缝衔接。

在新冠肺炎疫情防控关键期和春运返程高峰叠加的特殊时期，奋战在民航运输保障一线的，除了空勤、地面服务人员，其他部门也为保障航班安全运行默默地做着贡献，南航大连分公司维修厂这个看似不那么重要的部门，所做的工作其实是确保飞机安全飞行最重要的环节之一。

维修厂航线二车间平均年龄不到 30 岁的"鹰眼班组"，负责接送飞机、日常排故等工作。元宵节这天，二车间党支部书记王舒放弃休假，主动请缨执行跟机保障武汉航班的任务。

当天下午，维修厂的工作微信群内，一条条信息在手机屏幕上滚动，瞬间刷屏，党员干部纷纷带头请战。

一听是要护送白衣战士到武汉，大家争先恐后踊跃报名。同时问题也来了，让谁去，不让谁去呢？

最后，只能优中选优，党员和群众中，党员先上；普通党员和党员干部中，干部先上。

不到30分钟，驰援武汉包机航班的机务跟班人员全部到位，王舒和另一个航线执管车间的党支部书记王文斌，以及两位高级技师高海城、李强同志被选定执行保障特殊航班任务，随机出行。

王舒等4名机务立即到达机场，投入飞机检查准备工作。航线值班人员全员出动，兵分四路，和4名跟班人员一道，对飞机再次进行全面检查，确保万无一失。

元宵节之夜，气温跌到了零下，机坪上的气温接近零下10℃，在道道手电筒的强光映照下，机务人员鼻中、口中呼出的热气格外显眼，但低温丝毫不减他们的工作热情。

大家心中都知道，乘坐飞机的这些医护人员，是一群逆行向前的白衣战士，是最可敬最可爱的人，要用十二分的严谨、细致和专业为他们保驾护航，分秒必争。

南航大连分公司和维修厂两级班子领导也都在现场指挥，对保障过程进行了细致的布置和要求。

飞机上也有一枚"大口罩"，这就是飞机客舱再循环气滤及电子舱气滤，为了确保客舱内空气持续清洁，党员带头冲在一线、坚守岗位，在做好个人防护的同时，顺利地为有需要的航班完成了气滤更换。

召必回，战必胜！

这个夜晚，无须动员，一个个南航人走出家门，向机场逆行。

"妈，生日快乐！"

这是一次特别的祝福，因为送出祝福的儿子即将执行一次特殊的航班任务，来不及与家人团圆，来不及分享母亲生日的喜悦。

这个人叫纪峰，是南航大连分公司保卫部空警安全员分部二分队

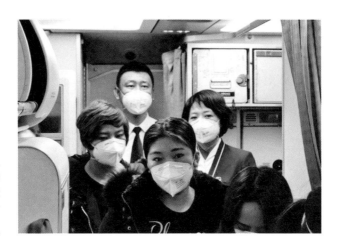

■ 纪峰与乘务长在 CZ5253
舱门口迎接医护人员登
机（供图：南航大连分
公司）

队长，执飞 4 架包机中的 CZ5253 航班。

临别时，妻子为他整理衣服，红了眼眶，身为乘务长的妻子知道这时的逆行意味着什么。结婚这么多年，纪峰是她背后巍峨的大山，一直把她当作小公主一样宠着。今天，这个巍峨的男人，要以他的脊梁，为更多的人撑起那片天。

轻轻捧着妻子的脸，凝视着她红了的双眼，纪峰说：

"亲爱的，为了更多的英雄平安无恙，为了更多的心肝宝贝健康苗壮，委屈你和孩子了，但是我向你保证，一定平安回来！"

飞行 24 载，2003 年抗击非典、2008 年汶川地震、2011 年日本撤侨……急难险重航班中总有纪峰的身影。

告别妻儿父母，纪峰驱车半个小时，准时赶到。南航大连分公司飞行楼的准备室，他与其他 7 名执飞人员听从指示，共同研究对策，迅速制定出适应特殊航班的执勤流程。

19 时 30 分，纪峰带领安保组员与乘务组会合，召开协作会，针对包机航班空防特点布置预案。

虽然南航人想到了这次飞行随行的物资会很多，但是真的到了现场才发现，实际物资比大家想象的还要多，不算医护人员的随身行李，还有 1500 件、20.3 吨物资和行李需要随机运输。

为了不把一件物资落下，工作人员尽量利用前三架飞机腹舱装载，最大限度利用空余座位。

20时整，南航大连分公司领导一声令下："CZ5253全体出发！唯愿平安，期盼凯旋！我在这里等着你们回来，给你们庆功！"

20时10分，安保组准时登机，佩戴装具，实施安保检查，手到眼到，不留死角。特殊航班，标准更严格，政治任务，不容有失。

21时许，CZ5253航班的医护人员开始登机。由于运送医疗物资，货舱满载，部分医疗物资以及超大行李只能放在客舱。纪峰带领安保组员徒手搬运，固定超大行李70余件，防护手套破了，脱下来接着干，汗水湿透衣背。

万米高空送祝福

晚上10时26分，第一架CZ5249机组收到塔台发出的指令，展翅腾空，向着武汉，向着疫情最紧急的地方星夜出发！

随后，CZ5251、CZ5253、CZ5257，满载着全市700万人民的美好祝福和殷切期盼，飞向蓝天，向南，飞向1397公里之外的武汉。

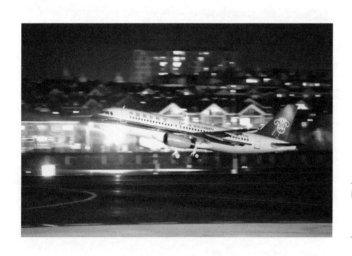

■ 载着大连白衣战士的飞机冲向蓝天。（供图：南航大连分公司）

执飞 CZ5249 航班的南航大连分公司客舱部副经理张莹工作非常细心。她查看了这架飞机上医护人员的资料，142 名乘客中，有 55 名是 "90后"，其中一位乘客出生于 1997 年 10 月 18 日，仅仅比自己的儿子大 4 岁，却要去最危险的地方战斗。

平稳飞行后，广播传来了机长的声音：

"尊敬的各位家人：大家晚上好，我是本次航班的机长，我代表整个机组成员对大家表示最热烈的欢迎和最崇高的敬意。你们——最美逆行者，在此时选择奔赴武汉，体现的是一种担当，一种责任，一种情怀，一种舍小家为大家的崇高格局，更是一种迎难而上的大无畏精神。你们，是最可爱、最可敬的人！

"今天，是元宵佳节，今夜，因你们而更加璀璨，祝大家元宵节快乐！您安好，我无恙，期待大家平安凯旋，待到凯旋之日，我们在武汉机场等您。武汉加油，中国必胜！"

回荡在机舱里的机长特别致辞，发自肺腑。机舱里，热烈的掌声里充满了温暖。

这个不平凡的元宵节之夜，每一个管制区都送上祝福——可分明，空管原本是不允许说和管制无关的话的，这一次，破例了：

"南方五两四九（CZ5249），我谨代表大连空管，向全体机组成员及医护人员致以最崇高的敬意！祝所有医护人员早日凯旋，平安归来！南方五两四九，你们辛苦了，加油！"

飞机提前十几分钟到达武汉天河国际机场。飞行过程中，得知南航这次飞行任务是运输大连的医疗团队，途经的六七个区域的空管，都无一例外地开启绿灯，并通过飞行机组向白衣战士们致敬。

2020 年 2 月 9 日 0 时 30 分，随着乘务长饱含深情的广播，CZ5253航班在武汉天河国际机场平稳着陆，在舱门前，纪峰和乘务人员与白衣战士们互道珍重、平安。

2月8日22时26分，执行CZ5249航班的第一架飞机从大连机场起飞，2月9日0时21分，CZ5249第一个降落在武汉天河国际机场，1时53分，第四架包机CZ5257平稳降落，大连驰援人员全部安全抵达武汉。

✚ 隔屏相送

元宵节之夜，护送白衣战士驰援武汉的，除了高悬的圆月，还有700万大连人灼热的目光。

这一夜，大连人的微信朋友圈里刷屏了，700万颗心为逆行的战士们祈祷、祝福。当晚，《半岛晨报》官微推送英雄出征的这条消息，阅读量很快突破10万，下面挤满了网友们的留言，还有不少是出征的白衣战士家属写下的留言和祝福：

网友"翟慧峰"说：

"这500名天使，是我们大连借给武汉的，等武汉的病好了，一定要还给我们，一个都不能少。"

网友"宁静致远"说：

"一个不平凡的元宵节之夜，眼泪一次一次掉落，心疼，感动！今晚的朋友圈被500多名医务工作者刷屏。致敬！愿你们早日回家，大连等着你们凯旋！"

网友"Fairy"说：

"亲爱的妹妹和弟妹都去支援武汉了，我大侄女3岁，我大外甥5岁，同样身为妈妈，我由衷敬佩（她们）。如果说之前疫情离我万里，今天就突然感觉近在眼前，让我担心又感动。但我相信困难很快就会过去，因为有你、有我、有她和她们！"

网友"老李家のの小怪兽"说：

"今天的队伍里有我的亲姐姐，今天送她上征程的那一刻，我才知道确实没有什么白衣天使，有的都是血肉之躯，所以请大家一定要保护好自己和自己的家人，因为拼了命去前线守护你们家人的他们，也是我们拼了命想要守护的家人，你们的自我保护就是给他们多一分的平安。姐姐，我和爸爸妈妈在家等你平安归来。姐姐加油！武汉加油！"

网友"丁香与醋栗"说：

"今晚的朋友圈里都是你们，大连500位可敬的白衣天使，今夜4架包机奔向前线。他们，是谁的父母儿女，又是谁的爱人朋友？他们中，有谁的同学发小，又有谁的朋友邻居？他们只是些普通人，却承如此重担为我们砥砺前行。一想到这，泪水止不住地往下流。致敬白衣天使，致敬所有在前线的工作人员！希望患者早日康复，所有医护人员早日平安回家！战胜瘟疫，加油！"

这一夜，不少出征的战士都在朋友圈记录下当时的心情，有的只有短短的几个字，有的是长长的一篇。抵达武汉后，他们发的朋友圈也迅速被问候和点赞占满。

一位医护人员在2月9日0点24分写道：

"报个平安，我们落地了。"

另一位医护人员落地武汉后这样写道：

"人这辈子总要做点事，你为别人拼过命吗？武汉，我们来了！"

还有一位出征的战士在朋友圈里写道：

"从接到通知到现在已经落地武汉，内心的跌宕起伏无以言表，有忐忑，有希望，有感动，也有泪水。国难当头，我的母亲跟我说'责无旁贷'，我会带着所有人对我的祝福和关心，勇敢并且有担当地走好接下来的每一步，用我的所学所能，献出我的绵薄之力。即便没有

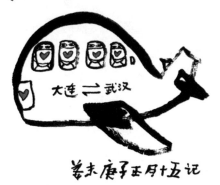

早日凯旋 平安归来

大连⇌武汉

姜末庚子正月十五记

翅膀,我也会努力保护这个世界和我深深爱着的你们,我定会平安回家,春暖花开时,我们相约大连。"

元宵节之夜,不同人以不同的方式,表达着对英雄的敬意。

疫情期间,《半岛晨报》、大连市美术家协会共同主办了"全民战疫"公益网络漫画展。元宵节之夜,大连白衣战士们火速出征的壮举,鼓舞着全市人民,也激发了漫画家们的创作灵感,漫画家们纷纷提笔助威、送去祝福,用笔作武器,描绘他们心目中的最美逆行者,描绘这座城市的精神图谱。

刷完朋友圈,心情仍未平复的姜末,习惯性地拿起了画笔,十几分钟后,题为"记住,我们订的是往返航班"的漫画作品就摆在了桌面上。

姜末是大连知名媒体人、大连市美术家协会漫画艺术委员会主任,他把全市人民盼英雄平安归来的心愿凝于笔下,这幅漫画的主体是一架飞机,飞机上最醒目的是一个双箭头的"双飞"符号,寓意大连的白衣战士们订的是往返机票,一定会平安归来。

2月9日,一幅幅反映白衣战士驰援武汉的作品纷纷涌进《半岛晨报》投稿邮箱,这些作品或描绘机场送行的宏大场景,或从亲人拥抱惜别的镜头入手刻画,每一幅倾注真情的作品,都投射出鼓舞人心的巨大力量。

大连著名漫画家尹平抓住了医务工作者出征前剪掉长发的情节展开创作，还邀约好友李扬隔空合作，配了一首诗：

年轻美丽女护士，

为了防疫剪长发。

方便穿戴防护服，

救治病人真伟大。

尹平还创作了一幅《手语：武汉，加油！》，他表示：每个人都有一个英雄梦，我们将抗疫英雄的故事用笔画下来，希望传递给社会一种积极向上的正能量，为武汉加油，为中国加油。

大连漫画家郭士平创作的《逆行者》则传递给大众"胜利一定属于我们"的必胜信念。武汉必胜，大连必胜，中国必胜！

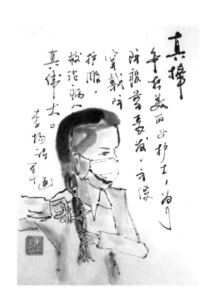

■ 医务工作者出征前剪掉长发的情景
　定格在这幅画中。（尹平 绘）

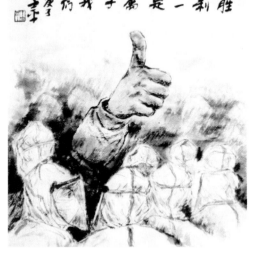

■ 漫画家用艺术作品鼓舞士气：胜利一定属于我们！
　（郭士平 绘）

决胜雷神山

——

湖北，荆楚大地，云泽之乡。

楚人，被认为是火神祝融的后代。

2020 年 2 月，火神山医院、雷神山医院相继落成，为战疫魔开辟新战场。雷为电，亦为火，雷神助力火神，"雷火"双管齐下，克制瘟神。

在党中央号令之下，全国 346 支医疗队、42000 多名白衣战士，驰援湖北，这些被誉为各省市"最硬鳞片"的医者，披挂上阵，会战于初春之荆楚大地。

危难之际，共和国长子——辽宁，先后 12 次送 2054 名医护战士下荆楚，是全国 3 支驰援湖北总人数超过 2000 人的医疗队之一。2 月 8 日、9 日，由大连、沈阳、锦州等地 140 多家医院抽调的 1013 名医护人员奉命开赴武汉雷神山医院……

火雷二山

迈入腊月，武汉的年味就开始浓了起来，各家各户的窗台，已经被晾晒的腊肠、腊鱼和腊肉占领。街道上、超市里，《恭喜发财》等贺岁神曲一遍遍地滚动播放着，一年当中最热闹的时候就要来了。

每个武汉伢的童年里，都有一段跟着大人屁股后边"打年货"的记忆。无论是油香四溢的肉圆子、红润油亮的香肠，还是寓意美好的春联、贴画，都让人难以忘记，这种传承下来的仪式感，让人们在忙碌和喜悦中期待年的到来，在琐碎却温暖的仪式里迎来一年中最欢乐的时光。

武昌区中华路 1 号杨永兴黄陂三鲜店的鱼圆、肉圆和肉糕，那是一绝，腊月的寒风一吹，他家门店天天排着长队。

武汉春节买年货的另一个热门地儿在硚口区集贤二路，还没走近集贤里，浓郁的酒香肉味便已经飘散过来，这条不足百米的小巷，放眼望去，俨然成为一片香肠肉林。

然而这一切，都随着新冠病毒的肆虐而改变了。

1 月 18 日，农历腊月二十四，距离春节还有 6 天，这一天终将会载入武汉抗击新冠肺炎疫情的历史。

这一天傍晚，84 岁的钟南山院士，买了一张无座高铁票逆行赶往武汉，他在高铁餐车上闭目休息的照片传遍全国。

1 月 20 日，钟南山连线央视，一锤定音：病毒可以人传染人。

从这一天开始，武汉市民生活的画风突转。

这天凌晨，武汉市卫健委紧急发布关于新冠肺炎疫情的情况通报，专家提醒市民多开窗通风。

1月21日，武汉市公布了61家发热门诊医疗机构和9家定点救治医疗机构名单。

按照中国人"过年看病不吉利"的心理，年根底下，有点大病小病，能不去医院的，是肯定不会去的。然而，这个异乎寻常的春节，遭受新冠病毒侵袭的武汉人民，已经顾不上那么多了。此时，武汉市专门收治传染病患者的金银潭医院早已人满为患，武汉其他几家大型医院也面临着"人等床"的紧迫问题。

1月22日，武汉市政府下文要求市民出入公共场所必须佩戴口罩。疫情急剧暴发，确诊患者数据噌噌上涨。新冠病毒就像一个杀手端着冲锋枪冲进人群聚集的地方。

1月23日，武汉市委市政府决定，参照2003年抗击非典疫情期间北京小汤山医院模式，建设一座集中收治新型冠状病毒肺炎患者的医院，选址蔡甸区知音湖大道，编设床位1000张，工期10天。当晚，火神山医院开工建设，施工现场响起机械的轰鸣声。

疫情的急剧暴发，体现在每日新增的确诊数字上。1月23日，武汉市确诊病例495例，到了25日就达到了618例，确诊人数不断拉高，不少患者通过核酸检测、肺部CT确诊，但苦于没有床位，能够收治患者的各主要医院都出现"人等床"的窘境。

火神山医院昼夜开工的同时，武汉市委市政府又在江夏区黄家湖选址，决定再建一座医院，定名"雷神山医院"。1月25日18点30分，首批50名管理人员到达施工现场，工期同样限定在10天。

10天内，要建造两家大型传染病医院，而且是在疫情风暴中心建造，在春节这个特殊的时间点，难度之大，有业内人士这样评价：

"建造速度比通常的传染病医院至少要提高100倍才可能完成，这是要被载入建筑史册的。"

消息一出，引来世界关注。在两个工地现场冲锋陷阵的，是驻鄂央企中建三局。中建三局牵头组织了3万多名管理和作业人员，1亿多网民"云监工"，经过十余个昼夜的苦战，中国人将不能变成了可能。

分秒必争！这是一场与疫情的赛跑。

建设高峰期，超过万人近1500台机械设备昼夜不停施工，经过十余个昼夜奋战，火神山医院、雷神山医院相继拔地而起。

2月2日上午，火神山医院正式落成，建筑面积3.39万平方米，规划1000张床，功能主要为病房、接诊室、ICU、医技部、网络机房、供应库房、垃圾暂存间、救护车消洗间等。

当天，火神山医院即交付给解放军医务工作者，军队抽组1400名医护人员于2月3日起承担武汉火神山医院医疗救治任务，2月4日收治首批患者。

2月8日，雷神山医院正式交付使用，收治首批患者。以中国速度创建的武汉雷神山医院，整体参照战地医院形式采用模块化设计，主要包括医疗用房区、医护保障区、医疗辅助区，总用地面积约328亩，建筑面积7.99万平方米。

雷神山医院还创下了一个纪录，这里是世界上最大、床位最多的传染病专科医院，设有1600张床位，共有30个普通病区，2个ICU。

雷神山医院由武汉大学中南医院和辽宁援鄂医疗队共同接手，

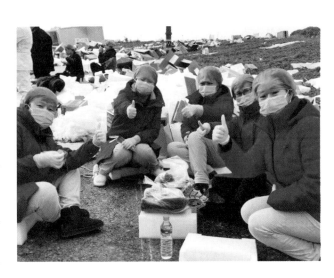

■ 雷神山医院是一边建设一边交付的，这是辽宁医疗队初到雷神山医院时的场景。（供图：《辽宁日报》特派武汉记者 杨靖岫 姜义双）

1013人组成的辽宁援鄂医疗队，是雷神山医院规模最大的一支医疗队。

两家全功能呼吸系统传染病专科医院的火速建成，有效地解决了武汉床位紧张的问题，一举扭转战局，由"人等床"变成了"床等人"。

火神山、雷神山，人们在惊叹于建设神速的同时，也对这两个如雷贯耳的名字充满了好奇。霸气的名字，寄托着人们对战胜新型冠状病毒肺炎的信心和期盼。

湖北乃荆楚之地，楚人被认为是火神祝融的后代，祝融则是黄帝的子孙。按金木水火土五行之说，人的肺部属金，火克金，火神正好能驱瘟神，于是"火神山"之名应运而生。

雷为电，亦为火，雷又为震卦，震卦五行为木，可生火，雷神助力火神，这便是"雷神山"一名来历。

火雷二山，也被武汉人民视为"生命方舟"。

✿ 心无畏，上阵切

满江红·决胜雷神山

新冠肺炎狂肆虐，华夏呜咽。抗疫情，白衣战士，心如刚烈。健康所系犹在耳，性命相托有你我，心无畏，告别爱与怯，上阵切。

千里奔袭为家园，不破楼兰终不还，待猖狂病毒皆消灭，山河悦！

这首词的作者，是辽宁援鄂医疗队总指挥徐英辉，他是大连医科大学副校长、大连医科大学附属第一医院院长，在脑肿瘤、脑血管病及颅脑损伤的诊断、显微外科治疗方面有着丰富的临床经验。

出征前，他说的两句话，让大连人民记忆犹新。

第一句："病情肆虐，湖北人民需要我们，我们责无旁贷。"这

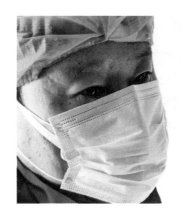

■ 决胜雷神山，作为辽宁援鄂医疗队总指挥的徐英辉信心满满。（供图：《辽宁日报》特派武汉记者 杨靖岫 姜义双）

是医者仁心、赤胆忠诚。

第二句："医院这么多人过去，做领导的放心不下，要平平安安地陪他们过去，再平平安安地带他们回来。"这是肝胆相照、同向同行。

很多人不知道的是，此次出征，徐英辉本人是带伤作战。今年正月初八，他腰椎两处骨折，医生让他务必卧床休息，以免留下后遗症，然而正月十五，他就坚持率队来到了武汉雷神山医院。

大连战队来报到

1月26日，1月31日，2月2日……武汉新冠肺炎疫情暴发后，地处山海关外的辽宁，集中全省优质医疗资源，先后12次组建医疗队、疾控队，共2054名医护人员驰援湖北一线。

"辽宁悬壶尽入楚，从此白衣换战袍。"辽宁援鄂医疗队分布在武汉市和襄阳市多家医院开展救治工作，镇守雷神山医院的重担，也落在辽宁援鄂医疗队肩上。

2月9日，辽宁援鄂医疗队千人战队陆续抵达武汉。9日0时21分，由大连起飞的南航 CZ5249 航班第一个降落在武汉天河国际机场。

深夜的武汉，温度降到了零下，潮湿的空气里还夹裹着三四级风，寒气逼人。从温暖的机舱里出来，裹着红色棉服的徐英辉还是打了个冷战，顿时清醒多了。

停机坪上，有一个人不时地朝着舷梯张望，他是国内知名肝胆胰外科专家、武汉大学中南医院副院长袁玉峰教授，雷神山医院建成后，又兼任雷神山医院副院长，此时专程来机场迎接大连医疗队。

凌晨3点钟，大连医疗队抵达驻地，500多人分住4家酒店，都是单间。行李、物资比较多，大家开始收拾房间、搬运物资、整理各种物品，早上6点多才全部安顿下来。乍到冬季湿冷的江城武汉，队员们面临诸多不便。办理完入住，躺在床上也难以入睡，房间里的温度计显示室温只有14℃，潮湿、阴冷，带来的暖手宝、电热毯、羽绒服都派上了用场。

大连医科大学附属第一医院手术室护士长刘永宁2月8日晚上出征时，在飞机3个多小时的航程中毫无睡意，2月9日凌晨抵达武汉后，不觉得困，也不觉得饿，紧张、兴奋、期待和小小的害怕等复杂情绪交织在一起，让她心神难安。很多医护人员将这种亢奋形容为一种急于上战场的期待。疫情肆虐，威胁着武汉同胞的生命，人人上阵心切。

早上6点钟，一夜未眠的医疗队队员们迎来了在武汉的第一个日出。

让1013人的庞大队伍正常运转，并不容易。作为总指挥的徐英辉，面临着千头万绪的工作。好在他身边还有一位搭班子多年的老伙计——尚东，大连医科大学附属第一医院副院长、中西医结合研究院院长、国家重点学科、辽宁省一流学科带头人。

上午9点，队员们已经准备开始一天的工作。医疗队紧急召开在武汉的第一个部署协调会，成立了7个工作小组，包括感染控制组、生活保障组、宣传报道组、物资供应组、心理舒缓组、联络协调组、后方保障组。

"全力保障医疗队队员能够吃得好，睡得香，精气足，打得赢！胜利完成任务，一个都不能少地安全回家！"

在武汉的第一个早晨，徐英辉给所有医疗队队员送上了叮嘱。会议一结束，7个工作小组分头行动。

上午 10 点，医疗队开始执行来到这里的第一个任务，对驻地进行消毒，制作清洁区和污染区的分布图。副院长尚东、护士长刘永宁带领队员们细致"消杀"，不留死角，设置入门强制通道。

刘永宁负责医疗队的消毒隔离感控任务，由于医疗队队员将长期住在这里，生活区的感控工作尤其重要，一旦进入雷神山医院病房，出来后每名队员都需要严格进行自我隔离。因此，对于住宿酒店，严格按照传染病防控的"三区两通道"进行设计，设专人进行酒店出入门的看守消毒、10 层楼的走廊消毒、所有电梯的消毒等。

楼宇感控工作是一项重要而又艰巨的任务，大连医科大学附属第一医院神经内科护士林霞就坚守在医疗队驻地负责楼宇感控工作，她和几位同事要确保 10 层楼一共 174 个房间的队员能够平安、健康地完成雷神山医院的医疗护理任务，每天的工作繁重而忙碌。

在每层楼道内，分设 4 台空气消毒机，每天工作 12 小时，确保生活环境的空气质量合格；每日 3 次定时对楼道内所有地面进行喷洒消毒，对 3 部可用电梯的内外全面清洁、消毒；日常产生的垃圾严格按照标准分类丢弃，设专梯专用运输转送；每日三餐调配、取送、分发，做好队员合理、营养饮食的保障，等等。

一天中，有这样几个时间点是林霞和同事们格外忙碌的。7：00、15：00、23：00，队员们出门集体奔赴雷神山医院，林霞和同事们要为队员们准备并佩戴好各种必要的行头装备，看着他们做好自我防护，斗志昂扬地出发；每天还要迎接三班共计 6 批次队员们返回驻地，每次看到他们平平安安地回来，也是林霞最踏实、最欣慰的时刻。

下午进行的业务培训，被形容为"大家来找茬"——分小组培训，练习穿脱防护服，相互提醒，相互帮忙，一套操作下来，汗湿，气喘。

"脱个衣服这么难？"

"不，这是我们的铠甲！"

医护人员们不放过每一个细节，只为准备得更充分一点，保护好自己，也保护好别人。

在徐英辉的"战疫日记"中，记录了对"雷神"战士入驻武汉第一夜的叮嘱：

"此刻起，你们就是白衣战士了，上战场你们必须要有忠诚之心、勇敢之魄、善战之能。做好防护，发挥专业，一个人也不能掉队！"

徐英辉还写了一首《满江红·决胜雷神山》，道出了自己的心心念念，"心无畏，告别爱与怯，上阵切"。作为总指挥的他，和每一位战士怀着同样的急迫心情和必胜信念，"待猖狂病毒皆消灭，山河悦"！

党旗插在雷神山

在武汉期间，尚东写了一篇《做一名坚强的"雷神"战士——奋战在雷神山医院的日子里》的文章，通过《中国实用外科杂志》微信公众号发布后，引来了很多网友的留言，网友"Liu"留言说：

"太平本是英雄定，从无英雄享太平……"

工作中，尚东事无巨细，靠前指挥。他和同行的党员们忘不了入党时的铮铮誓词，更忘不了亮剑所指的方向。

为了在抗击新冠肺炎疫情的战斗中充分发挥党组织战斗堡垒作用和党员先锋模范作用，抵达武汉的第二天，大连医科大学附属第一医院即召开党委会，研究同意建立驰援武汉雷神山医院临时党支部，由尚东任临时党支部书记。这支设立在前线的临时党支部，共有43名党员。临时党支部一经成立，立即发挥作用，依靠广大党员同志，紧密团结和带领医疗队全体成员，有条不紊地为即将开展的医疗救治工作做好准备。

"我志愿加入中国共产党，拥护党的纲领……"

2月10日下午，尚东主持召开临时党支部第一次党员大会，全体党员重温了入党誓词。

徐英辉在会上鼓励大家要发扬大医精神，发挥党员先锋模范作用，展现辽宁风采，积极传递正能量，以"亮剑所指，所向披靡"的豪情与壮志，将党旗插在雷神山医院，圆满完成抗击疫情的任务。

每一级党组织都是一层战斗堡垒，堡垒无言，却能凝聚强大的力量。党支部虽然是临时的，但党员同志们坚决守护人民群众健康的初心与担当却是永恒的。

在雷神山医院工作的日子里，多位医护人员递交了入党申请书。常雯是大连医科大学附属第一医院的一名年轻护士，她在入党申请书中这样写道：

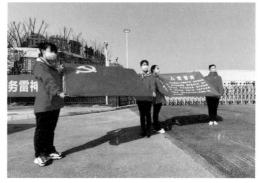

■ 党旗插在雷神山，也插在队员们的心中。（供图：《辽宁日报》特派武汉记者 杨靖岫 姜义双）

"2月10日是我作为辽宁省援鄂医疗队队员驰援武汉驻守雷神山阵地的第二天，也是一个令我终生难忘的日子，我郑重地向党组织递交了入党申请书。在这个特殊的时刻、特殊的地点申请加入党组织，将是我一生的自豪和骄傲！

"在雷神山医院工作的每一天我都热血沸腾，虽然这里从物资转运、病房准备，到一桌一几都靠我们自己动手来做，但是大家都听从指挥，心往一处想，劲儿往一处使，在艰苦的条件下，大家在这里的工作状态比在任何地方还要好，每个人的心里仿佛都憋着一股劲儿：

一定要把这件事情做好！

"同我一起战斗在一线的党员干部同志更是甘于奉献的典范——遇到困难，总是迎难而上；遇到危险，总是冲在最前面。他们主动承担最繁重的工作，这一切深深感动与激励着我。我暗下决心，也要成为像他们一样的人！"

连线前方总指挥

武汉雷神山医院，辽宁医疗队负责 17 个病区，其中大连医疗队负责 8 个病区。徐英辉将大连医疗队分成大连一队和大连二队，由大连医科大学附属第一医院、第二医院分别牵头。

2 月 11 日，医疗队抵达武汉的第三天，徐英辉和队员们穿上统一的红色外套，戴上口罩、防护帽，乘坐班车向雷神山医院出发了。

这一天，他们要进入雷神山医院熟悉布局，参加医务处、感控处、信息处等部门的培训。

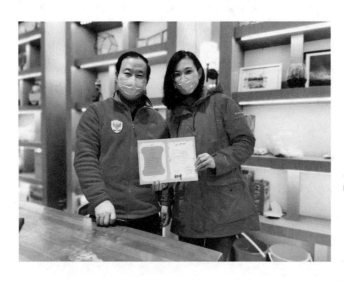

■ 徐英辉特别喜欢红色，他说红色是胜利的颜色，也是雷神山的颜色。图为离开武汉前他为薛玲玲护师颁发证书。

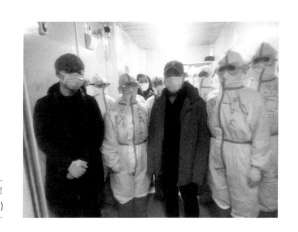

■ 在武汉抗击疫情的 50 天里，徐英辉
和医护人员并肩作战。（供图：李楠）

远远望去，雷神山医院就像一个巨大的工厂厂区，这里有 30 个病区，辽宁医疗队负责的 17 个病区，分散在 A、B、C 三个区，大约 800 张床位。

由于雷神山医院是在短短 10 天建成的，许多细节需要逐步完善，边建设、边验收、边收治病人，与大连本地设施完善的医院是不一样的。在对病区进行验收的同时，病区的布置安排、医疗设备的安装调试、环境的清洁管理等工作，都需要在短短的一天内完成，医疗队的医生、护士都成了装卸工和搬运工。

第一天，雷神山医院整个院区走下来，超过 1 万步，这对于腰椎骨折尚处于康复期的徐英辉来说，着实有些吃力，只好双手掐腰缓解痛感。

病区陆续开放后，徐英辉逐一巡查，协调解决各种问题。出征时的红色衣服，徐英辉一直穿着，他说："红色显眼，找我好找一些。红色是胜利的颜色，也是雷神山的颜色。"

对于这位带病上战场的总指挥，同行的医护人员既心疼又敬佩。"徐院长从来不考虑自己，我们感觉他就是一台工作机器，对我们来说，这是无言的榜样。"A8 病区主任李楠说。

"在家里的时候需要卧床，到了武汉他仿佛就变了一个人似的，忙起来没个头，他就是我们的定海神针。有他在，我们这支千人大部队心里踏实。"战斗就是你死我活的争夺，这是大家的共识。为了守住、守好每一个病区、每一张床位，徐英辉事无巨细，靠前指挥，就是为了心里能安然一些、踏实一些。

"山河无恙，人人皆安。"

2月12日，在通过视频与《半岛晨报》记者连线中，总指挥的沉着冷静，让滨城700万市民悬着的心落地了。

这样颇具诗意的话语从他的口中说出，并不让人感到意外，热爱中国传统文化并深受其影响的徐英辉心中装着诗和远方，大连医科大学附属第一医院"弘道笃行，精诚大医"的院训也是他提出的，他也将院训带到了雷神山医院。

决胜雷神山，这仗怎么打？作为前线总指挥，徐英辉思维异常清晰，备战方案也了然于胸。视频连线时，他把雷神山这场恶战的打法向家乡的人们做了简要介绍：

第一，我们要打造一支精锐之师，对医护人员进行严格的技能培训和防护培训。大家在各自的时间安排下，都做了充分的演练。

第二，辽宁医疗队一共1000多人，是雷神山医院最大的一支医疗队伍，如何保证这支队伍的医疗物资充足是最重要的，因为我们要打有准备之仗。我们也特别感谢后方的辽宁省、大连市给我们的大力支援。

第三，我们要做好队员的生活保障，因为队伍比较庞大，所以辽宁的两个医疗队入驻了8个宾馆，要确保我们的生活区能够达到院感防控的要求，这样才能达到保证队伍零感染的要求。

第四，因为雷神山医院的病房也是边验收边投入使用的，我们要一个病房一个病房地验收，对硬件、软件进行评估，达到要求后才能投入使用。目前第十三病区已经验收完毕，进行最后一次检查后可以收治病人。

徐英辉说，辽宁这支队伍从组建到出发再到到达武汉，一直能感受到辽宁省委省政府和大连市委市政府以及大连医科大学党委等的关怀和嘱托，同时也能感受到 4000 万辽宁人民对我们的牵挂。

扫描二维码观看前后方连线视频

捷报频传

"雷驰荆楚，术济苍生。"

每一个进入雷神山医院的医护人员，对这 8 个字都不会陌生。在雷神山医院战斗的日子里，白衣战士们在距离病毒最近的地方，和疫情抢时间，与死神赛跑。支持白衣战士们义无反顾奔赴前线的，也包括镌刻在他们内心的医学生誓言——健康所系，性命相托。

从 2 月 12 日接诊第一位患者开始，辽宁医疗队真正的硬仗来了。到 2 月 15 日晚上，雷神山医院的 17 个病区 780 张床位由来自辽宁的 1013 名医护人员陆续接手。

3 月 15 日，又有 170 名辽宁医疗队队员加入雷神山医院。至此，辽宁奋战在雷神山医院的医疗队队员总数达到 1183 人，共计管理 18 个病区。

在医护人员和患者的共同努力下，患者治愈出院的好消息从各个病区频频传来。

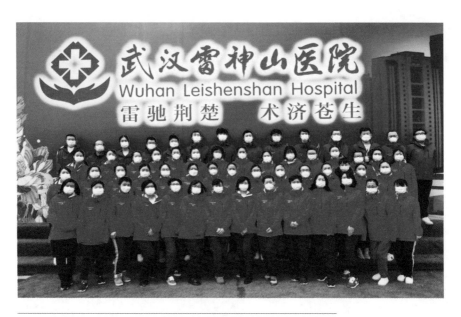

■ 大连医疗队部分队员在武汉雷神山医院背景板前合影。（供图：李艳霞）

A13 病区打头阵

新冠肺炎是以呼吸道症状为典型症状的传染性疾病，因其超强的传染性和相对较高的致死率，令人闻之色变。在雷神山医院，对阵狡猾、凶恶的新冠病毒，辽宁医疗队的第一仗必须打赢。

2 月 12 日一早，大连医科大学附属第一医院部分医生和护士作为第一梯队，正式进驻辽宁医疗队第一个拟接收病人的病区——A13 病区。

作为辽宁医疗队首先开诊的病区，责任和意义不言而喻。担任 A13 病区主任的，是大连医科大学附属第一医院呼吸与危重症二科副主任、主任医师李艳霞，她擅长慢阻肺、哮喘、肺部感染等呼吸系统疾病及呼吸危重症的救治。新冠肺炎主要累及呼吸系统导致呼吸衰竭危及生命，这也正是李艳霞长期从事并深入研究的领域。

李艳霞担任病区主任的同时，还被任命为雷神山医院辽宁医疗队专家组组长，负责组织各项医疗制度的制定与落实，诊疗方案的制订与修订，疑难病例的讨论与会诊。决胜雷神山的50天里，她和其他10位专家组成员发挥了重要作用。

A13病区有15名医生、47名护士。为了最大限度地做好病区感控工作，开诊前，李艳霞亲自操刀为病区的医护人员剃了"新冠发型"。和李艳霞来自同一科室的董畅也在A13病区，尽管一直留着短发，进到病区前，她还是请求主任帮自己把头发剪得更短些，"保护好自己，不光是对自己负责，也是对患者负责，对团队负责"。

上岗前，董畅仔细复习了院感培训笔记，观看了五六遍穿脱防护服的视频，又用从院里带来的防护服和隔离衣反复练习。朋友说她穿防护服的样子很像"大白"，她觉得这再贴切不过了，驰援武汉的白衣战士们，就是患者眼里的那个温柔体贴、关怀备至，以救死扶伤、保护弱小为己任的"大白"。

进入病区，医护人员抓紧时间边验收查看，边请领、搬运各种设备仪器及其他物资，进行设备安装调试，包括负压病房、吸氧装置、吸痰装置、呼吸机、监护仪、输液泵等。

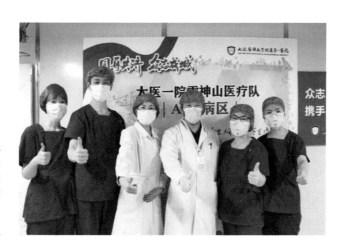

■ 徐英辉来到A13病区为医护人员加油。从左到右：张倩、王月亮、李艳霞、徐英辉、鄂小宇、战婷婷。

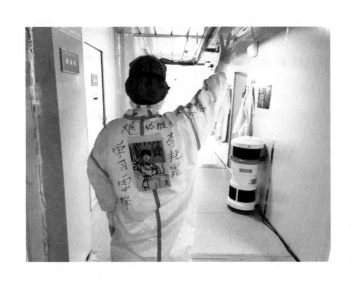

■ 李艳霞说，千里逆行，只因那一袭白衣！

大家紧锣密鼓工作了 10 个小时，一直忙碌到下午 5 时，使空荡的病区成为可以收治病人的标准病房。一切准备就绪，医护人员穿好防护服，准备接收病人。

2 月 12 日，下午 5 时 30 分，雷神山医院辽宁医疗队病区第一批患者正式入院，决胜雷神山的号角正式吹响。

这一天，武汉确诊患者数量还在增加，李艳霞本以为病人是陆陆续续进入医院的，但现实却是，病区一开，病人几乎是排着队进来的。

病区正式开诊，李艳霞留下来值了第一个夜班。当晚他们接诊了 34 名患者，一个接着一个，值班的 5 名医生忙得停不下来。

医生做了十多年，李艳霞有一个特殊本领，记不清人名，却能记住每名患者的病情，可是一晚上进来 34 人，要怎么记？记不清，就无法分类救治。

她想出了一个办法，先记住每个人的五个方面，年龄、基础疾病、血氧饱和度情况、呼吸频率、肺 CT 样子，这样筛出了 11 名重症患者，先行救治。事实证明，这个方法是对的。经过一个星期的救治，11 名重症患者都转危为安了。

双城记
Shuangcheng
Wuhan
大连驰援武汉抗疫纪实

就这样，她一直干到第二天上午 10 时才休息。"忙了 10 多个小时，也没喝口水，也不觉得饿……"

第一批收治的病人中，80% 的病人有血氧饱和度低、病情变化快的问题，需要进行吸氧、心电监护。或许是病情所致，或许是等待的时间有些久，入院的很多患者情绪上有波动，会提出各种各样的要求，需要李艳霞和同事们给予特别的关怀和心理护理。

进驻雷神山医院之后，李艳霞一直坚守一线，帮患者闯过"呼吸关"，为武汉守住健康防线。有记者问她："累不累，想不想家？"她说："下了什么医嘱，结果几点出来，下一步该怎么办，每天脑子里全是患者的信息，所以没觉得累，甚至没有时间想家……"

在雷神山医院的第一个夜班，被大连医科大学附属第一医院呼吸内科主治医师刘卓赶上了。

作为在辽宁医疗队接诊的第一个病区里第一天值夜班的医生，刘卓内心不免惶恐和兴奋。经过两天的培训，她相信自己有能力做好感控，

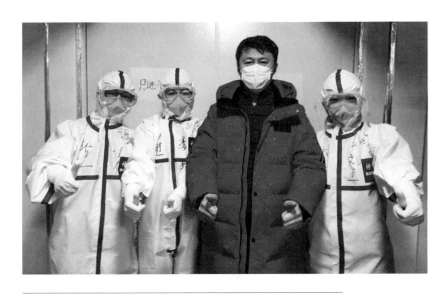

■ 第一个夜班，尚东副院长到 A13 病区助阵。从左到右：刘佳、李艳霞、尚东、刘卓。

但是第一次真刀真枪地穿好防护服，踏入隔离舱的瞬间还是很紧张。

紧张是暂时的，一旦忙碌起来，也就顾不上了。第一天，呼吸科的三个女医生仅仅用一个半小时就完成了接诊任务，病人平均年龄70多岁，她们逐个病人筛查血氧饱和度和看CT，进行救治。刘卓一直忙到天亮。

"没想到这个夜班这么难，12点才吃上晚饭，写病志估计得写到天亮。这就是逆行的价值，职业的荣光。等恬恬长大了，我可以骄傲地告诉她，人间值得，因为信仰。"

工作的成就感冲淡了身体的疲惫。2月13日凌晨2时5分，刘卓有感而发的一条微博，很快就有近270万的点击量，师姐逗刘卓说她是雷神山医院的网红。

很多朋友、网友问刘卓在雷神山医院过得怎么样，难不难，怕不怕，刘卓想起武汉大学中南医院呼吸危重症科呼吸重症监护室主任杨文斌的那句话："咱们再难，也没有病人难！"

第一天的工作给刘卓巨大鼓舞，在雷神山医院看到大连医科大学附属第一医院的院徽和特殊的指示牌，她感到很亲切，这熟悉的绿色是家的颜色。每天和患者的交流很暖心，他们从最开始的恐慌担忧，到后来平和地唠家常，这样简单、亲切的医患关系，拉近了医生和患者心与心之间的距离。

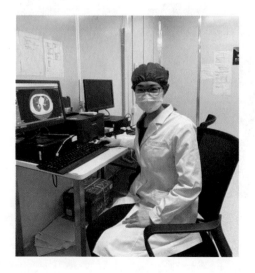

■刘卓在雷神山医院。

双城记 Shuang Cheng Ji 大连驰援武汉抗疫纪实

29 床大爷的儿子已经从 ICU 转出的欣喜，24 床大娘的儿媳已经隔离排除的庆幸，12 床大爷一定要录个视频表扬大连医护人员的真诚，23 床大娘说大连医护人员让她更加了解辽宁的满足……这点滴的感动总让人泪目，刘卓很庆幸自己来了，"感谢雷神山医院让我成为自己喜欢的人，值得！"

在雷神山医院接受治疗的患者虽然身处陌生环境，亲友不在身边，但他们并不孤独。因为，这里有一队像刘卓一样来自辽宁的白衣战士，防护服遮挡着他们的面容，却挡不住他们爱的微笑，挡不住他们心的真诚，挡不住他们透着善良与爱意的眼神。

2 月 18 日上午，A13 病区传来好消息：首位患者治愈出院了！李艳霞等医护人员亲自将患者送出病区。

出院的是一位 72 岁的男性患者，这位患者是在 2 月 12 日首次开诊当晚收入雷神山医院 A13 病区的。医护人员通过 6 天的努力，给予抗病毒及中药对症治疗，同时加强患者心理干预，并以共情医学的模式增加医护人员与患者的交流互动及为患者多次提供与其亲人的连线沟通，再为患者量身打造了适当的放松训练，持续增强患者的身心素质和抗病信心，引导患者积极主动关注日常生活及治疗。

这位患者呼吸困难症状很快得到缓解，复查肺部炎症明显吸收，近一周无发热及咳嗽，饮食好、睡眠好，连续核酸检测为阴性，经专家组会诊同意出院。

首位确诊患者顺利治愈出院，辽宁医疗队队员们更加信心满满。好消息鼓舞着大家继续同时间赛跑、与疫情较量，坚决打赢疫情防控阻击战。

采集咽拭子

在雷神山，要问哪个地方最危险，那肯定是感染指数最高的病房。

在病房里，要问哪个操作最危险，当属医护人员近乎零距离接触患者采集咽拭子的每分每秒。

采集患者的咽拭子，就像是敌人明晃晃的刺刀指到了自己的鼻尖上。因此，很有必要将这个看似简单的医疗操作步骤做一个详细说明。

作为呼吸系统领域的专家，李艳霞像解剖麻雀一般，将采集咽拭子、鼻拭子的重要性和操作过程一一道来。

她说，新型冠状病毒肺炎患者的确诊和出院，都离不开核酸检测，咽拭子采集是核酸检测的一个关键步骤。患者在接受咽拭子采集时，需张口暴露咽喉部位，但这个张口的动作，将产生大量携带病毒的气溶胶和飞沫，这是采集者必须面对的风险，对采集者来说是极大的挑战和威胁。这样的操作，每天要重复几十次。因此，采集者每一次采集都不敢有丝毫疏忽。

A13病区开诊后，第一批患者住进来，医院实验室要给34名患者集中采集咽拭子。作为呼吸科医生，以前也经常做咽拭子采集，但这次疫情是未知病原，不知道会面临什么样的结果。

面对风险较高的咽拭子采集工作，A13病区的医护人员没有人畏惧不前。

"主任，让我来吧。"

"我年轻，身体好，第一批我来做。"

"我经验比你们多，还是我来吧。"

不由分说，李艳霞就做起了准备工作，带着董畅医生率先进舱。为减少感染风险及保证采集质量，她俩包揽了采样工作，要给其他人员探探路。

　　每次采集前，李艳霞都会和患者沟通："可能会有点不舒服，想咳嗽，也有可能有点恶心、呕吐的感觉，我尽量轻柔一点，忍耐一下，很快就好了。"

　　采样过程顺利的话大约需要2分钟。咽拭子棉签比普通棉签要长两倍，采样之前，要先让患者用生理盐水漱口，打开一次性包装，取出无菌咽拭子棉签，为了提高取样成功率，先将棉签在生理盐水中蘸一下，湿润的棉签更容易采集到咽部的分泌物，用一次性压舌板压住患者舌头，说："啊——张开口，别紧张。"

　　患者暴露出咽后壁和扁桃体之后，李艳霞将咽拭子棉签迅速在咽喉后壁、两侧扁桃体处用适当的力量刮三至四个来回，这个过程顺利的话，十秒八秒就能完成，这考验的是采集者的熟练度，"手上用劲要小心翼翼，最大限度地减少对患者咽喉的刺激"。

　　采集时，很多肺炎患者咽部不适，就会出现咳嗽、干呕、打喷嚏的反应。前几位患者的采集工作比较顺利，为第四位患者采集时，这位患者张口哈气的时候，鼻腔面正好对着医生，可能是他的姿势也不舒服，咳嗽了起来，气道的飞沫和黏液喷了出来。李艳霞的身体反射性地微微抖了一下，但很快就稳稳地定住了，不让患者察觉到一丝的躲闪。

　　并不是每一次咽拭子采集都会顺利完成。在给患者万阿姨采样时，棉

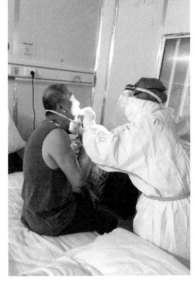

■ 李艳霞给患者采集咽拭子。
（供图：李艳霞）

签刚刚碰到咽部，她就表现出非常难受的样子，推开李艳霞，还沙哑地说："快出去！"

李艳霞没有出去，继续待在她身边观察，万阿姨却冲到卫生间里，关上门，用力咳嗽了一阵子才出来。平缓下来，万阿姨告诉李艳霞："我有咽炎，嗓子特别敏感，我怕离你这么近咳嗽，会传染你。"李艳霞这才明白她的用意，一种莫名的温暖涌上心头。

有些老年人患有阿尔茨海默病，比如 24 床的熊婆婆，每次都难以听懂医护人员的话，难以配合，躲避、咳嗽、哭闹的情况都有，需要不断安抚、反复尝试才能成功，往往需要更长时间和更多耐心。

鉴于采集咽拭子操作的危险性，防护措施也更加严格。平时工作中要穿靴套、隔离服、防护服，戴上护目镜和双层口罩，戴上两层防护手套，采集咽拭子时则需要在护目镜外面再加一个面屏，便多了一重保护。

但多一重保护，也就多了一重麻烦。护目镜和面屏的两个带子箍在头上，如果带子过紧的话，开始是感觉不到的，时间长了会出现头疼、眩晕，甚至呕吐，那样被感染的风险就更大了。因此每次咽拭子采集，医护人员都希望能早点儿完成，超过 4 个小时的工作，不仅体力跟不上，口罩的防护能力也会大大下降。

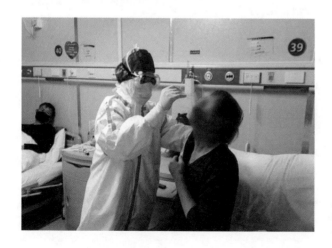

■ 李艳霞给患者采集鼻拭子。

而在雷神山医院奋战的 50 个日日夜夜中，A13 病区的咽拭子采集没有一次因为个人原因提前结束，医护人员每次都一丝不苟地完成。他们深知，如果采集出了问题，导致阳性病例漏诊，不但会影响这名患者，还可能造成更大范围的疫情传播，后果非常严重。

和采集咽拭子一样，做鼻拭子采集也是一种重要方法，要将无菌棉签探入鼻腔内部，在鼻尖到耳垂连线的一半位置处停留几秒，来回擦拭。"虽然全过程只有短短几秒，但多数患者会感到不适，直打喷嚏，喷溅出许多飞沫，感染风险很大。"

李艳霞给 16 床严叔叔采集时，每次棉签刚伸到鼻腔，他就会连续打好几个喷嚏。严叔叔也很不好意思地捂住鼻子，连忙道歉，说自己有鼻炎。遇到这么敏感的患者，李艳霞当时真的有点慌，把身体稍微挪动避开，尽量避免正面接触，接着安慰一下患者，继续采集，告诉他坚持一下，马上就好。

大连通信设备解难题

作为辽宁医疗队总指挥、雷神山医院副院长，徐英辉到达武汉的第一周异常忙碌，因为有各种对接碰头会和需要处理的紧急情况。

队伍进驻雷神山医院，尽最大努力挽救更多患者生命是当务之急、重中之重。来自辽宁省内 13 个城市 120 多家医院的 1000 多人的庞大队伍，紧迫需要建立一支有内核、有战斗力的专家队伍。

2 月 12 日开诊后，徐英辉就来到 A13 病区坐镇，及时掌握最前线的患者状况。根据前几天收治患者的情况，他和专家们对总体病情做出了判断，针对合并其他病症、年龄偏大的新冠肺炎患者，尤其是需要进行心理干预等辅助治疗的患者，决定组织武汉雷神山医院辽宁医疗队专家组，统一诊疗行为，共商疑难重症。

2月17日，辽宁医疗队专家组成立，由辽宁省内6个单位10名专家组成，A13病区主任李艳霞任组长。根据雷神山医院患者特点，专家组纳入重症医学、循环内科、神经内科、神经精神等专业技术骨干，以全面应对各类病情的挑战，并制订详细的诊疗方案。

徐英辉提出，诊疗方案要体现"辽宁特色"，在他的建议下，增加现代"共情医学"理念，强调中医药的辨证施治，增加个体化营养干预以及精神障碍干预的推荐治疗措施。

李艳霞代表专家组，马上在国家卫健委方案的基础上拟订了雷神山医院辽宁医疗队方案V1.0版本，专家组讨论通过后下达到辽宁医疗队的各病区。这一方案简明扼要，既遵从国家标准，又充分体现辽宁医疗队的诊疗特色，比如方案中纳入了"共情医学""叙事医学"的理念和措施，为大疫之时患者、护士、医生普遍存在的抑郁、焦虑、畏惧等心理障碍提供了解决之道。这一方案也根据国家指南随时更新，不断纳入新的内容。

随后，徐英辉又主导成立大连市中西医结合医院中医专家工作站，大连"中医诊疗方案"也在雷神山医院得以推广应用。

刚敲定完专家组成员，新的问题又摆在了总指挥面前——病区内部的通信出现"卡点"了。

战场上，各部队之间的通信联系，是决定战局的关键。在雷神山医院战场，由于各功能区之间是相互隔离的，加之医护人员都穿戴着厚厚的防护装备，通信这个环节出现了"卡点"。

开诊第一天，A13病区的医护人员就发现信息沟通较为不畅，隔离病房内外的医护人员互相见不到面，只能通过对讲机进行联系，存在复杂特殊病例等资源共享不畅通等问题。

这个"卡点"，李艳霞是有切身体会的。医护人员工作的地方主要有两个，一个是半清洁区，也就是医生护士的办公区，她和医生在处理相关的医嘱时，一墙之隔就是隔离病房，两区之间进出需要进行严格的防护消毒流程。而这一墙之隔，却严重影响了及时沟通的效率，怎么打破这种物理隔断，让医护人员之间以及和病患及时有效地沟通呢？

问题很快反馈到辽宁医疗队总指挥徐英辉那里，他迅速与大连医科大学附属第一医院杨延宗教授取得联系。

杨延宗，大连医科大学附属第一医院原副院长，著名心血管病专家，国内首批尝试和研发医疗信息采集和远程传输、多方多地远程会诊、手术信号采集和转播等信息技术的医学专家，其带领的医加远程平台团队支持过全国多地 200 余家医院的手术直转播、数百场国内及国际大型学术会议的手术转播及会议直播等，在医疗远程沟通交互方面积累了丰富的经验。

面对前线的求援，杨延宗当即决定无条件支援。

1956 年出生的杨延宗，是武汉大学毕业的内科学博士，虽然已经退休，但他始终牵挂着自己的第二故乡，武汉需要他，他义无反顾。

武汉、大连、北京三地的有关专家、医护人员连线展开讨论，杨延宗火速调配人员、组织团队，制订出既能满足阻击疫情需要又可快速实施保障的医疗音视频实时互联互通的"雷神山方案"。抗击疫情，就是与时间赛跑。2 月 17 日，杨延宗教授亲自带领技术团队来到武汉雷神山医院，连夜开始安装设备。不到两天时间，大连医科大学附属第一医院负责的 4 个病区就完成了首批系统安装调试。医护人员进入隔离区后，只需戴上无线耳麦，便可同非隔离区的战友保持实时通话，先前所使用的手持设备可以"光荣下岗"了。此外，医护人员还可以通过移动 Pad 分享病例资料，非隔离区和医疗队办公室、行政中心的工作人员，则可随时通过 Pad 或大屏幕看到隔离区内的实景情况，并与之对话，实现指挥部、医护办公室、护士站、隔离病房、清洁区之间通过音视频实时无障碍沟通，使诊疗变得更直接、科学、高效、温暖，实现多点、多地"无接触、不间断"交流。

这一系统还可通过互联网或5G热点与外部资源（如后方专家、医院会诊中心等）保持连线，保密化分享诊疗资料，实现远程会诊讨论，进一步提高救治水平。

"隔离了疾病，不隔离人。"科技助力，极大提高了对话效率，把宝贵的时间更多地用来救治病人，诊疗也变得更细致、更高效、更科学，同时也减少了院内感染的概率。

之后，杨延宗教授一行又为辽宁医疗队所负责的17个病区全部安装该系统。从2月17日到27日短短10天时间，雷神山医院所有病区、床位全部安装医疗音视频实时互联互通系统，实现"无死角"覆盖雷神山医院所有病区。

来自大连的医疗音视频实时互联互通系统，帮助前线医院打通了沟通屏障。这一消息传到了武汉其他几家医院，火神山医院和金银潭医院也要求安装该系统。

为满足武汉医院抗疫需求，大连医科大学附属第一医院先后募集到价值约500万元的设备捐赠给雷神山医院、火神山医院及金银潭医院，杨延宗教授带领技术团队马不停蹄地到火神山医院、金银潭医院进行安装。3月8日，火神山医院全部院区完成部署调试和使用培训，正式交付使用，医、护、患因病毒而互相隔离，但却因科技而互联互通。杨延宗教授

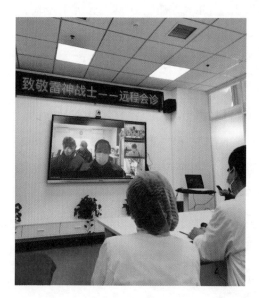

■ 大连医疗音视频实时互联互通系统助力实现远程会诊，打通病房内外，联通前线后方。图为大连医科大学附属第一医院与武汉雷神山医院进行远程会诊。（供图：李艳霞）

帮助搭建的医疗音视频实时互联互通系统，大幅度提升医院的信息化管理水平和医疗诊治效率，同时，前方各病区还可以与后方医疗会诊中心互联互通，实现远程会诊讨论，进一步提高救治水平，助力疫情阻击战。

A13病区一位87岁的新冠肺炎重症患者就成了这套系统投入使用后的第一位受益者。这位患者既往有高血压病史、冠心病病史、糖尿病病史，为了拿出最好的针对性治疗方案，雷神山医院医疗队与大连医科大学附属第一医院相关专家通过互联互通系统远程为这位患者进行了多学科会诊。雷神山医院会诊室里，坐着徐英辉、尚东、李艳霞等人，大连医科大学附属第一医院副院长袁宏组织了本院的多位专家参与会诊。

通过视频，李艳霞、刘卓详细地对患者病史及现阶段情况做了汇报；在大连的会诊室，来自呼吸与危重症医学科、内分泌科、心血管内科等的多位专家通过面前的电子屏幕获知患者病历、询问生化指标等检查结果，与前方主治医生交流，不放过任何细节。详细了解情况后，内分泌科主任杜建玲、心血管内科专家刘金秋，针对患者病情，分别指导了恢复其心血管及内分泌的序贯口服治疗方案。

上演生死时速

2月18日，雷神山医院辽宁医疗队又有4个病区完成验收，开始接收患者，至此，辽宁医疗队前期负责的17个病区全部开放，形成了近800张床位的接收能力。

雷神山医院收治的患者中，60%以上都是老年患者，基础疾病多，救治难度大。为此，辽宁医疗队采用中西医结合加速康复治疗方案，在每个病区配备一名中医医师，辨证施治，化裁加减，一人一方，从抗病毒到有效氧疗，从机械通气到全身支持疗法，取得了很好的临床效果。

新冠肺炎是顽固的，有人将其称为"新冠恶魔"，它肆虐地危害着人们的健康，侵蚀着人们的生命。"新冠恶魔"看不见、摸不着，抗击新冠肺炎的战争十分残酷和激烈。随着收治病人的增多，病房里也总会遇到非常危急的突发状况。2月17日22时，仅开诊5个小时的雷神山A4病区就上演了一场生死时速。一名患者病情骤变，出现严重的呼吸困难，随时有生命危险。

大连医科大学附属第一医院呼吸与危重症学科金普院区副主任冯敏是A4病区主任，对接诊第一天发生的这起突发状况，她记忆犹新。

2月17日16时左右，患者陆续抵达A4病区，白班加夜班，医护人员接诊到22时，共收治34名患者，工作量巨大，但是大家有条不紊，很快安置好所有患者，并且完成了病史采集，完善了医嘱和病历书写。

22时10分，冯敏准备下班时，救护车呼啸着驶入病区，一名危重患者被收入病区，她赶忙带领医生赵亚东、严正东对患者进行抢救，给予患者无创呼吸机辅助通气、静脉抢救药物，并安抚患者紧张的情绪。

病人的情况非常危急，3名医生和2名护士守在病床边，密切观察了一个小时，患者病情还是没有缓解，持续呼吸困难，存在呼吸衰竭，血氧饱和度始终波动于85%左右，冯敏当即决定将患者转入ICU治疗。与重症监护病房联系好后，立即转运，此时已经是23时40分，外面还下着雨。

冯敏和同事将患者护送出舱，5人手推平车在夜路中一路奔跑。医院的路面不平整，转往ICU的路上，医护人员不知道蹚过了多少个没过脚踝的水坑。

因为身穿厚重的防护装备，跑起来更感觉呼吸困难，再加上由于出汗护目镜起雾，夜间视线差，行动更加困难。然而救人是第一位的，时间就是生命，几位医护人员一直跑着推车，为患者争取宝贵的时间，约0时他们将患者平稳送入ICU，此时，5名医护人员已经气喘吁吁、汗流浃背。

随着工作越来越紧张，作为病区主任，冯敏告诫自己一定要起到带头作用。每日她都进入隔离舱查房，仔细询问患者的病情，很多患者因为患病异常焦虑，她在查房的时候会认真地倾听他们的诉求，缓解他们的痛苦，安抚他们的情绪。除了药物治疗以外，缓解他们的焦虑心情也是治疗中很重要的一部分。

病区内有很多特殊患者，33床的大爷脑梗死后脑出血，老伴儿去世了，孩子也不在国内，入院的时候存在理解能力及语言能力差等问题，大爷每次见到冯敏都要说："大夫，我不想死，你救救我，我想回家！"好几次冯敏都差点儿掉下眼泪，每次都会轻声安慰老人。最终在医护人员的精心治疗下，33床大爷肺部炎症吸收，症状好转，符合出院标准后出院回家了。

98 岁老太出院

武汉雷神山医院 98 岁的胡奶奶战胜病魔顺利出院的故事，通过央视及众多媒体的报道，鼓舞了很多人。

98 岁的胡奶奶家住武汉市江岸区，2月初出现高烧，女儿丁女士陪她到医院检查，母女俩双双被确诊为新冠肺炎。2月13日，母女二人被救护车同时转送到武汉雷神山医院，在医院感染科 A10 病区的同一间病房治疗。

丁女士今年 55 岁，家里有兄弟姐妹 7 个，她是最小的一个，近些年母亲一直和她住在一起。2月9日，她发现母亲眼睛睁不开、四肢不能动弹，拿体温计测了下，40℃，当时就吓蒙了。在这之前，丁女士的丈夫已经被确诊并转入金银潭医院，这下老母亲也病了，她感觉天都要塌下来了。后来，她在家里给母亲做了稀饭、面条等食物，逼着母亲多吃，希望母亲增强抵抗力，快点好起来。一连烧了3天，母亲依然没有好转。2月12日，丁女士给儿子打电话，要他过来送姥姥去医院检查，结果母女俩都确诊患上新冠肺炎。

2月13日晚上9时，社区把她们送到武汉雷神山医院。来医院后，接待这对特殊母女的是大连医科大学附属第二医院隋韶光主任和秦维护士长。

看到眼前的白衣战士，丁女士就像看到救星一样。她哭着对医生说："我就盼着能在母亲身边，在她生命的最后一程照顾她，让她能够不太遭罪地走完这最后一程也就好了。如果能出现奇迹，让她过上4月份的生日，那就真的是太感激了。"

98岁的胡奶奶入住病区后，大连医科大学附属第二医院副院长刘志宇非常重视，会同病区主任、护士长一起制订治疗方案，隋韶光主任给她做了细致的检查。胡奶奶不仅是新冠肺炎患者，身上还有烫伤，入院当晚，胡奶奶高烧还在40℃以上，入院检查发现，她还患有高血压、心脑血管疾病等基础疾病，并出现脑梗死，属于危重型新冠肺炎患者，救治难度很大，隋韶光立即安排医护人员二十四小时监护照料。

胡奶奶的救治难度有多大？隋韶光主任介绍："她的血管的质量非常差，脑部循环也不好，老人心脏功能不好，从我们治疗

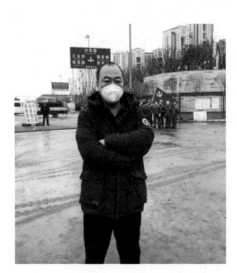

■ 2016年隋韶光支援西藏，2020年又来支援武汉抗击新冠肺炎疫情。

上看是要限制液体入量的，而老人脑部缺血，我们又是要补充液体的，所以这就是一个矛盾，去平衡把握是非常困难的。"

刚开始，胡奶奶在医院什么都不吃。了解到胡奶奶胃口较差，隋韶光采取了补液等营养支持，秦维护士长把她自己喝的牛奶拿给老人家，丁女士不间断地喂给母亲，把牛奶当水喝。

隋韶光主任还经常来查房看望老人家，到胡奶奶床前陪母女俩聊天，缓解她们的心理压力。2月17日上午，胡奶奶的体温恢复正常，慢慢地，吃的也多了一些。

高龄患者长期卧床容易出现下肢静脉血栓，丁女士和医护人员就时不时给胡奶奶做做按摩，不但避免了下肢静脉血栓，连褥疮也没有出现。有一天，胡奶奶还出现轻微脑梗，幸好一直有医护人员日夜密切监护，及时发现和治疗后，没有留下后遗症。

住院期间，胡奶奶非常坚强，即便高烧，她也惦记着儿子、孙子和2岁的重孙女，希望能早点儿跟他们团聚，这也是她努力康复的精神动力。

2月23日，王辰院士来到雷神山医院，特意为这位98岁的高龄危重症病人进行会诊。王辰院士是山东人，和钟南山院士、李兰娟院士并称"战疫三大金刚"，武汉疫情暴发后，他较早来到武汉，关于这次疫情，他也在接受央视采访中说了最重要的8个字："应收尽收，应收早收。"因为这句话，他被更多国人所熟悉。

在王辰院士的指导下，给予老人抗感染、抗病毒、抗凝防血栓形成等药物治疗。经过医护人员日夜密切监护，细致护理，胡奶奶康复得比预想的要好很多。住院第十天的时候，主要指标基本正常，每天都能下地，在家人的搀扶下，可以在病房里走两圈。

3月1日，经过各项检查，胡奶奶和女儿丁女士均符合出院要求，母女双双康复出院。这一天，胡奶奶精神不错，还特意裹上了玫红色头巾。

"谢谢隋韶光主任，谢谢大连医疗队，你们就像亲人一样，在我们失去信心时，是你们鼓励我们，救了我们！病好了我一定要去大连看看。"

百感交集的丁女士对记者说："有些二十几岁的年轻护士，隔着防护服，也看不清脸，只看到防护服上面写的名字——王玥、李佳、陈斯、郭佳，等等，这些护士也总是拿苹果、橘子给老母亲吃，她们在家也是爸爸妈妈的宝贝，在医院又这么善良和勇敢，这让我很感动。"

住院的18天里，丁女士和母亲记住了辽宁，记住了大连，也和这群大连的小可爱们有了一个温暖的约定：大连见。

胡奶奶出院，很多人都来相送，武汉大学中南医院院长、雷神山医院院长王行环教授特意为她颁发了出院证明。

98岁的胡奶奶是辽宁援鄂医疗队救助的最高龄的新冠肺炎危重症患者，老人家康复出院，辽宁医疗队仿佛打了一个大胜仗。这个好消息给了广大确诊患者极大的信心，也极大地鼓舞了广大医护人员战胜新冠肺炎疫情的信心！

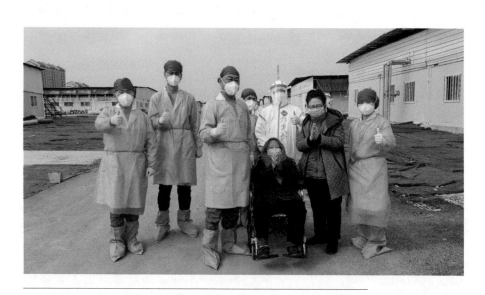

■ 在A10病区医护人员精心医治下，98岁的胡奶奶康复出院。（供图：隋韶光）

"提高治愈率，降低病亡率。"这是国家给各医疗队提出的要求。面对异常严峻的形势，为了更好地控制肆虐的新冠肺炎，有效救治病人，许多院士到雷神山医院进行指导、会诊。

3月2日，国家卫健委高级别专家组成员、中国工程院院士、传染病诊治国家重点实验室主任李兰娟院士到雷神山医院对重症病人的救治进行指导。

在雷神山医院，李兰娟院士讲述了此次新冠肺炎疫情的具体防控情况，并介绍了人工肝血液净化治疗重症新冠肺炎的工作的开展情况，特别是介绍了针对新冠肺炎的"四抗二平衡"的治疗理念。"四抗"即"抗病毒，抗休克，抗低氧血症和多器官功能障碍综合征，抗继发性感染"，"二平衡"即"维持水电酸碱平衡，保持内环境稳定；维持微生态平衡，减少细菌移位"。她还提出了干细胞对新冠肺炎引起的机化性肺炎的治疗价值应引起大家的关注和重视。

肝移植患者创奇迹

"感谢辽宁大连的医护人员给了我第二次生命，今天我要出院了，我要给你们鞠一个躬！我要跟李艳霞主任再拥抱一下！你们要回辽宁那天一定提前告诉我，只要我身体恢复得可以，我就一定要到机场去送你们！"

这是3月11日下午3点，A13病区65岁的患者叶先生出院前说的话。他动情地跟送他走出病区身着白色防护服的医护人员告别，一次又一次地弯下腰鞠躬，几位医护人员有点蒙，只好也一次又一次地鞠躬还礼。

和叶先生拥抱的那一刻，李艳霞鼻子发酸，一直酸到心窝窝："在雷神山医院，我们和患者的心，如此之近，真的是用生命去呵护生命。"

叶先生登上院内摆渡车驶出几十米后，A13病区张倩护士长突然想

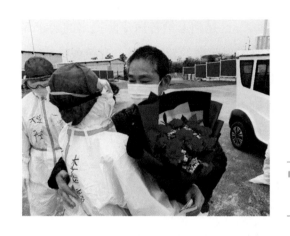

■ 叶先生出院前，一定要跟李艳霞拥抱一下。（供图：《辽宁日报》特派武汉记者 杨靖岫 姜义双）

起了什么，拿着一个纸卷朝摆渡车追去，而车内叶先生似乎也觉察到落下了什么东西，使劲挥手并叫司机停车。

原来那是护士王楠特意为他手绘的一幅小画，题为"守护"，画面上有粉红色的樱花，穿着隔离服、面戴口罩的护士正牵手患者回望，下书：我固执地相信，如期而至的不止春天，还有挺过疫情的平安的你，武汉加油！中国加油！

在雷神山医院，医患之间的感情，就是如此浓烈，在这里，所有人都相信人性至善。这个拥抱背后的故事，还要从2月12日第一天接诊开始说起。

叶先生是李艳霞和刘卓开诊当天接诊的患者，虽然记不清他是第几个住进来的，但他的病情，一直在两位医生的脑中，因为他的病情太特殊了，他是一位肝移植术后患者，也是新冠肺炎重症患者。

13年前，叶先生因为乙肝后肝硬化做了肝移植手术，长期服用抗排异药物，他还有多年的糖尿病和高血压病史。1月25日，正月初一，他就通过核酸检测确诊了，也做了肺CT，但苦于没有床位，一直坚持到2月12日才入住雷神山医院。

入院时，刘卓就发现他面部潮红，呼吸急促，说话气若游丝，当时心里一惊，这些表现说明患者已经出现呼吸衰竭，一测温，刘卓的心里咯噔一下：高热，40.2℃！

这也难怪，叶先生的肺 CT 是两周前做的，在等待入院的这段时间，病情变化迅速，导致病毒侵袭大部分肺部。再一测，未吸氧的末梢血氧饱和度只有 90%，这说明他已经出现 I 型呼吸衰竭，必须采取紧急措施。

一问疾病史，棘手的问题来了——叶先生宝贵的移植来的肝脏，让治疗陷入了矛盾。

常规的退热药物均为非甾体抗炎药物，都有损伤肝脏的副作用，而且叶先生长期服用免疫抑制剂麦考酚酯和他克莫司，这不利于自身免疫系统发挥作用。在新冠肺炎治疗期间，需不需要停用抗排异的药物？开诊第一天就遇到大难题，几位医生相互商量着。

根据新型冠状病毒肺炎分型，他属于重型，通过 5L/min 的氧气吸入，血氧饱和度已经升至 95%，呼吸频率也降至 25 次 /min，趋于缓和。那么，接下来怎么治疗呢？用不用退热药？用不用激素？用不用抗病毒药物？

李艳霞和刘卓经过讨论，决定给予物理降温，密切观察，暂不用药物治疗。

张倩护士长立即请示从外院调来冰袋、冰枕进行物理降温，同时安排护士一对一密切关注，半个小时到一个小时进行一次生命体征监测。

一夜未眠，13 日清晨，叶先生终于退烧了。

"谢天谢地！"

测完温，护士长长地舒了一口气。

经过 5 天的密切观察，叶先生的气短症状一点点改善，咳嗽有所减轻，体温也没有反复，大家悬着的心终于放下了。

按照新冠肺炎第五版治疗指南，接下来是需要应用药物治疗的，但是鉴于叶先生的特殊情况，权衡利弊，大家选择了最保守也是医护人员责任最大、对护理要求最高的方案。

没想到，治疗的过程中，患者、患者家属和医护人员拧上了！

住院期间，叶先生和家属非常紧张。从确诊开始，他们就笼罩在巨大的恐惧中，一方面，他们非常了解药物的副作用，另一方面，对于不应用药物治疗又心存疑虑，担心不用药叶先生会挺不过去。权衡再三，他们还是要求静脉滴注自购的免疫球蛋白。

刘卓不厌其烦地反复劝说叶先生本人，跟他的爱人和儿子多次电话沟通，解释目前的治疗情况和静点免疫球蛋白的弊端，她把最新版的新型冠状病毒治疗指南打印出来送给叶先生，逐条进行解读，消除他的顾虑，让他了解这个疾病，配合治疗。最终叶先生和家属终于理解并接受了大连医疗队的治疗方案。

因为长期应用抗排异药物，叶先生自身免疫系统功能受到一定影响，经过一番治疗，仍迟迟没有产生抗体，反复做咽拭子、鼻拭子检测均为阴性，说明病毒复制量下降了，但是患者要想对病毒有免疫力的话，是需要有抗体的，抗体有两种，IgM 和 IgG，出院的最佳状态是IgM 抗体阴性、IgG 抗体阳性。当时他的 IgM 和 IgG 抗体均为阴性，有可能再次被感染。为了缓解他的紧张情绪，医护团队耐心地开导他，并贴心地为他准备了西瓜、酸奶、牛奶，还有大连特色的金枪鱼罐头，变着花样鼓励他多吃饭。为了改善叶先生的食欲，李艳霞还特意从驻地个人配发的物资中拿了紫菜汤料给他。

叶先生很着急，但这时，他已经完全信赖大连医护人员了，说什么都照听照做。按照治疗方案，他积极配合中医大夫，经过中药辅助治疗，改善了乏力和多汗的症状，终于出现了 IgM 抗体，治疗初显成效。

接下来就是等待保护性抗体 IgG 的出现了。功夫不负有心人，经过漫长的十几天，经过三次复查新型冠状病毒核酸检验呈阴性，两次复查肺 CT 病灶明显吸收。3 月 11 日，叶先生终于可以出院了！

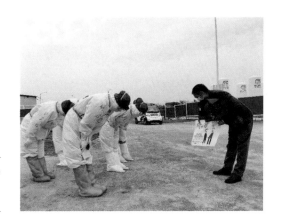

■ 鞠躬，还礼。世间的美好，在此刻定格。
（供图：《辽宁日报》特派武汉记者
杨靖岫 姜义双）

叶先生这种合并多种基础疾病的重症患者，没有打一个吊瓶，没吃一粒抗病毒药物，在恢复期应用中药辅助治疗就康复痊愈，这简直就是一个奇迹！

为了让更多人见证奇迹，他特意录了视频，通过病友群发给其他患者，为大家鼓劲，"像我这样的肝移植的重症病人，只要好好配合大夫都可以治好，你们一定要有信心，相信大连医疗队，相信雷神山医院，相信政府！"

叶先生出院后，到了社区隔离点，仍然每天向李艳霞汇报体温和检测结果。

4月2日晚上，回到大连的第四天，刘卓收到了叶先生发来的短信：

"刘大夫，今天一位自称姓杜的华中科技大学同济医学院教授打电话给我儿子，做患者的回访，询问我的情况，儿子回答：'我父亲得了新冠肺炎后，到雷神山医院大连医疗队治疗后很好！'对方说：'这次疫情中，做过肝移植又得了新冠肺炎的其他患者均未生还，你父亲真是幸运。'要说幸运，这还要归结于碰到技术一流的大连医科大学附属第一医院援鄂医疗队，用精湛而又高超的医术使我得已生还！"

看完这条短信，刘卓感到无比欣慰，这一晚，她久久难眠。

闪耀在病房里的光芒

大连医科大学附属第一医院呼吸科护士李燕也在 A13 病区工作，这位大连长兴岛西海头村走出来的白衣战士成了村里人的骄傲，村民们逢人就讲李燕去驰援武汉的事迹。

李燕是家里的独生女，她的儿子才 2 岁，为了不让父母担心，她在登机前 2 个小时才打电话告诉父母自己去支援武汉的消息。

李燕所负责的科室有一位特殊患者，是 93 岁高龄的老奶奶，行动不便，生活不能自理。护理的时候，李燕观察到病房床头的呼叫器距离老奶奶太远，老奶奶每次伸手拿呼叫器都不方便，她便对呼叫器稍加改良，系在床挡上面，这样老奶奶就能随时伸手呼叫医护人员了。每次交接班的时候，李燕都特意嘱咐老奶奶一下，生怕老奶奶有需要的时候心里着急。

老人家年纪大了，心思也很简单。没想到，这个呼叫器成了老奶奶与医护人员间沟通的桥梁，趣事也不少。

第一次，老奶奶按响呼叫器，与护士站接通后，半晌，老奶奶用激动的声音说了一句：

"真好，细心的孙女们！"

第二次，呼叫器又响了：

"我就是想听听你们的声音……"

真是一个老顽童。

有一天，呼叫器又响起来，老奶奶一本正经地对护士说：

"快过来，有事情！"

护士站的同事立刻通知李燕，她赶到老奶奶床旁，老奶奶颤颤巍巍地从被窝里拿出两个橙子，说：

"来，趁热吃，外面凉，我放在被窝里热一热，给你们润润嗓子。"

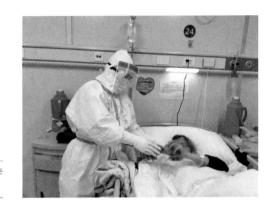

■ 老奶奶从被窝里拿出两个橙子递给李燕。（供图：李艳霞）

　　瞬间，李燕的眼泪就不受控制了。她把老奶奶的心意收下了，出了病房的门，心情久久不能平复。

　　老奶奶也是个心细的人，她知道医护人员是三班倒，每一班次都利用呼叫器来表达对医护人员的感激、关心，就像奶奶对孙女的关心、叮嘱。老奶奶常说的经典话语是："你们这群可爱的大孙女！"

　　雷神山医院防护隔离措施做得很到位，但是，隔离身体不隔离爱意。感受到病房里闪耀着的人性光芒，李燕相信，没有一个寒冬不可逾越。

　　2月21日早晨，A8病区来自大连庄河市中心医院的于景乾医生在朋友圈里发了一组照片，并配上了一首小诗：

　　翻江覆雨雷神江，青青子衿奔战场。

　　遥思千里望故乡，不忘医者意志强。

　　斩妖除魔新冠降，守护温暖照心亮。

　　其中一张于景乾与一位老奶奶相互敬礼的照片，引起了广泛关注，这张照片背后，也有一个温暖的故事。

　　照片中这位慈祥的贾奶奶今年80多岁了，于景乾值夜班时，得知贾奶奶的儿子身患重病，她孤身一人无人照料。于是于景乾每天给她送饭、送药，嘘寒问暖，用幽默的庄河方言逗老人开心，调节她担忧的心情，给她加油鼓劲，鼓励她早日战胜病魔。

　　慢慢地，于景乾和贾奶奶之间培养出了默契，贾奶奶每次看到他都会不由自主地冲他笑，并向他竖起大拇指。

这一天，贾奶奶想通过拥抱和握手向于大夫表达谢意，又担心传染给他，便向他敬礼。面对着善良又心怀感恩的老人，于景乾赶忙回礼。

几天后，贾奶奶转到其他医院继续治疗。每次经过贾奶奶住过的房间，于景乾都会想起这位可爱的奶奶，都会想起他们之间那个敬礼的瞬间，也激励着他更加努力地工作。他说，如果有机会再次见面，他一定要和奶奶握手并给她一个大大的拥抱。

庄河市中心医院党委副书记王瑜说，看到于景乾发在微信朋友圈的这些照片，觉得这每一个瞬间都是人性的高光时刻，背后都有着一个个温暖的故事。

雷神山医院里，这些医患之间留下的美好画面，既能看到患者把健康乃至生命托付给医护人员之后的理解与信任，又能看到医护人员竭尽所能挽救生命、重塑健康的医者初心。

"说星星很亮的人，是因为你没有看过这些护士的眼睛。"

这是浙江大学医学院附属第一医院的一名患者康复出院时，说出的一句让全国人民感动的话，这又何尝不是武汉乃至全国所有入院接受治疗的患者的心声呢？

2月8日，也就是大连500名白衣战士星夜驰援武汉的那天，湖北省演艺集团创作出品的歌曲《雷神之光》正式公布，这首合唱作品慷慨激昂、气势磅礴，凝聚着湖北艺术家们最真挚的情感，是白衣天使们不惧生死的嘹亮战歌，表达了湖北人民盼望早日战胜疫情的心情。

这首歌，也是雷神山医院的院歌。

一方有难

九州驰援大武汉

荆楚儿女

捍卫家园
追着时光奔跑
擎起光芒万丈的雷神之山
筑起固若金汤的生命港湾

疫情当前
万众一心听调遣
天使医者
生命召唤迎着死神战斗
擎起光芒万丈的雷神之山
筑起固若金汤的生命港湾

雷驰荆楚
术济苍生
挟着惊雷搏击
挟着惊雷搏击

雷驰荆楚
术济苍生
换来惠风和畅的朗朗人间
……

✿ 决胜时刻

　　雷神山医院的战斗，每天都在进行中，每一个病区，每一间病房，每一张床位，甚至雷神山医院的每一寸空间，都是战场，都是战壕。

A8 病区的攻心战

在雷神山医院，一个病区，就是一个建制完整的作战单元。A8 病区的战斗，是整个雷神山医院激战新冠肺炎疫情的一个缩影。辽宁医疗队进驻雷神山医院后，大连医科大学附属第一医院急诊科副主任李楠被任命为 A8 病区主任，带领 16 名医生、46 名护士负责这个病区的工作。

2 月 14 日，A8 病区正式开诊。大连医科大学附属第一医院急诊科医生芦志丹是感控专员，开诊前，她把为科室准备的防护标识又重新检查了几遍，防护流程又捋了几遍，对所有防护环节做了最后的检查，甚至就可能出现的隔离区医护人员突发事件，比如医护人员急性疾病发作，医用防护口罩破损、脱落，鞋套破损、脱落等，都按照紧急程度分级拟定了相应的处理流程，并同医护人员做了最后的说明。她相信：只有做了万全的准备，才能够从容面对。

"哐当"一声，隔离区大门关闭，全员进入接诊准备状态。医护人员穿好防护服，芦志丹逐一进行检查，确保穿戴无误、防护到位，为他们在防护服上写好名字、写上"加油"，送他们进入隔离区。

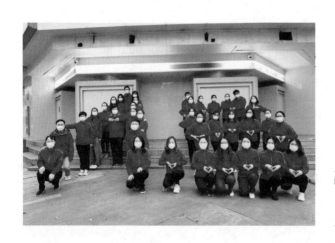

■ A8 病区医护人员摆出"A8"
字样，同心协力抗击疫情。
（供图：李楠）

徐英辉院长也来到 A8 病区查看他们的准备工作，鼓舞士气，他叮嘱道："在做好个人防护的基础上，希望我们能够救治更多的武汉同胞。"

中午 12 点多到下午 2 点，不到 2 个小时，A8 病区迅速收治了 44 名患者。

第一场仗下来，汗水在护目镜里集成了小河，防护服里面的衣服全透了。

李楠从隔离区出来之后，才从芦志丹那里知道，A8 病区有序的工作得到了雷神山医院医务处的高度认可，他们说，自从医院正式接纳患者以来，A8 病区是最有序、最高效接诊的一个科室，大家听了心里都美滋滋的。

当天晚上，A8 病区的开诊经过，出现在了辽宁新闻和央视新闻联播中……A8，真棒！

"祝你生日快乐，祝你生日快乐……"

2 月 17 日，A8 病区隔离病房里传来生日祝福的歌声。李楠和全体医护人员在病房为 6 床陈大爷过了一个温暖的特别生日。

这几天，李楠发现 6 床 79 岁的陈大爷一直郁郁寡欢，经过仔细询问才知道，原来大爷在入院那一天，老伴儿因为新冠肺炎去世了，大爷一直悲痛欲绝，拒绝吃药。

于是，李楠和医护人员们一直在想能有什么方法让大爷高兴一下，经过查看患者病历，李楠和刘晨曦发现陈大爷要过 79 岁生日了，真的是一个很好的机会。

生日，是人生开始的印记，是生命与希望。经过反复商讨，病区医护人员悄悄商议，共同在隔离病房为陈大爷过一个简单而温馨的生日。这一天中午，李楠主任在网上订购了一个生日蛋糕，队员们亲笔写下了祝福。

大家将端着生日蛋糕的陈大爷围在中央，合唱生日歌曲。陈大爷激动地说："你们不远千里来到武汉，抢救病人，我非常感动，特别

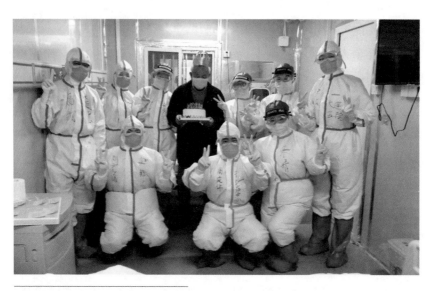

■ 在病房里给患者过生日（供图：李楠）

在这种情况下，又给我过生日，不是亲人，胜似亲人，我非常感激！"
唱着唱着，李楠的眼泪流了下来。她知道，虽然错过了自己的生日，也
即将错过爸爸的生日，但是今天在这个特殊时期，在武汉给患者过生日
也无比欣慰，祝武汉同胞早日康复，你们的康复之日就是武汉的生日！

这个生日，是陈大爷此生最特别、最难忘的生日，在雷神山医院，
带着海蛎子味儿的生日歌，将家的感觉传递给患者。

"有时去治愈，常常去帮助，总是去安慰。"

这是广大医护人员时常铭记在心的。只是，雷神山医院里，医护
人员扮演的角色要比平时艰难许多。攻克新冠肺炎医疗难关的同时，
医护人员另一项重要的工作就是攻破患者的心理关，帮助他们弥合看
不见的伤口，以赤诚抚慰患者受伤的灵魂。

3月1日出院的98岁高龄的胡奶奶和她的女儿是幸运的，她们携
手躲过了死神。然而，还有很多像陈大爷老伴儿一样的人，没能撑到
战胜疫情的那一刻。这场新冠肺炎疫情，已经夺去了4000多国人的生命，
这一冰冷数字的背后，是无数个家庭的支离破碎，甚至很多家庭是亲

人相互感染、接连离世。

面对失去亲人的患者，医护人员需要一颗更加强大的心，需要更多地结合科学和人类本能的力量，源源不断地输送给广大患者。这时候，更多的是用一颗心去靠近另一颗心。

和6床陈大爷一样的患者，大连医疗队还遇到了多位。许多新冠肺炎病人由于家庭成员受感染，有病逝的，有被隔离的，家庭成员之间失去联系，心理压力大，存在悲观无助、焦虑恐惧等情形，需要救治的不仅仅是病理生理改变的身体，还有他们敏感而又脆弱的心。

大连医疗队采用最新的"共情医学""叙事医学"治疗理念，与病人沟通交流，加大家庭亲情、人文关怀，一边给予病人无微不至的关怀和及时专业的救治，一边为病人和家属做心理疏导与安慰，使病人能够心理舒缓、精神愉悦，激发病人对生活的渴望，积极配合诊治，增强病人战胜疾病的信心。

A8病区的患者中有一对姐妹。她们入院时，护士长刘秀梅在得知两个人是姐妹的信息后，为了方便她们彼此照顾，贴心地安排两位老人住在一间病房。刚入院的时候，她们身体特别虚弱，病重到姐姐已经写下遗书。

在医护人员的精心治疗和护理之下，患者的病情逐渐康复。这期间，医护人员按照操作要求，对两人进行心理疏导。护士长送来鲜花，希望她们心情愉悦，怕她们年龄大吃米饭不好消化，还送来牛奶、五谷粉等。她们的心情变得明朗起来，妹妹提前痊愈出院了。

美国学者佩里格里诺曾说过："医学居于科学与人文之间，并且非二者中的任何一方，而是包含了双方的许多特性。"在雷神山医院工作的一个多月里，大连医疗队队员们深切地体会到，这种多学科融合的医学形式非常适合新冠肺炎病人的服务。

翟艳护理的患者中有一位96岁高龄的老奶奶，她情绪低落，对治疗不是很积极。老人家的生活护理、打饭、打水都是医护人员来帮她做的。一天早上，发完早饭后，老奶奶坐了起来，情绪非常低落，半天没动筷子。翟艳进入病房问她怎么了，老奶奶总说没事。翟艳和奶奶说了好久的话，为她倒上温水，陪她吃饭，让老人家找到安全感，老人变得乐观开朗了，积极配合治疗，病情日渐缓解。

给予患者以温暖，增加治疗信心，改善治疗转归，这让翟艳更深刻地理解了心理学上所说的"共情"的意义。共情是医患沟通的基石，重视对患者的关怀，把患者视为一个整体的人而不是需要治疗的器官，在诊治过程中坚持尊重患者、关怀患者。

在病人恢复期、出院后隔离期及出院随访方面，大连医科大学附属第一医院医疗队也做了精心的安排，组织大连医科大学中西医结合学院的医学生志愿者进行一对一的线上对接，对病人进行康复期的健康咨询辅导，包括饮食、营养、感控预防、太极拳及八段锦的练习等，提高免疫力、加强心肺功能，助力病人加速康复。

3月8日这一天，A8病区的医生护士们收到了很多患者的感谢信，这是对李楠她们最大的褒奖。

一封感谢信是这样写的：

"一想起医生护士舍家舍己救死扶伤，眼泪就止不住，口罩遮挡了你们年轻的模样，但是对患者来说，你们就是他们的太阳！"

在这个不一样的三八国际妇女节里，李楠许下了美好的心愿：

"希望雷神山医院的所有患者都能顺利康复，人人安康。如今的武汉，春风和煦，带来了一个个喜讯，那么当胜利来临的那一天，希望我能脱下素衣，换上红装，和我的战友们一起去到花海，呼吸芬芳！"

英雄泪

上演生离死别的，不只是武汉的新冠肺炎重症患者。在"冒着敌人的炮火"前进的时候，也有白衣战士将遗憾的泪水洒在了雷神山医院。下面的这两个故事，扎得人心生疼。

2月25日，晚11时3分。

武汉雷神山医院污染区病房外，传来了轻声的啜泣。

刚从污染区查完房出来的大连医疗队成员崔文权，意外接到家人来电。很快，不祥的预感被证实：83岁的老父亲病故了。这是一个怎样的不眠之夜，崔文权又是一种怎样复杂的心情？隔着厚厚的隔离服和护目镜，队友们甚至看不清他的表情。熟悉崔文权的人知道，崔文权的父亲与他是一对英雄的父子。崔文权是大连市中心医院关节外科主任，他出身医学世家，父亲、母亲、姐姐都从医，对于医生的使命和责任，崔文权体会得更深。

新冠肺炎疫情防控阻击战打响后，崔文权第一时间响应号召，带头报名请战。他在请战书中写道：

"不断攀升的数字让人揪心、痛心，在这场没有硝烟的战争中，我作为一名党员责无旁贷，冲锋在前。"

2月8日下午，从医院回家途中，崔文权接到单位通知，当晚出发驰援武汉，他没有迟疑就答应了。事实上，当时崔文权的老父亲身体状况不太好，但是他只字未提。

在落地武汉的第一天，崔文权得知父亲病情加重。虽然心急如焚，但在院方询问他是否需要返回时，他说，

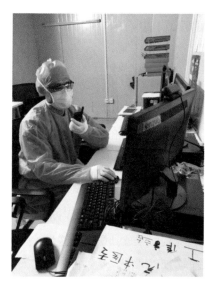

■ 刚到武汉，崔文权就得知父亲病重，但他依然坚守岗位。
（供图：大连市中心医院）

父亲从去年就开始处于无意识状态，最近是突然病情加重。父亲17年前是抗击非典的专家团成员，这个时候我相信他会希望和支持自己的儿子去前线，这也是我对父亲终身献身医学的情怀的传承。

还是留下吧，这里有这么多患者，武汉的同胞也是亲人……崔文权做出了自己的决定。

崔文权压下心中的牵挂，他带领团队练习穿脱防护服，逐个检查穿戴的防护用品是否规范，详细了解每一名队员防护知识的掌握情况，不放过每一个细节。为了更好地与患者交流，他还在同事的帮助下整理出了武汉方言版"医疗词汇"，组织队员学习，让医护人员与患者的沟通变得顺畅起来。

崔文权十分关注队员生活上和心理上的需求，发现很多队员由于出发匆忙没有携带日常生活用品，他积极通过各种渠道联系武汉当地的志愿者服务队，给大家送来急需的日常生活用品，让队员们能够放心地安顿下来。

队员们远离家乡和亲人来到陌生的环境，又有被感染的风险，心理压力还是很大的。崔文权密切关注每名队员的情绪变化，及时给予疏导和安慰，就像临时大家庭的家长，发挥了一名优秀党员凝心聚力的核心作用。

2月25日，崔文权83岁的老父亲病故了。下班后回到驻地，静下来的他忍不住泪水奔涌。他对前来慰问的领导表示，现在回去也需要被隔离，也是无法送父亲最后一程，还是留下吧，这里还有这么多患者，父亲不会怪我的。崔文权对着手机里的照片，深深地鞠躬，来与父亲"道别"。

直到完成任务撤离，崔文权一直忙碌在雷神山医院，没有提过任何要求。他是大连支援武汉雷神山医院临时党支部第四党小组的组长，他说要负责到底。而这位硬汉冲锋在前毫不动摇的背后，有不能亲自在病榻前照顾父亲的愧疚，有不能为父亲送终的遗憾，崔文权把泪水

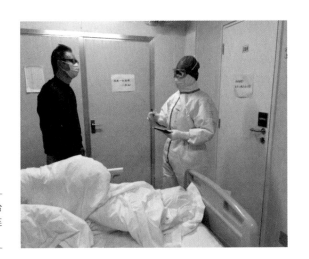

■ 崔文权把更多的爱留给了患者。（供图：大连市中心医院）

往肚里咽，继续与病毒战斗，体现了一名共产党员的责任与担当。

崔文权曾代表医院到贵州六盘水市人民医院进行医疗帮扶工作，这个过程中，曾不慎摔倒颈部受伤，但他仍戴着颈托坚持工作。在贵州期间，崔文权推广新技术 60 多项，带动六盘水市人民医院骨科医疗水平大幅提升，由于表现突出，崔文权先后荣获贵州省及六盘水市授予的"凉都好医生""援黔医疗卫生对口帮扶工作优秀个人""优秀共产党员"等荣誉称号。在这次支援武汉抗疫行动中，他又第一时间响应号召。

"把工作做好既是使命，也是对父亲的告慰，我失去了父亲，不想让别人再失去亲人。"坚守在雷神山医院的这段日子，崔文权化悲痛为力量，在承担救治任务的同时，还肩负着团队日常管理的责任。

雷神山医院的患者以老年人居多，看到这些患者，崔文权常常触景生情，想起自己的父亲。自己的父亲不在了，他要把更多的爱放到病区的老人身上。

病区里有位 70 多岁的老人，上厕所时不小心摔倒了，看了 CT 检查结果，作为骨科专家的崔文权判断老人是左股骨粗隆间骨折，这是老人最容易骨折的部位，当时他就建议如果雷神山医院手术室条件允许，就立即给老人做手术。

病区 3 床是一位 76 岁的老人，患有阿尔茨海默病。有一次查房时，崔文权看到老人躺下吃饭，饭直接扣在了脸上，他赶紧跑了过去，把老人扶起来，又帮老人把鼻子、嘴上的饭渣一一清理掉，一个劲儿地安慰老人说"没事，没事"。

其实，崔文权的父亲也是阿尔茨海默病患者，他知道老人这么做并不是故意的，但是如果饭渣吸进去呛着了，后果就不堪设想。他特意嘱咐医护人员对 3 床这位老人多关照点。

一天查房后，崔文权被 33 床的患者叫住了："崔大夫，我听说你父亲去世了，可是你却仍然坚持进舱给我们看病，一天也没休息，真是难为你了，也感谢你。我要出院了，咱俩能不能合个影……"

"我顿时感到心里暖暖的，感到所有的付出都是值得的。"崔文权说。

舍小家顾大家，甚至经历生死离别，这样的故事在雷神山医院不少。在雷神山医院洒下英雄泪的，还有大连医疗队护士孙璐璐，她来自大连市第三人民医院。

一天白班，一天小夜班，一天大夜班……在武汉雷神山医院，大连医疗队护士孙璐璐一直坚守在岗位，年纪轻轻的她干起活来有条不紊，病区的患者都夸她细致温柔，说起话来特别好听，也特别会安慰人。人前总是笑意盈盈的孙璐璐，自己的心事从不曾对人提起。

坚强的背后，是作为一个女儿难以承受的煎熬。

刚来到武汉没几天，她就接到了父亲住院抢救的消息。父亲病重，一度昏迷不醒，身为女儿不能在床旁尽孝，她只能每天祈祷，希望父亲能挺过这一关，能等到她回家。

然而，3 月 4 日那天下午，不幸的消息还是传到了雷神山医院……这遥远的告别，成了她一生的遗憾，她再也感受不到那厚重如山的父爱了。

没有撕心裂肺，只是觉着空气中弥漫着悲伤。孙璐璐在驻地的房间，默默地承受着痛失父亲的悲伤。

那一夜，她回忆起小时候把冰凉的小脚丫放到爸爸怀里时的幸福，回忆起临行前爸爸嘱咐她好好工作时的不舍……她强迫自己早些入睡，因为第二天她还要上雷神山医院，她还要早早地去赶班车。伴着泪水，孙璐璐在武汉度过了没有父亲的第一个漫漫长夜。

孙璐璐是大连市第三人民医院 NICU 的一名护理骨干，有 10 年的工作经验，业务能力很强，听说要支援武汉，她早早就报了名。她说，自己专业对口，有丰富的重症护理经验，能在祖国需要的时候挺身而出，是一次难得的经历。将来，她也可以告诉女儿，妈妈为了职责尽了最大的努力。

临行前，父亲已经患病，但手术后状态还不错，父亲也非常支持她的决定。只是没有想到，离家时的送别竟然成了永诀。

武汉雷神山医院的战友们说起孙璐璐，都用"这里的星光"来形容她，她工作中总是默默地付出，从来不张扬，即使是戴着口罩，也能感觉她的眼睛在笑。

3 月 5 日，孙璐璐白班，在隔离病房的走廊里，她像往日一样细心观察每个病人的病情变化，帮助患者倒水吃药，送饭打水，安慰着那些被病痛折磨的患者……

"痛失父亲很难过，但不会影响工作的。"

失去挚爱亲人的滋味她知道，她会更加努力地工作。她永远失去了自己的爸爸，但她依然坚守岗位，因为她有一个心愿：让那些别人家的爸爸妈妈们，都能早日康复出院，早日和家人团圆。

从死神手里抢回来的人

"每一天盼的，就是那一张张结果为阴性的化验报告。"

A13病区刘卓的话，是奋战在雷神山医院的所有医护人员的心声。

进入3月中旬，雷神山医院紧张有序的医疗救治工作还在进行着，经过医护人员的不懈努力，A13病区陆续收到患者核酸检测结果为阴性的化验报告。

"27床奶奶明天就出院了，她是A13病区医护齐心协力从死神手里抢回来的人！"

3月17日这一天，已经住院33天的86岁的奶奶做了核酸检测，当化验结果连续显示为阴性时，老人家很久没笑的脸上终于绽放出笑容。A13病区的所有人都打心底为她高兴，这不仅是她自己的喜事，更是大家一起努力的成果。

27床的这位奶奶患有多种基础疾病，在雷神山医院进过ICU，抢救无数次。3月17日，她终于可以自己坐起来吃饭了，奶奶对刘卓说："谢谢你们没放弃我。"

刘卓记得，2月12日，A13病区接诊首日，奶奶和她87岁的老伴儿一起从隔离点转入雷神山医院。张倩护士长贴心地安排老两口儿住在同一个房间。爷爷身体硬朗，经过治疗很快好转，可是奶奶肺部感染很重，合并冠心病、高血压，放过支架的心脏射血分数只有27%，相继出现呼吸衰竭、心衰，一度昏迷，是在鬼门关上走了一遭的人。

病区接诊初期治疗手段有限，没有泵利尿剂的医疗设备，无奈之下，医护人员把奶奶转送到了ICU。奶奶转走以后，爷爷魂不守舍，每天站在外通道走廊眺望，他说老伴儿从这走的，就一定得从这个方向回来啊，他得守在这儿，老伴儿胆小……这些小细节，让33岁的刘卓一辈子都不会忘记。

在徐英辉院长大力支持下，病区条件越来越好，药品、设备逐步完善，病区有了床旁超声，有了白蛋白，有了治疗心力衰竭、肝硬化等异常综合征的托伐普坦，有了可以接回奶奶的条件。

在转入 ICU 5 天后，李艳霞亲自把奶奶从 ICU 接了回来，虽然奶奶没有力气说太多，周身浮肿得像萝卜，她还是一眼认出了护理过她的刘波护士，高兴地说自己"回家了"。这时候，老伴儿已经出院两天了。

在医护人员精心护理和治疗下，奶奶病情逐渐好转，每天和老伴儿通过手机视频，从只能点头到可以训斥老伴儿几句。相伴 60 多年的默契，爷爷都懂，他幽默地说："看老伴儿训我的架势，她快好了！"

奶奶生活不能自理，护士们每天给她喂饭、洗脚。奶奶不喜欢吃米饭，护士们单独给奶奶做面条和粥，还把自己的蛋白粉送给奶奶补充营养。

27 床奶奶是一例极为特殊的患者，对她的治疗也是提高医护团队医疗水平的一次难得的实践。在雷神山医院也有同质化治疗和教学，在给奶奶治疗的同时，李艳霞给病区医生开展呼吸机应用、床旁超声使用的培训，解读新冠肺炎治疗规范指南，以便更好地护理患者。

3 月 17 日，拿到核酸检测结果后，奶奶和儿子通了几分钟的视频。

奶奶的儿子说，他曾经以为自己要没有妈妈了，视频里看到妈妈可以自己坐着吃饭，真

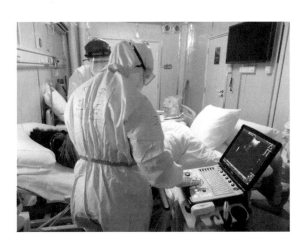

■ 李艳霞和刘卓在给奶奶做检查。
（供图：刘卓）

是非常高兴。他想通过捐款表达感谢，被李艳霞婉拒了，她说："我们做的都是医生和护士的本职工作，每一个大连医疗队成员都会为了生的希望而全力以赴。谢谢你们信任我们。如果可以，请记住我们是辽宁医疗队，记住我们是大连医护人员，疫情无情人有情，爱让我们在一起。"

完美清零，封舱！

3月28日，雷神山医院大连医疗队迎来了盼望已久的封舱时刻。最先开诊的A13病区，又最后一个收官。

截至3月28日17时，雷神山医院大连医疗队所辖8个病区共有41例患者办理出院，2例患者办理转科。在雷神山医院，大连医疗队累计收治509人，治愈出院476人。

救治期间，大连医疗队确保治疗同质化，治愈率显著提高、病亡率明显降低，为武汉打赢疫情防控的人民战争、总体战、阻击战做出了贡献，得到中央指导组、湖北省和武汉市领导的肯定。

苗先生是A13病区最后一位出院的患者，出院前，病区医护人员

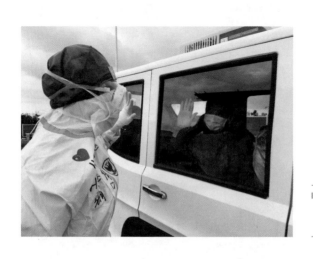

■ A13病区最后一名患者出院。
（供图：《辽宁日报》特派武汉记者 杨靖岫 姜义双）

都来为他送行，苗先生说：

"我想给你们鞠个躬，谢谢你们！"

最后一位患者出院啦！鞠躬回礼的同时，李艳霞的热泪又一次噙在眼眶里。

撤离在即，清理病房、消杀病区、清点设备、交接药物……患者出院后，队员们为撤离做着最后的准备工作。

下午5点4分，患者住院一览表电子屏幕上，显示出众人期盼已久的阿拉伯数字：000！

护士长将最后一张封条贴在了病房门上，封条上手写着数字：2020.3.28。一张封条，将大连医疗队决胜雷神山的光辉历史，封刻在了抗击新冠肺炎疫情的不平凡的历史上。

"3月28日，A13病区，我们关舱啦！"

为纪念这一时刻，医护人员在鲜艳的五星红旗前合影。

清零，意味着分别。按照东北习俗，"上车饺子下车面"，雷神山医院物业的志愿者为医护人员送来饺子，他们说：

"永远忘不了你们忙碌的身影，谢谢你们，为武汉、为湖北、为我们所有人拼过命。"

到了要和病区说再见的时刻了，大连医科大学附属第一医院副院

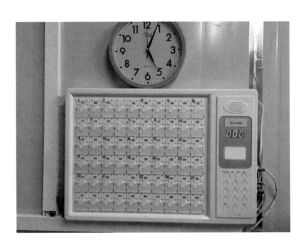

■ 3月28日，雷神山医院大连医疗队A13病区完美清零。(供图：《辽宁日报》特派武汉记者 杨靖岫 姜义双)

长尚东封门封舱。至此，辽宁支援武汉雷神山医院大连医疗队圆满完成任务。

A13 病区大门关上的一刻，医护人员特意录制了一段小视频，伴随着欢呼声，穿着厚厚防护服的白衣战士们跳跃着。

送别现场的特殊客人

离别有天意，风雨送君归。

3 月 29 日早晨，武汉下起了大雨，雨滴敲打着地面，将整座城市冲刷得越发干净，阵雨下下停停，诉说着离别时武汉人民对陆续撤离的医疗队的感激与不舍。

透过窗户，望着被急雨冲刷得干干净净的街道和越发春意盎然的花草树木，李艳霞的思绪又回到了初来武汉的那段日子。

"刚来武汉的那些天，迎接我们的是一场又一场冷冷的冬雨，穿着厚厚的棉服心里也难免觉得悲凉，那时的雨里夹裹着一层悲壮，即使是大雨过后，空气中也夹杂着淡淡的臭氧味道，50 天过去了，武汉的温度从 0 摄氏度升到了 20 多摄氏度，冬衣换成了短衫，武汉的病也快要好了，再看这雨，竟也是多了几分亲切，盼望着这场希望的春雨，能带来更多的生机。"

雨水冲刷下的武汉，人间烟火正悄然绽放。武汉内外交通已经苏醒，商贸市场正在陆续开市，酒店附近商铺有的已经开门了，商户在整理货物，为开业做准备，虽然街上的行人和顾客寥寥，但一切都在稳步向前。

3 月 29 日，是在雷神山医院的最后一个工作日，病区封舱了，办公区还有一些收尾的工作等待着队员们。

一大早，李艳霞和同事们就冒着大雨来到雷神山医院，最后一项整理病案的任务也圆满完成。

下午，雨知趣地停了。

3点钟，武汉雷神山医院举行首批外省医疗队集中撤离仪式，送别即将踏上归途的辽宁、上海、吉林、广东、山西、河北医疗队的1090名医护人员。

雷神山医院广场上，武汉大学中南医院院长、武汉雷神山医院院长王行环教授等医院领导，为首批撤离的医护人员颁发"抗疫工作证明"和雷神山医院纪念章，感谢他们近两个月来对雷神山医院、对武汉人民的支持和帮助。

"抗疫工作证明"和纪念章握在手里，作为辽宁医疗队专家组组长的李艳霞百感交集。不久前，她和A8病区护士长、大连医科大学附属第一医院急诊ICU护士长刘秀梅等5位大连医护人员荣获"全国卫生健康系统新冠肺炎疫情防控工作先进个人"称号。

"荣誉是对我们整个团队的褒奖，战役结束了，我们都很好。"发表感言的时候，李艳霞说，"在雷神山医院战斗的日子里，大家都把彼此当成家人，共同抗疫，成为生死之交，收获了成长，收获了爱与被爱……大家都把武汉当成了第二故乡。"

现场，出现了一位特殊的客人。曾在雷神山医院得到救治并康复出院的88岁聋哑老人喻爷爷，委托朋友王女士将260个带有武汉元素的书签、磁贴等礼物赠送给曾经救治过他的医护人员。

"谢谢你们，喻爷爷现在身体状况很好，他一直对你们念念不忘，托我务必把心意带给你们。"

王女士将礼物交给喻爷爷住院时所在的B3病区护士长王健和护士刘纹汶、齐卿杉，并转达老人的谢意。

来自大连医科大学附属第二医院的护士刘纹汶回忆，喻爷爷于2月18日下午被救护车送往雷神山医院住院治疗。由于医护人员不懂手语，看到喻爷爷每天愁眉苦脸，有时还暗自流泪，大家非常着急，利用休息时间向病区志愿者学习手语，并通过简单手语与他交流，让治疗和护理工作变得顺畅。3月2日，喻爷爷康复出院。"没想到，老人一直记得我们，这令我们非常感动。"刘纹汶说道。

50天前曾代表医院到机场迎接大连医疗队的雷神山医院副院长袁玉峰教授，用"三个最"来向辽宁医疗队致敬：

"第一是来雷神山医院支援的医护人员最多，第二是战斗时间最长，第三是救治患者最多。你们在50天的时间里，不仅展示了你们精湛的医术，而且展示了你们大爱的情怀。"

截至4月3日，在雷神山医院工作的大部分医疗队都已经撤离，偌大的雷神山医院变得冷清而空旷。

B区危重医学监护病区、C区4个轻症病区里，还有130多名患者，来自上海医疗队的医护人员仍在继续奋战，站好最后一班岗。

全面胜利，就在不远方！

两地书

一

烽火连三月，家书抵万金。

家书，这种亲人间沟通的书信形式，在很长一段时间里，在中国人的家庭关系中起着绝对重要的作用。如今，通信载体变多了，但家书和其传递的情感仍在。

中国人性情含蓄，很多话，心里有、口中无，唯有在家书里，字字含金，字字传情。

在抗击新冠肺炎疫情的烽火岁月里，一封封家书在大连、武汉两地间传递，有诉衷肠的人间真爱，有教儿女做人的教导，也有城与河山的家国情怀。

4封家书论英雄

"保卫国家的时候军人上，疫情来了医护人员上，这是责任，也是使命，我也要给我儿子做一个好榜样。"

元宵节之夜，大连周水子国际机场偌大的候机厅人头攒动，一片嘈杂。旅顺口区人民医院消化内科医生李明明尽量抬高嗓门，几乎是用喊的方式回答记者的提问。

李明明是2月8日驰援武汉的白衣战士中的一员。在那个激动的夜晚，他没有让妻儿父母来机场送别，和同事们抱着必胜的信念奔赴武汉。

一家人，相隔两地，通过微信保持着联系。家人知道李明明在前方很忙，不主动去打扰他，都把心里的牵挂化成文字，留作这个特殊时期的一份珍贵记录。

岳母，妻子，儿子，每个人都给他写了信和诗歌，字里行间流淌的，是思念，是祝福，是超越了小家的高尚情怀。

儿子写给爸爸：我的超级英雄

李明明的儿子李侗达今年15岁，是大连市旅顺口区实验中学初三的学生。2月14日，他在"每篇"上发了写给父亲的信——《我的超级英雄》，这篇配着张丹峰演唱的《加油武汉》的走心文章，点击量数万次，被媒体纷纷转载。

今年元宵节，外公外婆像往年一样忙碌着准备丰盛的晚餐，一家人准备欢度元宵佳节，唯一不同的是大家不约而同地都在关注着电视里主持人白岩松凝重的表情和严肃的疫区情况介绍。

爸爸给我讲解非典时他是如何做的，我只能初步了解"苟利国家生死以，岂因祸福避趋之"的含义。

忽然，爸爸接到了一通电话："马上到医院开会。"挂了电话，爸爸似乎意识到了什么，边往外走边跟我说："如果会议内容是要去疫区支援，爸爸就要报名上前线了，你同意吗？"

我说："同意，爸爸，如果我长大了，我也会报名，我支持你！"

爸爸欣慰地点了点头说："好儿子！"

说完，爸爸就去医院开会了。

5点10分，爸爸踏进家门后的第一句话就是："我报名参加驰援武汉，6点集合，9点直飞江城，快帮我收拾一下行李。"

话音一落，大家都愣住了，家中的空气瞬间凝固。

片刻之后，70岁的外公红着眼睛说：

"我是老党员、老兵，我支持你去前线，共产党员就要逆行！"

此时的外婆已老泪纵横：

"孩子，你去的是病毒肆虐的雷区，拯救无数武汉孩子，我给你壮行。之前都是为在前线的别人家的孩子提心吊胆，今后又加上了我的孩子，这颗老心真不知该如何修行！"

此时的妈妈强忍泪水，同往常一样默默地，什么都没说，只是看看表，马上帮爸爸收拾起行囊。爸爸坚定地说："放心吧，我一定会平安回来的，来，我们照个全家福！"咔嚓，相机定格在了这一刻。

爸爸跟家人拥抱、告别，拍拍我的肩膀说：

"男子汉，爸爸要上战场了，你在家里要听妈妈的话，好好学习，锻炼身体，勇于担当！苟利国家生死以，岂因祸福避趋之。"

说完，他转身离去。

在爸爸跨出门的那一刻，我将身穿的卫衣帽子紧紧地扣在头上，捂住脸号啕大哭。因为我知道爸爸这次的工作意味着什么，可就算有再多的不舍与牵挂，我都不能阻挡爸爸出征的脚步，因为我知道"国家有难，匹夫有责"不只是一句口号。

在我看来，爸爸总是忙碌不已，就连周末也不断有咨询病情的电话，有时候一个电话他就得放下碗筷奔向医院，但我从未听他抱怨过一句。一次，他肩肌劳损，左臂无法用力，妈妈给他拔罐按摩，第二天他却执意要上班，疼得受不了了，他就给手臂吊了根腰带。我们劝他多休息休息，他说："我多工作一分钟，或许就多挽救一个人。"

无数个夜晚，他跟我聊军事、聊生活、聊名著、聊诗词。周末时光，他带我去锻炼、跑步、打篮球。他说："在运动中锤炼自己，在呼吸间寻找自我。"闲暇时间，爸爸还带我去山上、去海边捡垃圾、做公益。每年爸爸都会送给我一份特殊的礼物，那就是他的献血证……

妈妈开车将爸爸送到了医院与其他医护人员会合，但没敢去机场送行。我则在微信里记录下了那一刻自己的感受：事发突然，今天晚上6点，我父亲将作为一名内科医生去武汉支援前线。自此，我再也不是与疫情无关的人，而是新闻里提心吊胆的"医生家属"。

2003年非典时父亲就在第一线，那时候我还没有出生。这次，我想说：我为我父亲自豪，我为我是父亲的儿子而自豪！"苟利国家生死以，岂因祸福避趋之"这句话，已经深深地扎进了我的心里。

从那天开始，我和妈妈就天天盼着爸爸发来消息，时时关注武汉疫情的动态，虽然妈妈表面上很坚强，但是我分明看到了她在偷偷拭泪。我暗地里想：爸爸不在家的日子，我一定要好好照顾妈妈，爸爸就是我的榜样，我一定不辜负他的期望。

爸爸，我的超级英雄，我一生的骄傲！

长大后，我也一定要成为你的骄傲！

岳母写给女婿：你无上荣光

女婿肩背书包、手提行李箱上车的那一刻，岳母韦佩芬最先绷不住了，眼泪一个劲儿地往下流。

那夜的风，很凉，送行的人却察觉不到寒冷。三代四口人，在马路上足足待了五六分钟，直到汽车消失得无影无踪，他们才往家里走。

韦佩芬是阜新市教育局退休干部，特别有英雄情结，她的二叔就是抗美援朝的烈士，牺牲在了朝鲜战场。所以，疫情暴发后，她支持女婿的英雄行为，但也非常牵挂。

2月14日，李侗达给爸爸写的信发到了网上后引来了一片赞扬，一同发到网上的，还有一张李明明出行前在家里拍的全家福。

这张全家福中，有一家五口，岳父、岳母、妻子、儿子和李明明。五个人中，四个人摆出了"剪刀手"，也就是胜利的手势，儿子则是握紧拳头，为爸爸加油。照片中，四个人是微笑的，唯有岳母韦佩芬是一脸"苦相"。

这是一张多么真实的出征前的全家福啊！出征前，家人的微笑，那是做给出征的战士看的，而笑中带泪的岳母，才是掩饰不住的自然流露。

2月17日，韦佩芬写了一篇文章《一张丑照片》发布在"每篇"上，引来了很多人的阅读和评论，其中一位网友说：

"何谓丑，此时此刻，您是最美丽的母亲，作为母亲不可掩饰的美，这一刻，将定格在驰援武汉的史册。"

在《一张丑照片》中，韦佩芬是这样写的：

人都希望自己好看一点，尤其是在照片中。可是我外孙的一篇文章《我的超级英雄》中，让我的丑照片在两天时间里，暴露在各大公众平台，近3万人的眼中。

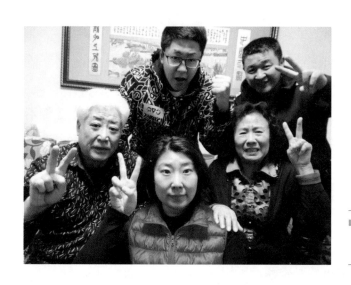

■ 这张出征前拍的全家福，引出一段故事。（供图：佟伟）

一张自拍照锁住那瞬间——2020 年正月十五 17 点 10 分的家中，我的女婿去驰援武汉，热血出征！

每天和全国人民一样，在电视、手机上关注着这场和平年代最惨烈的没有硝烟的战争，镜头中掠过的皆是国之栋梁，也常有一种悲壮湿润眼眶。

此时，亲人马上去雷神山战场，我想不要哭，要坚强，但是此刻一张全家福"丑照片"定格了我复杂的心情。我想笑，我真的想美美地留张阖家欢乐之影，可是眼泪却止不住地流淌。近 20 年光景，我们母慈子孝，和谐相拥，此次是往雷区前行，我怎能不动容。

我照片虽丑，你无上荣光！

现在国家毅然押上了几乎全部的医护精英，意味着一场大决战已经开始，一人尽微薄之力，再渺小乘以 14 亿也能积沙成塔，再大的困难除以 14 亿都变得渺小如尘。伟大的中华民族众志成城，这一仗定能打赢！

我祈盼每一位白衣战士平安凯旋！

我照片丑，丑得无悔，丑得光荣！

妻子写给丈夫：愿你归来仍是少年

3月8日，分别刚满一个月，佟伟给丈夫写了一封信，回忆了很多往事，有20年前的，也有去年冬天的，都是丈夫的好，都是与丈夫职业有关的小故事。

"我手写我心。"佟伟的这封信里饱含着对远方亲人的思念，一行一段、一字一句都是她的心，"不是情人眼里出西施，而是我最亲爱的他是个好医生、真丈夫。"

我的爱人：

到今天，2020年3月8日，你去武汉雷神山医院驰援整整一个月的时间了，对你的思念是一天又一天，每每视频时看到你疲倦的样子真的很心疼。

你出发后的一个月时间里，我还是时常会想起你出发前的那一刻，你临上车前给我的那一个深深拥抱，是自从我们恋爱以来最让我难忘的，因为我知道那一个拥抱包含了太多的意义。

而在那一刻，我的泪水，也包含了太多的内容，有对你决定的支持和感动，有对你的担忧及不舍，更有对你的崇仰与信任！我相信你，相信有你们这一群负重逆行的白衣战士，一定会早日战胜病魔，让祖国重回美好！

你主动请战驰援武汉的决定在我的意料之外，也在我的意料之中。意料之外是不知道这件事决定如此之快，出发如此匆忙，以至我在为你收拾行李时候的手都是颤抖的；意料之中是因为你就是这样的人，无时无刻不为他人着想，你一直以来的良好职业素养和医德支撑了你在那一刻一定会做出这样的决定。

还记得，我们刚认识的时候，你给我讲在医院里发生的一幕幕场景，就这样让我慢慢爱上了你。你跟我讲，2003年非典疫情暴发的时候，你也是主动请战，奋战在第一线一个多月；你还给我讲，曾经有一个年轻人溺水了，来医院抢救，你那时正好在急诊科，眼看着他已经奄奄一息，你不由分说将与你身高差不多的患者扛在自己的肩上，一边跳一边让人拍打他的背部，患者在你的肩上连拉带吐弄得你浑身都是污秽，就这样足足扛了患者半个多小时，终于将他抢救过来了，你已是筋疲力尽。

记得有一次，咱俩一起去吃米线，吃到一半，临座一个小姑娘忽然在座位上跳起来，一边跳一边指着自己的嗓子，说不出话了，你一下意识到问题的严重性，迅速实施"海姆立克"急救法，一根米线从她的嘴里喷了出来，总算缓过气来了。

还有去年冬天一个晚上，天很冷，你在外面遛狗，走到半路上只见一个三四岁的小孩儿自己一个人穿着秋衣秋裤跑来跑去，你赶紧过去询问，他说找不到爸爸妈妈了。你连忙脱下自己的衣服给孩子穿上，将他抱在怀里，一边走一边询问他家庭情况。孩子太小也说不清，你只好先将他安置在小区门岗，然后报警，最后警察来了，帮助孩子找到了爸爸妈妈。

你常常挂在嘴边的一句话就是：岂能尽如人意，但求无愧我心。在疫情面前你说，功成不必在我，功成必定有我。你一直教育儿子：苟利国家生死以，岂因祸福避趋之。

你说到了，也做到了，你也给儿子做了一个好榜样。你去武汉的这段日子里，儿子突然长大了，你的言传身教都在他身上化作了无形的力量，鞭策着他。儿子用真情实感写出了文章《我的超级英雄》，各大媒体纷纷报道，那是他对爸爸的赞美，是对爸爸的敬仰，也是对爸爸深深的爱。就是因为这份真实，让无数的人感动至极。

我的爱人，你选择了奉献，我选择了你。

我们的爱将成为你前进的最大动力，我们的小别离，终将换来整个国家大欢喜。

勇敢地战斗吧，我的白衣战士，愿你归来仍是少年！

你的爱人

2020 年 3 月 8 日

前方战士的家书：胜利就在眼前

李明明是消化内科副主任医师、消化科内镜室常驻医生，进入雷神山医院后，经过严格培训，他和同事王畏、郭研三位医生被分配到了 A10 病区。在为新冠肺炎患者进行治疗的同时，他发挥自身专业特长，为患有消化系统疾病的患者提供帮助。

面对危重患者，感染风险很高，但李明明依然在尽自己的最大力量帮助患者。2 月 19 日，是他出征的第十一天，当时 A10 病区已经收治 40 多名患者，有些患者除了患有新冠肺炎之外，还同时患有一种甚

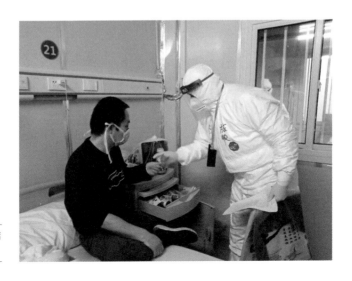

■ 李明明在雷神山医院病房内与患者交流。

至多种疾病。

这一天，李明明为一名新冠肺炎危重患者实施外痔脱垂还纳手术。下班的时候，和妻子通话，妻子能感觉到他的疲惫，但他却十分有信心，说的最多的就是"没事儿"。

和很多前方的战士一样，李明明也总是报喜不报忧。在忙碌的间隙，他给家人们回了一封信。

亲爱的家人们：

转瞬间我们一行6人随着大连市500人医疗援助队来到武汉已经一个多月了，武汉的天气还是湿冷的，但是一想到你们，我的家人，心里是那么温暖。有你们的支持和鼓励，相信我和战友们一定会打赢这场战役！

想必你们通过新闻媒体也能有所了解，每一次进入雷神山医院都是进入疫情最重的区域，每一次进舱都是与死神较量，虽然我们有防护服、N95口罩等重重防护，但避免不了与患者接触，与他们的分泌物及排泄物接触。

但是，我和战友们不惧危险，从容应对，从护理到医疗，无不兢兢业业。我们的努力很快就见到了成效，康复患者陆续出院，乃至有一个98岁的重症老奶奶康复出院，这无疑给了我们乃至全国人民巨大信心！

现在，武汉的方舱医院陆续关舱，普通医院也陆续关闭传染病房，我已陆续接诊了4批病人，康复出院的患者更是不断增多，战胜疫情就在眼前。

工作之余，我最开心的事就是与你们通话和视频，深切体会到你们努力掩饰的担忧与不安，也更加想念你们。累的时候，翻看你们的照片和你们为我书写的文字，倍感温暖和骄傲，这些都是对我最好的鼓励和安慰！儿子长大了，亲爱的老婆辛苦了，但你们的付出是值得的，待我凯旋，定要再好好地拥抱你们！

我为我能来武汉参加抗疫战役倍感自豪，我也想让你们因我而骄傲。国难当头，每一个国人都要尽自己的力量，因为大家都知道，有国才有家。只有疫情结束，大家才能继续我们的中国梦。

我爱你们，我的家人，我爱我的祖国！

你们的明明战士
2020 年 3 月 9 日

一封封家书传勇气

有人说，女本柔弱，为母则刚。

在武汉抗击新冠肺炎疫情的战役中，巾帼英雄占了一大部分。《辽宁日报》有这样一组统计数字：

辽宁先后 12 批次支援武汉的辽宁医疗队队员一共有 2054 人，其中，女性有 1489 人，占 72.5%。在这 1489 人中，"60 后"有 36 人，占 2.4%；"70 后"有 232 人，占 15.6%；"80 后"有 854 人，占 57.4%；"90 后"有 367 人，占 24.6%。

有时候，她们温柔如水；有时候，她们刚毅如山。

抗疫战场上，她们的逆行，留下了最美的身影。

申斯出生于 1985 年，她就是 854 名"80 后"女战士中的光荣一员。她是母亲唯一的女儿，也是一个 3 岁女孩儿的母亲。

温柔起来的时候，申斯像水一样；勇敢起来的时候，她连赴武汉上战场这样的大事，也不跟家里人商量，在医院里第一批报名了，回到家里她仅仅是履行了"通知一声"的程序。

申斯是大连医科大学附属第二医院神经内科 ICU 的一名护士，

2009 年从辽宁医学院毕业后就到大医二院工作了。武汉疫情发生后，和许多同事一样，申斯也主动请缨要去支援武汉。

母女连心。尽管多有不舍，61 岁的齐玉华对女儿是理解的，她支持女儿的重大决定，为女儿感到骄傲和自豪，因为她知道女儿热爱自己的工作，事业上不甘落后，又有重症监护室护理经验，这时候，女儿应该去！她对申斯说："家里的事儿，我帮着照顾，我能做到这一点，你放心就是。"

和申斯的妈妈、姐姐一样，尊重她的选择、鼓励她、支持她的，还有申斯的公公婆婆。尤其是公公顾庆泰，讲话特别能抓住重点，元宵节那天晚上，到机场送行的时候，他就给儿媳妇说了一句话：

"全心全意为患者，一生交给党安排。"

申斯这位豁达的公公顾庆泰，也是个有故事的人。从部队复员后，顾庆泰开了整整 16 年的出租车，他热爱本职工作，安全行车近 200 万公里无重大交通事故。从 1994 年起率先在全国出租车行业挂出"免费为老弱病残、现役军人、教师、公安干警服务"的牌子，2003 年，以个人的名字在国家商标局成功注册"顾庆泰爱心的士"，成为全国第一个拥有个人商标的出租车司机。2005 年，他被授予"全国劳动模范"荣誉称号。

"有国才有家，国家有难之际，才能真正看出一个人的品质，这时候，申斯冲上去了，我们特别欣慰，一定做好她的坚强后盾。"顾庆泰对儿媳妇也是赞不绝口。

双方父母的言传身教，给了申斯和丈夫顾兆诚极大的鼓舞，夫妻俩也在各自岗位上实现着自己的人生价值。

元宵节妻子去武汉之后，顾兆诚把自己的微信头像换成了妻子穿着厚厚的白色隔离服的照片，那隔离服上还特意写了"阿森纳"3 个字。"阿森纳"是夫妻俩最喜爱的足球队，顾兆诚希望妻子发扬绿茵精神，在看不见硝烟的战场努力拼搏。

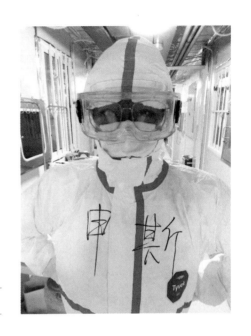

■ 申斯主动请缨，到武汉抗击疫情最前线。

在抗击新冠肺炎疫情的烽火岁月里，物理空间隔不断血浓于水的亲情，一封封家书通过先进的通信手段在两地间传递，家人们的鼓励和支持，让申斯没有后顾之忧，能够在前线安心工作。前方忙的时候，申斯两三天不跟家里联系，偶尔发个微信朋友圈，给关心她的亲朋好友们报个平安。以下是申斯2月15日微信朋友圈的节选：

2020年的2月14日，我和我的战友们一起在武汉雷神山医院度过，这是怎么样的缘分，又是怎么样的一个爱的故事？

在雷神山医院的一切，都随着39名患者的入住拉开了帷幕，当天我们一直奋斗到深夜2点，全体组员平安出舱。满脑子还回放着收患者的紧张气氛，准备进舱、收到、加油……声声回荡在场内走廊，像号角，也像誓言。

面对患者，年轻的战友们没有一点儿迟疑，大步迎向，耐心地为他们讲解周围环境和注意事项，让我收获满满的感动。防护服内，此时已经是汗流浃背，大家连续10多个小时不吃、不喝、不上厕所，脚、手、眼眶都是红肿的，但是我们依旧没有后悔当初的选择，来了就是要冲在第一线。

加油，武汉！此时，我们与你同在，一起迎接新的春天！

与妻书：思念就是动力

3月6日晚上，收到妻子报平安的信息时，顾兆诚刚把女儿哄睡。想起妻子到武汉即将满一个月，想到她每天报喜不报忧，想起她思念女儿落泪的样子，他辗转难眠，给妻子写了长长的信。

亲爱的媳妇儿：

哈喽，对你的思念是一天又一天，转眼你们到武汉雷神山医院就一个月了，在"女神节"即将到来之际，祝你和你的战友们节日快乐。

这段时间，能收到你下班安全抵达驻地给我发来的信息，就是我每天最期盼的事情。看到新闻报道确诊病人人数一天天地在减少，我都为自己是一名白衣战士家属感到骄傲。

你在武汉的这段时间，给闺女讲睡前故事这个光荣任务交给了我，每晚给她讲完睡前故事，看她在床上滚来滚去的样子，我就想到一句歌词，也是我最想对你说的："你快回来，我一人承受不来……"

在这将近一个月的时间里，咱们闺女说的最多的就是："妈妈是白衣天使，妈妈去治病救人了，我长大也要当白衣天使。"在我心里，你就是抗击疫情的巾帼英雄，我在后方也会好好工作，照顾好我们的父母，给女儿树立一个好的榜样。

最后，希望你在前方保重身体，治愈更多的患者，战胜疫情，平安归来。

加油！爱你！

这封信发过去的时候已是深夜，远在武汉的申斯太累了，也太忙了。第二天上午，她看到信后，感动了好一阵子，抽空给丈夫回了几句话。

老公：

感谢你的支持，不得不说，你成长了。这些日子你照顾家里辛苦了！加油！放心吧！我一定不辱使命，保证完成任务，平平安安回家！

保重！想你。

给女儿的信：妈妈想做你的榜样

2月25日是女儿顾言蹊的3岁生日，今年的生日，妈妈又没有在她身边。这已经是申斯第二次错过女儿生日了，去年2月25日，申斯在北京参加业务培训，通过视频给女儿发来了祝福，今年，妈妈又去了武汉。

这段时间，女儿和全家人一样天天关注着疫情，天天从电视里找妈妈，每当看到身穿厚厚防护服的医护人员，她就指着电视喊："妈妈，妈妈！"家人还录制了一段视频发给申斯，视频里，女儿为妈妈加油："中国加油，武汉加油，妈妈加油！"

看到这个视频，爷爷顾庆泰也特别感动，他说："爱祖国，爱人民，这种教育从娃娃抓起，家长就是榜样，让爱心的种子在她幼小的心灵里深深扎根才是硬道理。"

女儿的三个生日错过了两个，申斯的心里特别不是滋味，她知道女儿还小，还不懂事，不会埋怨妈妈缺席她的生日聚会，但是，作为妈妈，申斯有很多很多的话想和女儿说。

在信里，在视频里，申斯送给女儿最重要的生日礼物是两个字：勇气。她想等女儿长大懂事了，能明白"勇气"这两个字的含义，能明白妈妈鼓起勇气做一名逆行者的意义。

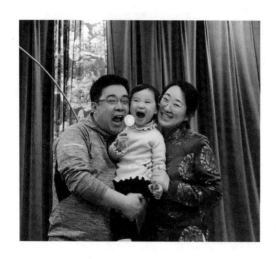

■ 申斯一家三口的合影。

　　顾兆诚和媳妇商量，会为女儿好好珍藏着这封信，等女儿18岁生日的时候，和妻子一起送给她。

　　申斯写给3岁女儿的信：

嗨，大宝贝：

　　与你分开已经半个多月了，记得正月十五接到援鄂通知时，走得实在匆忙，没有好好跟你来一个大大的拥抱，也怕抱着就不想放开，有点遗憾！

　　你可能会问，妈妈为什么去武汉？外面的人为什么戴着口罩？还记得我们一直玩的"120"游戏吗？你说妈妈是白衣天使，会治好所有人的病！是的，就是因为这个原因，妈妈去了武汉。武汉生病了，需要像妈妈一样的人来帮忙。

　　妈妈确实是一身白衣，但妈妈不是天使，妈妈是好多医生护士中的一员，是这次支援武汉的医护人员中的一员，妈妈工作的地方叫武汉雷神山医院。面对可怕的新冠病毒，我们做出了一样的选择——挺身而出。希望你能理解妈妈。

　　在武汉，不能每天都跟你视频，因为穿着白色厚外衣的妈妈正忙着跟病毒大战，但是妈妈还是很关注你的。听说你表现很棒，把家里人"照顾"得很好，妈妈为你骄傲！你是家里的开心果！

妈妈还要跟你说一声抱歉，又一次缺席了你的生日聚会，但妈妈也有送上特别的祝福给你，希望你看到视频会原谅妈妈。也许你长大后，会为妈妈的决定而感到骄傲！

妈妈在视频中有礼物送给你，这个礼物就是"勇气"。希望你的人生路，不管顺境还是逆境，成功还是失败，都有勇气去面对。希望妈妈的坚持和责任感会一直激励你成长，妈妈想做你的榜样，妈妈也一直在努力！

好想时间过得快些，春天快一点到来，妈妈回家的时候，要给你讲一个个更精彩的故事，"逆行天使大战新冠病毒""美丽的武汉"……还有好多好多。

期待与你拥抱的时刻。感谢你的支持！妈妈爱你！

爱你的妈妈

2020 年 2 月 25 日于雷神山医院

千里传书话梦想

2014 年 5 月 4 日，中共中央总书记、国家主席、中央军委主席习近平在北京大学与师生座谈时强调："青年的价值取向决定了未来整个社会的价值取向，而青年又处在价值观形成和确立的时期，抓好这一时期的价值观养成十分重要。这就像穿衣服扣扣子一样，如果第一粒扣子扣错了，剩余的扣子都会扣错。人生的扣子从一开始就要扣好。"

疫情期间，钟南山院士收到了很多中小学生写给他的信，3 月 5 日，他在百忙之中给孩子们回信了，全文如下：

亲爱的孩子们：

在这个乍暖还寒的初春，我很高兴收到你们的来信。

在疫情防控仍然处于关键阶段的时候，我收到了你们来自广州、江门、佛山、东莞、北京、淄博、济宁、池州、连云港、梧州等地的来信，有很多地方我还没有去过，谢谢你们把家乡的风景带到了我的眼前。

信中，我看到了你们认真地一笔一画、用心设计的颜色鲜艳的图画、稚嫩的文字，你们真挚的语气、你们的勇气和理想，都深深地感动着我。生长在这个时代，你们是幸福的。你们善于表达、善于分享，中国有你们这些充满活力的新生代，我感到无比欣慰！

这个春节注定是不平凡的，你们有害怕，也有担忧；但是我更多地看到了你们的勇气和你们的理想。新冠肺炎，这不是中国的疾病，而是人类的疾病。希望你们相信我们的国家，相信我们的白衣天使战队，无论是在一线抗疫，还是在家里学习，我们都是在与疾病进行战斗。

我相信你们会好好利用"停课不停学"的这段日子，不断学习，用知识缝制铠甲，不远的将来，当你们走上社会，在各行各业都将由你们披甲上阵。

你们是未来的接班人，希望你们好好学习，投身于祖国的建设，不惧艰辛、勇敢前行！

南山爷爷

2020 年 3 月 5 日

每个孩子都有一个英雄梦，有人梦想成为奥特曼，有人梦想成为科学家，有人梦想成为文体明星，有人梦想成为马云、董明珠……

然而，这场不期而遇的新冠肺炎疫情，在改变了人们卫生习惯的同时，也让很多青少年的梦想发生了改变。

范昕滢是一名今年即将参加中考的大连女孩儿，她的梦想，在妈妈飞向武汉的那一刻，变了。

女儿写给妈妈的信：我的梦想变了

2月8日，大连嘉汇中学九年级范昕滢同学的妈妈是大连赴武汉援助医疗队的一员。

妈妈出征的第二天，范昕滢给妈妈写了一封信，信的题目很长，主题无比清晰：《你飞向武汉的那一刻，我的梦想变了：做个祖国需要时，有能力挺身而出的人》。

妈妈：

你刚刚在武汉安顿下来，一定很疲惫吧。一定要多喝水多吃肉，你那弱不禁风的小身板怎么能经得起这样的折腾啊！

2月8号下午4点半，正在看书的我，听到了爸爸的一声嘶吼。我立刻明白，该来的还是来了。还记得几天前，窗外洋洋洒洒地飘着小雪花，你似乎是开玩笑地跟我提起你如果被派去武汉，关于我的一些柴米油盐酱醋茶。我当时并未想过这一天会来，而且会来得这么快！不舍与担心乍然爬上了我的眼角，但这一次，我竟一滴眼泪都没掉。不到晚上6点，你在门口向我挥挥手，提着一个行李箱，匆匆的背影，很快消失在夜色中。

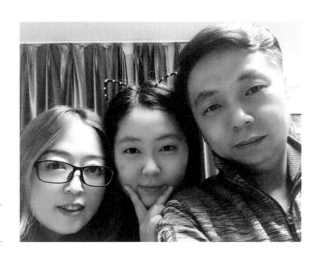

■ 李楠一家三口在2020年2月2日这天拍的合影。

为什么这么快？怎么能这么快？！我到现在都没有缓过来，你已经开始战斗了。我只觉得心里面好像很痛，痛得我全身麻木，痛得我呼吸紧促，痛得我牵肠挂肚。没有血书，没有口号，但是你擦干眼泪义无反顾逆行于茫茫人海中的样子，令我心生敬佩。是怎样一种信仰，让你只因"救死扶伤"这四个字，就从一个娇小女子变身为铁甲战士，从一个普通女子变身为白衣天使？你只是一个脆弱的小女子啊，你只是一个还不到一米六的小女子啊，你只是一个有时连自己的情绪都控制不住的我的妈妈啊！

妈妈，其实我好舍不得你，真的好舍不得。你是我的妈妈啊，是最亲最爱最了解我的人啊！你把最好的都给了我，让我从小就生活在蜜罐里，宠着我，对我有求必应。你和爸爸都那么优秀，但你从来不强求我的学习成绩必须拔尖，只求我幸福快乐健康。

你做到了，妈妈。我每天都很开心，因为你的笑让我每天精神抖擞；我善待同学，乐于助人，因为你和爸爸善良的言谈举止我都看在眼里，记在心里；我发展特长，兴趣爱好广泛，因为你和爸爸都博览群书，激励着我；我在优秀生云集的校园中更加闪闪发光，努力进取，因为你和爸爸永远给我最好的环境和深深的信任；我从来不自暴自弃，因为你和爸爸的积极向上时刻影响着我。你们更让我看到了真正的爱情是什么。所以，妈妈，你放心地去冲吧，因为你是一名医生，你身上肩负的是无数家庭的希望，看起来弱小的你一定是众多人铭记的高大的英雄！

妈妈，你就是我的太阳，我就是你的月亮！

放心吧，家里的 4 位老人都身体健康，爸爸对我的照顾无微不至，老师就像您一样时时牵挂着我、关心着我的一切，我每天坚持学习、坚持锻炼，家里没有任何让你担心的，你就大胆地、义无反顾地、勇敢地、认真地去救死扶伤，去挥洒汗水，去坚守自己那永远的荣光吧！

放心，放心，放心，你的女儿很能干很聪明很坚强，你的老公是眼科医生，拥有非常精细的双手和超高的情商，工作出色，陪我的时间也多。我们在家里，很快乐，也很光荣。

我曾经的梦想，想必你早已知道。我要做一个职场女强人，在上海的外滩买一座能看到全上海夜景的有落地窗的大别墅，遇上一个白马王子，过着都市中人的生活，有着呼风唤雨的能量。

可是，在你飞向武汉的那一刻，这就再也不是我的梦想了。我也愿寻一个为社会、为陌生人倾尽所有的职业，做个祖国需要时，有能力挺身而出的人。因为，这个世界，最需要的就是温暖，是祥和，是爱。

而我已经感受到了，我的血液之中，流淌着一种因你而拥有的力量，我的心中有着万家灯火，我的天空必然和你的一样，也是一片湛蓝！

妈妈，好好工作，女儿永远爱你，女儿永远支持你，女儿一定让你省心！

妈妈，多加小心，保护好自己，病人需要你，亲人需要你，女儿更需要你！

妈妈，武汉之行，必有千难万阻，倘若在夜深人静之时，心中有稍许寒冷，随时打电话给我！我随时都在守候！

妈妈，日月山河还在，我相信你必将过关斩将，将新型冠状病毒杀个片甲不留。

我，期盼胜利的时刻早点儿、再早点儿到来，我要到武汉去接您，我们一起游长江、登黄鹤楼。

此刻，我已经看到，武汉已经治愈，街道拥挤，你露出灿烂的笑！此刻，我仿佛看见，病人家属那激动的泪水，还有你在角落里悄悄地开心！

妈妈，我爱你！

妈妈，加油，加油，加油！

武汉，必胜，必胜，必胜！

中国，雄起，雄起，雄起！

妈，需要我的飞吻吗？

此致

向全体医护人员敬礼！

向妈妈致敬！

女儿：昕滢

2020 年 2 月 9 日

妈妈回信：安于平凡，勇于伟大

范昕滢的妈妈李楠是大连医科大学附属第一医院急诊科副主任、主任医师、急诊医学硕士研究生导师。

1 月 20 日，李楠开始了新冠肺炎的会诊。那天是农历腊月二十六，大寒节气，全国人民正沉浸在迎接鼠年的祥和气氛中，很多人还没有意识到疫情的到来，但是作为医务工作者，李楠已经深深地感受到了寒冷，心中在默默为战友们、为那些奋战在前线的医务工作者祈祷。这一天，她作为医院新型冠状病毒感染肺炎专家会诊组成员，会诊了 4 位从武汉回大连的发热咳嗽患者。

疫情当前，作为中国致公党党员，李楠充分发挥建言献策、凝聚共识的重要作用，她通过致公党市委会的参政议政平台，围绕开展疫情防控撰写的《关于加强预检分诊宣传防控新型冠状病毒肺炎疫情的建议》，1 月 28 日被《大连民主党派建言献策专报（2020）》第一期采用，大连市委市政府主要领导均做出批示。

2 月 8 日，李楠主动请缨、随队出征。9 日凌晨 3 点，李楠躺在武汉一家锦江之星酒店的床上，屋内十分冷。初到异地，尤其是在疫情的风暴中心武汉，纵使是见过很多大场面的李楠，也有些紧张和激动。她刻意压制住自己，不去想周围的环境，刚刚经历的这 12 个小时，像过电影一样，也许是她这一生都难以忘怀的人生经历。

元宵节这天，李楠 24 小时值班。婆婆说包饺子让孩子爸爸给送到医院，下午 3 点，接到医院康健主任的电话："需要派 10 个急诊科的人到武汉，考虑到你女儿今年中考，想知道你怎么想的？"

其实这个场景她在以前设想过很多次，如果自己被问到，会怎么回答？赴汤蹈火，在所不辞；国家危难，匹夫有责；排除万难，使命必达。

但是，当时李楠与康健主任的对话简单至极：

"我可以。什么时候？"

"今晚 6 点集合。"

"好！"

暂时不能告诉爸爸妈妈，他们身体不好；该怎么和女儿讲，她今年参加中考；怎么和老公交代，他也是医生，值班时怎么照顾孩子……不能想这些，国家危难之时，个人的这点困难都可以克服。婆婆准备的团圆饺子变成了送行饺子，这一切都太快，没有思考的时间。

李楠乘坐的是第一架飞机 CZ5249，在同事和亲人们的注视下进入安检。有人说逆行是伟大的，在送行现场，气氛更多的是凝重、悲壮。李楠不敢回头，怕自己流下眼泪……

2 月 9 日凌晨 4 点多了，还是没有睡意，李楠拿着出门时女儿悄悄塞给她的她最喜欢的小猫咪挂饰，眼泪不争气地在眼眶里打转：宝宝，妈妈想你了！

踏上武汉的土地，大连医疗队的队员们就没有停下忙碌的脚步。正式进驻雷神山医院后，李楠被任命为 A8 病区主任，她肩上的担子更重了，也更忙了。

在武汉期间，李楠带领 A8 病区 16 名医生、46 名护士奋战了 50 天，收治 72 名患者，其中 33 名重症或危重患者。她所在的病区，多次接受央视的采访，还上了《新闻联播》。

用她的话说，在医院里忙起来就没有头，每天就跟打仗似的，下

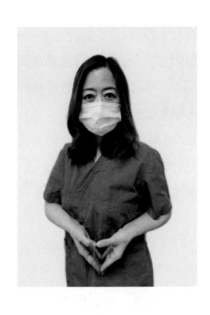

班回到驻地，倒下就能睡着，即使在梦里，也经常梦到给这个患者做测试、给那个患者更改治疗方案。

女儿写的信一直放在手机里，她却抽不出时间来给女儿回一封信。

直到 3 月 14 日下班后，李楠抽空给女儿录了一段小视频，算是给女儿回信了：

■ 不能陪伴女儿备战中考，李楠在雷神山医院为女儿鼓劲！

"山河无恙，人人皆安。女儿，妈妈马上就要回家了，爱你哟！"

发完这段小视频，李楠总觉得对不起女儿："孩子认认真真地给我写了近 2000 字，她正处于人生观、价值观形成的关键阶段，应该给她认真回复一封信。"

李楠的丈夫范松涛是大连医科大学附属第一医院眼科教授、主任医师，工作也非常忙，这段时间，女儿在家里已经非常自立了，这让李楠宽心了不少。

3 月 30 日，李楠回到大连，住进隔离酒店，她还有一堆事情要处理，直到 4 月 3 日，回大连的第五天，她才决定提笔正式给女儿回一封信，因为再过两天就是女儿 15 周岁生日了，她把这封信当作给女儿的生日礼物。

亲爱的昕滢宝贝：

你好吗？

现在是清晨，妈妈站在酒店的阳台上，眼前的大海非常平静，一片湛蓝，海面上的小船一动不动，海鸥在鸣叫，世界是如此祥和安静，一切是这样美好。隔离中的妈妈仿佛也忘却了过去 50 多天的艰难岁月，只是想着还未给你回信，便坐下来，写点文字给你，我想把过去这些日子我的经历和体会分享给你。

关于选择——元宵节出征之日，对于我们每一位逆行的医护人员都是一次人生中重大的抉择。团圆之夜，毅然选择远离家人，驰援武汉，我们500多人都是义无反顾的。女儿，从你给我的信中，我想你也是读懂了我的选择，相信，在未来的人生中，作为华夏儿女，你也会在祖国需要时做出正确的选择。

关于陪伴——女儿，妈妈真的好想你，这么多天没有妈妈的陪伴，你是怎样度过的？这一次，你再一次让妈妈感动了，不仅没有拖妈妈的后腿，反而写信鼓励妈妈，妈妈真的谢谢你。你长大了，再有几年就要念大学了。妈妈也希望我们的分别会让你更加独立，更加坚强。

宫崎骏说："你住的城市下雨了，很想问你有没有带伞，可是我忍住了，因为我怕你说没带，而我又无能为力，就像是我爱你，却给不到你想要的陪伴。"

而我想对你说，我爱你，就要你有独自撑伞的能力；我爱你，就要你即使没有带伞也会在风雨中翩翩起舞；我爱你，没有我的陪伴，你也知道，我一直在你身边……

关于坚强——有一种坚强，叫武汉。驰援武汉的日子，每天最大的感动就是武汉人民的坚强。历史上，中国城市中被冠以"大"的只有"大上海"和"大武汉（大汉口）"。在解放前夕，一个汉口市就比当时的北平大。这样的"大武汉"生病了，但是，武汉人民没有屈服。妈妈管理病区的一位老奶奶已经95岁，入院时双肺弥漫性病变，儿子也染病生命垂危。但坚强的老奶奶却一直在安慰我们医护人员，感谢医护人员，配合医护人员，没有丝毫的畏惧，果然经过40多天的治疗，老奶奶治愈出院了。

同样，妈妈也感动于驰援的我的同事们的坚强，我们北方人到南方都非常不适应，武汉的天气湿冷，而今年又尤其阴冷。刚来到武汉，妈妈的好多同事都感冒了，有肺炎症状，但所有人都没有畏惧，因为我们相信我们有最好的防护，最终判定是细菌性肺炎，没等病好，几个同事又都继续上班了。

"成长就是将你哭泣的声音调成静音。"这句话说起来有些残忍，却不无道理。每一个人都是哭着出生的，有的路，是用脚去走，有的路，是要用心去走，绊住脚的，往往不是荆棘和山丘，而是心。但是，坚强的心是不会在乎荆棘和山丘的。你说对吗，女儿？

关于理想——来信中你写到因为妈妈的逆行让你改变了理想，妈妈真的很欣慰。其实追求高档的生活并没有错，之前你的上海外滩高级白领的理想也并没有错，两个理想并不是冲突的。妈妈小时候也从未想过要当医生，你知道姥爷姥姥家这边几十人中只有我一个医务工作者。妈妈小时候的理想是做电视节目主持人，可以遇到更多的人，体验更精彩的生活，在高考时姥爷帮妈妈选择了医科大学这个志愿。而一朝穿上白衣，便承载健康期冀，便肩负生命嘱托。妈妈觉得无论今后你选择哪一条路，未来的你一定要做到的最重要的一件事就是有责任敢担当。任何时候都不要忘记，对祖国的责任，对自己职业的责任，对家人的责任，对同事朋友的责任。做一个对社会有益的人，做一个诚实守信善良有责任敢担当的人，这便是妈妈对你的期许。

关于伟大——有人说没有人生来就是英雄，但总有人用平凡成就伟大。是的，疫情仿佛就是一面镜子，将很多默默无闻的普通人照出了光辉。妈妈和医护同事们去到最前线，变身铠甲战士，抗击疫情，不辱使命；千千万万的建筑工人创造世界奇迹，10天内建成武汉雷神山医院，载入史册；更有社区的工作人员，所有的志愿者，包括坚守家中进行隔离的中国人……我们都是平凡人，就如萤火虫一般，在疫情到来的最黑暗时刻，散发着一点点的光，然而当亿万的萤火虫聚集在一起时，这便是照亮天空的火炬！

"沧海横流，方显英雄本色。"这是习总书记鼓励我们的话。妈妈今天把它送给你，我的女儿。

安于平凡，因为我们都要继续默默做好自己的学习和工作，戒骄戒躁，积攒本领，蓄势待发。

但亦要勇于伟大，当祖国需要时，我们也一定有能力有魄力有实力，无惧风雨，逆风而行！

再过两天就是你的生日了，妈妈隔离期间不能和你一起过生日，在此，妈妈提前祝你生日快乐，身体健康，愿你朝着你的理想继续奋力拼搏，祝我的昕滢宝贝梦想成真！

见信勿念，我一切安好！

最爱你的妈妈

2020 年 4 月 3 日

一封信，一首歌

范昕滢同学写给妈妈的这封信，感动了无数人，有他们熟悉的人，还有很多很多素不相识的人。

读完范昕滢的这封信，就职于金普新区妇女儿童活动中心的周琳老师已经控制不住自己的眼泪了，她和范昕滢一家并不认识，只是因为两个孩子都在嘉汇中学读书，都是九年级学生的家长，周琳特别能体会到远在武汉前线的李楠的感受。

周琳是中国音乐家协会会员，大连市骨干教师，创作的音乐作品多次参加中央、省、市台综合性晚会，受这封信的感染，她提笔写下了一首《纸飞机》，希望能用歌声诉说孩子对远方亲人的祝福和牵挂。

小小的纸飞机
随风飞到雷神山
载满我的思念
缓缓落到妈妈手心

小小的纸飞机
帮我亲亲妈妈的脸
护目镜内疲惫的眼
口罩下面深深的痕

我慢慢地拼接您工作的模样
默默地幻想我是纸飞机
飞到您耳畔轻轻地告诉您
妈妈，我有多爱您

我虔诚地倾听春天的脚步
等待您凯旋的消息
贴着您耳畔自豪地告诉您
长大后，我要成为您

小小的纸飞机
悄悄推开妈妈的窗
带着我牵挂的信
将它放到妈妈枕边

小小的纸飞机
帮我读给妈妈听

您上飞机的那一刻

我的心多想陪您飞翔

我慢慢地拼接您工作的模样

默默地幻想我是纸飞机

飞到您耳畔轻轻地告诉您

妈妈,我有多爱您

我虔诚地倾听春天的脚步

等待您凯旋的消息

贴着您耳畔自豪地告诉您

长大后,我要成为您

妈妈,我要成为您!

这首《纸飞机》的演唱者沐洛是周琳的学生,毕业于中央音乐学院,是一名创作型歌手,是国内独立音乐团体"头发胡同"成员。周琳说,师生二人希望用这样的一首歌,向白衣战士和家属们致敬。

❀ 一笔一画写我心

3月8日晚上,大连市第八十中学附属小学一年二班班主任韩萍转发了一条朋友圈,内容是班上一个女孩儿给驰援武汉的妈妈画的一幅画和手写的一封信。

给妈妈写信的女孩儿名叫刘艾嘉,在大连市第八十中学附属小学读书,她的妈妈是大连医科大学附属第一医院护士薛玲玲,2月8日,与

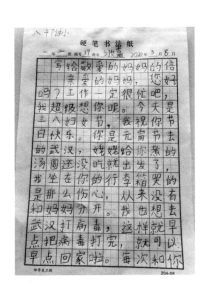

大连 500 余位白衣战士一道驰援武汉。

3 月 8 日，妈妈去武汉已经整整一个月了，小艾嘉在大连的家里一笔一画写下了自己的思念之情，这封信文笔稚嫩却情真意切，女孩儿的家人和老师纷纷转发，评论区感动的声音不断。

■ 刘艾嘉一笔一画给妈妈写的信。
（供图：刘祖波）

7 岁女儿寄思念：我超级想你呢

亲爱的妈妈：

您好吗？工作一定很忙吧，我超级想你呢。今天是三八妇女节，我祝你节日快乐。你是元宵节去的武汉，姥姥给你煮的汤圆还没吃就出发了，我坐在你的行李箱哭得是那么伤心，从来没有和妈妈分开。我也想去武汉打病毒，这样就早点儿把病毒打完，就可以早点儿回家啦。

每次和你视频，你都说吃好，睡好，一切都好，但我觉得你会很累，多注意身体，好好保护自己，才能更好地打完病毒。妈妈安心工作，我会乖乖在家好好学习，等你平安回来。

妈妈加油！武汉加油！中国加油！

刘艾嘉

2020 年 3 月 8 日

在爸爸刘祖波的印象里，女儿平时话很少，有时候面对陌生环境和不熟悉的人会显得闷闷的。

三八国际妇女节这天，女儿主动说想给妈妈做个手工礼物，忙活了半天，费了两瓶胶水。后来又要给妈妈写信，在客厅里写了差不多一个半小时，真没想到她会说得这么多，说得还这么好，感觉孩子一下子长大了。

完成送给妈妈的这份特别礼物，小艾嘉让爸爸帮忙拍下照片传给妈妈。照片中，这个可爱的女孩儿扎着头发，对着镜头笑着。她把之前画的一幅画也拍给了妈妈，画中妈妈穿着护士服，拿着一根针管对准"病毒"。

以前，刘祖波总出差在外，家人之间聚少离多，2017年和2018年，他还在国外工作了两年，妻子和岳母照顾家庭比较多。这段时间，妻子前往抗击新冠肺炎疫情的最前线，刘祖波边在家办公边照顾孩子，虽然有岳母的鼎力帮衬，但也深切体会到其中的辛苦。

刘祖波拍照发给了妻子，另一端的薛玲玲，一边读信一边流眼泪。女儿说的点点滴滴，让她想起了出征前的情景。

元宵节那天下午，她和丈夫在外出回家的路上得到通知，回到家里就赶紧收拾行李箱，小艾嘉长这么大，从来没有和妈妈分开过，她紧紧拉住了行李箱哭着不舍得妈妈走。

最后，孩子的姥姥一把将孩子揽到怀里抱进屋去。艾嘉在信中还原了当时的场景，她更惦记着的一件事是，妈妈还没吃汤圆就出发了。看到这么小的女儿写的信，做妈妈的心瞬间就软化了。

出征前，薛玲玲特意把头发剪短。到雷神山医院一个多月了，想家想女儿的思念都抛在了脑后，工作起来什么都顾不上了。

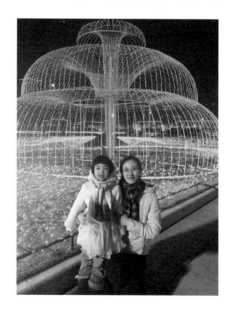

■ 薛玲玲和女儿合影。
（供图：刘祖波）

写给女儿：打完病毒就回家

　　女儿的这封家书，薛玲玲看了一遍又一遍，每读一遍，就仿佛有更多的力量传输到自己的身体内、精神里。女儿的乳名叫美子，3月10日这一天，薛玲玲抽时间给女儿回了一封信，为了让女儿感受到家书的情谊，她特意在日记本上，学着女儿的样子，用签字笔一笔一画、工工整整地写信。这两封家书，将成为女儿成长路上特殊的记录。

亲爱的美子宝贝：

　　看到你给妈妈的画和信，妈妈非常欣慰，感觉美子长大了，懂事了。不知不觉妈妈离开你已经有一个月了，妈妈还记得离开时你的样子，由于时间紧迫，来不及跟你细说，匆忙抱了一下你，说要去武汉打病毒就出发了，你哭得像个小泪人，妈妈心里是多么不舍。妈妈选择了这份工作，治病救人是职责所在，在祖国需要的时候，能竭力贡献自己的一份力量，妈妈觉得非常自豪。

　　现在妈妈不能像以前那样陪在你身边，让我们约定：在武汉，我会好好吃饭，好好睡觉，好好工作，美子在家里要听姥姥和爸爸的话，多读书。跟你视频中你说妈妈很勇敢，妈妈只是做了应该做的。妈妈想对你说，只有有真才实学、正直善良、平等有爱的人才更让人尊敬。你现在还不能完全理解这些字的含义，没关系，未来的日子，我陪你真正认识它们！

■ 薛玲玲工工整整地给女儿回信。（供图：薛玲玲）

妈妈记得答应你假期要带你去滑冰，很遗憾，到现在没能实现对你的承诺，亲爱的美子，等妈妈打完病毒，回到大连，一定说话算话。

爱你的妈妈：薛玲玲

2020 年 3 月 10 日

❀ 一封没有寄出的家书

春节以来，"封锁"成了人们再熟悉不过的一个词语，武汉封锁了进出城区的主要通道，全国其他地方也采取相应措施，人们居住的小区也加强了进出管控。这一切，都是因为抗击新冠肺炎疫情的需要。

而从元宵节开始，大连市妇幼保健院护士董菲，也和丈夫一起实施了一项特别的封锁任务，她要封锁的是自己的父母，坚决不让父母知道自己到武汉前线的消息。

1983 年出生的董菲是家里的独生女，是医院的骨干，她热爱自己的职业，也一直心系武汉，为前方的"战事"忧心。在赴武汉之前，她在医院就做发热预检的工作，考虑到自己天天接触患者，担心将病毒带回家传染给孩子，她就和丈夫商量，将上一年级的儿子送到了奶奶家。

2 月 8 日，董菲、孙京亚、国文慧 3 位护士在接到出发命令的 2 小时内，带着医院物资管理部、工会迅速准备的物资，来到机场与援助武汉医疗队集合，于华院长、肖绪武副院长及相关职能科室人员来到机场为 3 位"美小护"送行。

曾经在产科、新生儿科、妇科工作过的董菲，有着十余年的护理工作经验。元宵节这天，她本来打算下班之后去婆婆家接儿子回家。下午4点，她看到支援武汉动员令后，再一次积极报名，半个小时后，董菲接到集结通知，顾不上接孩子，只回家匆匆收拾了一下行李，就直奔医院，没来得及和家人告别。

　　在出发前，老公拥抱着董菲，试着和她说点轻松的话题。但是，高大坚强的他，拥抱妻子后，偷偷摸了摸她的脸，这一动作，却流露出心中的万般不舍，分别的时刻，两人的眼泪还是同时"不争气"地流了下来。

　　比起孩子、老公，更让董菲放心不下的是她的父母，尤其是自己有病在身的父亲，父亲有脑血栓后遗症，现在一只手、一条腿还不灵活，主要靠妈妈照顾。

　　临出发前，董菲发了一条朋友圈，又很快删掉了。重新发的时候，屏蔽了自己的妈妈以及和妈妈相熟的人。作为家里的独生女，董菲没敢把去武汉的事情告诉父母，怕他们担心。在出发前，她把丈夫、儿子以及身边可能与父母有联系的人都通知了一遍，一定帮她守住这个秘密。

　　唯一一条和此次出征有关的微信，她是在登机后等候起飞的时候写的：

　　发完之前的朋友圈，发现忘把家里老人屏蔽了。没告诉我爸妈，我爸身体不好，怕他们担心。谢谢大家的祝福，有了你们的祝福，我一定会平安归来！

　　在微信留言区，她又特别嘱咐了一下：

　　拜托各位，认识我妈和间接认识我妈的，一定保守秘密，千万千万别告诉她，拜托拜托！

　　这段时间，丈夫也与妻子密切配合，对岳父岳母封锁消息。他的朋友圈里，也只有在2月9日中午，发送了一条妻子去武汉的消息，而且也同样屏蔽了家中老人。他是这样写的：

妻子去支援武汉，作为一个顶天立地的男人，我没有过多言语，因为我不擅长用言语表达对妻子的爱，只有默默守望，多希望我能替她冲锋陷阵。

但我深深知道国家需要她、武汉需要她，这就是爱，多少这样的小爱汇成了对祖国人民的大爱，等你凯旋！加油中国！加油武汉！加油老婆！

妻子现已经到武汉，一切安好！

去武汉的一个月时间里，董菲小心翼翼地维持着和父母的通信往来，甚至连一条微信朋友圈都没有发，生怕中间的某个人看到了，会将自己在武汉的事情透露给父母。翻看她的朋友圈，都是与大连有关的，如"大连市妇幼保健院近期开诊安排"之类的消息，这也是她让父母相信自己仍在大连的障眼法。

好在，因为董菲一直和父母说自己是在值守发热预检的工作，父母问起来，她也有话搪塞，总是说"怕带去病毒，不方便见面"。一个月了，董菲身边的亲戚朋友都知道了，现在，就只有她爸妈还蒙在鼓里。

能瞒一天是一天吧！这就是董菲的打算。这些天，她只是和父母通个电话，连微信视频都没有，因为，到了武汉之后，为了安全和工作方便，她把自己的长发剪成齐耳的短发了，这要是和父母视频一连线，立马不就露馅儿了吗！

董菲在雷神山医院的工作区域是 A2 病区，她最关心的就是病区的患者，至于雷神山医院有多大、多少个病区等，都不是她关心的事。在前线，工作是董菲的重心，患者是董菲最牵挂的人。

病房是单调的，而人心是暖的。自己的父母不在身边，她就把年长的患者当成自己的父母般精心呵护。在 A2 病区里，留下了不少董菲的暖心故事。

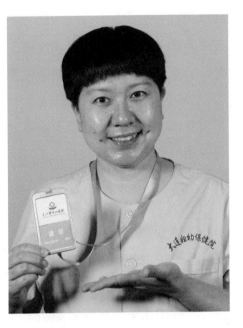

病区里有位盲人大爷，生活不能自理。刚来的时候，大爷情绪不太好，觉得自己没有家人，又得了病，成了别人的负担。每次上班，心细的董菲都会主动问问大爷有什么需求，给他喂饭、换尿不湿，嘱咐他在床上翻翻身，嘱咐他有什么需求就说，不要怕麻烦，把医护人员当成家里人。

■ 董菲在雷神山医院
A2 病区里工作。

双城记

大连驰援武汉抗疫纪实

人和人的交往，都是以心换心、将心比心的，病房里更是如此。董菲如女儿般的和声细语、有求必应，让这位盲人大爷宽心了很多，他的情绪好多了，吃饭也很配合，每次都会感激地说"谢谢大连的姑娘"。

医护人员医治患者的病，还要去抚慰他们的心灵。有一位阿姨，核酸复查均为阴性，本可以出院的，可是阿姨思想负担较重，总觉得自己没有力气，吃不下饭，感觉像刚入院时那样，她沮丧地说："我是不是治不好啦？"

这时候，光用医疗数据说话，是解不开她心里的疙瘩的。董菲就一点点开导她，大到国家投入大量人力、物力来救治患者，小到生活中的美好场景、家人的期盼……各种开导阿姨。

还别说，董菲的这些话起了作用，下午再见到阿姨的时候，阿姨主动说："护士谢谢你，听你的话我心情好多了，中午也吃饭了……"

每每遇到像盲人大爷、不自信的阿姨这样的患者，董菲都会想起自己的父母，想到自己善意的隐瞒，她又觉得心里特别愧疚。

董菲心里明白，总有那么一天，父母会知道自己在武汉的消息，只是早晚而已。想着想着，董菲的眼泪吧嗒吧嗒地落了下来，下班回到驻地，写了一封家书，她准备好了，在父母知道的那一刻，她会把这封早已准备好的信发送过去。

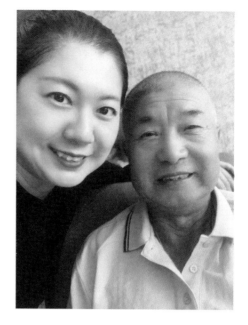

■ 董菲和爸爸的合影。

进入3月，抗击新冠肺炎疫情的战争已经进入最后的决胜阶段，胜利，就在不远方。董菲多么希望，这封信是等她回到大连之后，坐在爸爸身边，读给爸爸听的啊！

董菲写给爸爸的信：

亲爱的老爸：

您好！

但愿这封信是我在家里念给您听的！

多日未见，相信您一定很想我。

上次见面还是大年初二的晚上，那天白天上班，下班回的家，本打算在家住一晚。吃晚饭时接到单位通知，因为疫情，初三起全员上班。所以吃过晚饭我们就回自己家了。我还没开始的假期就这样结束了。现在想想，那晚光顾哄孩子玩了，也没能和您多说几句话。

之前看到大连有医疗队奔赴武汉支援时，我们讨论过，您说过，他们真厉害，让人佩服！您也说过，"去也轮不到你们妇产医院"。我想您是了解我的，您知道我有一颗不安分的心，如果有机会一定会往前冲。您这样说，就是不希望我去。

　　说真的，连我自己都觉得不可能的事变成真的了。从无意中知道要报名去武汉支援的事，到通知晚上就走，前后不到1个小时，回家匆忙收拾东西到机场也不过3个小时。没有时间去告别，也没想和你们告别。

　　知道我援鄂的事，好多好多认识的、不认识的朋友都对我表示关心和鼓励。我知道，如果你们知道了，有的只会是担心，我也是当妈的人，我太能理解你们了。如果您再因此有个三长两短，我……爸，您当年不就因为上火才引发的脑血栓吗？这么大的事，我哪敢告诉您！

　　我知道您和我妈怀疑过，问我怎么不回家。我说我总去发热门诊，怕万一传染家人现在把自己隔离了。好在，我平时是个听话的孩子，我说什么你们都信了。

　　我妈常说，"你不回家，来个电话也好"。爸，我不是不想打电话，不想和你们视频聊天，我是怕说多露馅儿啊，一来武汉就狠心把头发剪短了，你们知道我不会轻易把头发剪这么短，要是看到了一定又会怀疑的，总说谎我也为难啊！

　　爸，我在这边挺好的，自己住一个屋子，每顿饭都有荤有素，市里、单位、社会各界为我们准备了各方面物资，吃的用的啥都有。

　　工作时也不用担心，我们都穿着防护服、戴着N95口罩……一线的防护用品够用，不是说嘛，最危险的地方最安全。工作强度也还好，和在单位时差不多，我能适应。反倒是有点担心您，戴口罩一定要挡住口鼻，尽量少出门锻炼，也节省口罩。

　　爸，别急，现在武汉的发病率一直在降，出院一天能有几百甚至上千人，相信不久我们就能结束战斗回家了。到那时，我们可以摘下口罩，尽情呼吸。

爸，相信您的女儿，我一定会平安回家的。您和我妈照顾好自己就是对我最大的支持。

勿念！

女儿：菲菲

2020 年 3 月 7 日

3月30日，安全回到大连之后，乖乖女董菲才向爸爸妈妈"如实交代"。

原本以为她的信息封锁得密不透风，孰不知，她的妈妈其实已经知道了此事，电视、手机、城市户外广告上，那么多的报道，她岂有认不出自己女儿的道理？她只是没有揭穿女儿的一片良苦用心，每天独自承受着那一份担惊受怕。

妈妈的心思，和女儿一样重，为了不让丈夫跟着着急上火，她一直没有将此事告诉老伴儿。直到女儿平安回到大连，妈妈的这颗悬着的心才着了地。

这封没有寄出去的家书，也成了一段特殊的记忆。

守望

1月23日，武汉封城。

疫情急剧暴发，医疗物资紧缺成为当时武汉各医院面临的首要难题，口罩告急、防护服告急……

几乎每个人都为武汉哭过，而很多大连人哭过之后就去行动了。大连直通武汉的应急物资补给线上，书写着一个个温暖又感人至深的故事。

据不完全统计，大连医疗队驰援武汉期间，大连市卫生健康系统给医疗队带去医用 N95（3M 1860）口罩 1.6 万只、外科口罩 3.3 万只、医用防护服 1.1 万套、隔离衣 6500 套、护目镜 3700 只、防护面屏 5600 只、一次性鞋套 7100 双、医用检查手套 3.5 万副……

驰援武汉，守护大连

1月24日，除夕夜。

日益严峻的新冠肺炎疫情，搅得全国人民心神不宁。大家都宅在家里，一边捧着手机一边看春晚。

春晚播出前，及时加入了与抗击新冠肺炎疫情相关的主题词，致敬奋战在防控新冠肺炎疫情一线的白衣天使们与全体武汉市民。

开场40分钟后，白岩松、康辉、水均益、贺红梅、海霞、欧阳夏丹出场，朗诵《爱是桥梁》，一起为武汉加油。

白岩松一开口，就已经让不少人湿润了眼眶：

今晚，我们走上这个舞台都没有赶上一次正规的彩排。这可能是春晚历史上给主持人留下准备时间最短的一次。但是疫情发展迅速，这份短，恰恰代表的是太多的人对防疫群体最长的思念和牵挂。

……我们在这过年，你们却在帮我们过关。但是，不管您有多忙、您有多累，再隔一会儿，钟声敲响的时候给自己留几分钟的时间。如果可能的话，给家人打一个报平安的电话，许一个与幸福有关的愿。然后，回到战场，继续护佑我们的生命和健康。但是，一定要记住，我们爱你们！不只在今天，还在未来生命中的每一天。

康辉的朗诵，告诉全国的观众什么才是最好的桥梁：

今夜，让我们好好过这个年，也感谢所有为过好这个年正在努力和奉献的人们。过好年，充好电，我们就更有劲儿，对不对？更有劲儿去把所有的事情都做得更好。过年，过关，爱都是最好的桥梁。我们给大家拜年，加油！武汉！

历经 1998 年特大洪水、2008 年汶川地震的中华民族，不正是靠着全国人民凝聚在一起的大爱傲然挺立、重振河山的吗？

除夕夜的倡议书

除夕夜，在丈母娘家一边看电视一边捧着手机刷微博的王官升，看到远在千里的湖北武汉，还有那么多的白衣战士放弃与家人团聚的机会，坚守在医院里与新冠病毒做着艰苦卓绝的斗争，那一刻，他心生敬佩。

王官升是个心地特别善良的小伙子，他的老家在瓦房店市太阳街道王店村，小时候家里非常困难，王官升是在村党总支书记于晓东和希望工程的帮助下才完成学业的，因此他一直心怀感恩，参加工作后一直在做公益回报社会，近些年来先后被评为大连好人、大连市道德模范、辽宁好人、辽宁省道德模范、中国希望工程 30 年·希望之星。

继续刷屏，王官升看到武汉很多医院都缺少防护服、口罩、帽子、手套、护目镜……当一条条这样的信息蹦出来的时候，他已经控制不住自己的情绪，哭得稀里哗啦。

人和人的区别，大概就是流泪后做什么。

几分钟后，王官升再也坐不住了，他给大连市文明办领导和身边最亲密的几位公益伙伴发去了一张图片，这是一张微博截图，图片是武汉医生们向外界发出的求援信息。

那一夜，在大连，在全国各地，有无数个像王官升一样的大连人，为武汉默默地流着眼泪，决定为武汉做点什么。

王官升还是郭明义爱心团队大连志愿服务总队负责人之一，大连志愿服务总队一直在市文明办指导下开展志愿服务，因此，他首先给中共大连市委宣传部副部长、市文明办主任黄忠义发了条微信：

"领导，我能不能为武汉做点什么，为他们募捐，或者买一些他们需要的物资运过去？"

黄忠义回复说：

"这很好，要按照规范做，具体细节咱们再好好商量一下……"

他又给大连市中心医院的脑外科副主任崔承志发了一条微信：

"崔主任，您看我能为武汉的医院做点什么？他们需要的物资，我能帮他们筹集吗？"

接着，他给大连市妇幼保健院护士长、大连好人刘杰发了条微信：

"我想帮武汉做点什么，可是不知道医院里的物资什么能用什么不能用。您来帮忙把关怎么样？"

刘杰也正在想能为武汉做点什么，立即应承下来。

王官升还是大连市青年志愿者协会副理事长，之后，他又给大连市青年志愿者协会理事长韩伟、理事来庆新发了微信：

"咱们在大连能为武汉做点什么呢？心都碎了！却无能为力！不知从何下手！"

发这条微信的时候，已经是晚上 11 时 43 分，王官升的提议获得了韩伟和来庆新的支持，大家决定一起行动。

当晚，王官升流着泪写下一封"驰援武汉，守护大连"倡议书，于 1 月 25 日凌晨 3 时 35 分在微博、微信同步发出。

驰援武汉，守护大连

各位领导、医护朋友、媒体前辈、企业家朋友、志愿者朋友，大家晚上好，今天是 2020 年春节第一天，首先向各位前辈拜年。刚刚看到一位朋友发来私信，是关于武汉疫情前线的，希望大家仔细看看，我看完是泪流满面，心特别痛！我在想如果这个事发生在我们大连，或者我们的父母孩子就在当地，当我们像他们此时一样无助、绝望、恐惧，我们怎么办？谁能来帮帮我们？谁能来救救我们？我咨询了大连市中心医院脑外科崔承志医生，他的朋友目前正在前方，现在手套、口罩、消毒设备都是缺少的资源，对前线的支持还不够！

那我们在大连是不是应该为他们做点什么？就算是为他们捐出一个口罩、一副手套、一瓶消毒水，也许病毒就会少传染一个人，这难道不是功德无量吗？我们不能坐以待毙，只喊加油，我们要付诸行动，主动出击！我咨询了大连市妇幼保健院的刘杰护士长，她说现在大连的医护用品非常紧俏，只有一线医院才暂时能供应上；我咨询了正在韩国旅游的企业家，她说韩国目前只有中国人戴口罩，在韩国感觉不到在中国的紧张，那么我们可不可以从国外购买医护用品，点对点地支持一个医院，一个科室，甚至一个医生！

我认为捐钱是最简单的事，我们能不能为武汉、为大连动起来，同舟共济，群策群力，集思广益，一起为抗击疫情助力，控制住疫情，也是为了我们自己！我建立了"驰援武汉，守护大连"爱心群，有想奉献爱心，用实际行动为同胞加油的，请扫码入群，星星之火，可以燎原，我们大连人一起为抗击疫情助力吧！

1月24日，武汉新冠肺炎确诊人数突破一千，累计确诊患者数量达到1287例。

当时，大连的情况又是怎样的呢？翻阅本地媒体报道，这一天有两条重磅新闻：

截至1月23日24时，辽宁省内已经出现4例新冠肺炎确诊病例，其中大连市1例。

1月24日下午，辽宁省启动重大突发公共卫生事件Ⅱ级响应。

这意味着，在辽沈大地上，打赢疫情防控阻击战的号角吹响了！

王官升于1月24日除夕夜写的这封倡议书，是目前可以查询到的大连第一个针对疫情而发起的民间倡议。

事后，笔者和王官升有这样的一段对话：

"除夕夜，是什么触动了你，要做这样一件事情？"

他说了四个字：

"是同理心。"

1月23日凌晨，武汉发出了关闭离汉通道的命令。那一刻，王官升就意识到武汉这座千万人口的大城市会遇到很多困难，武汉有难，就是国家有难，作为一名中国人，怎能置身事外？

"假如疫情中心不是武汉，而换成了大连；假如我们自己就在武汉；假如我们的亲戚就在武汉医院里，暴露在病毒中，却还要去救治患者……"

当把这一系列的假如想了一遍后，王官升觉得自己再也没有理由继续等下去了，除夕夜草草写完倡议书，第二天凌晨发了出去。

"驰援武汉，守护大连。"

王官升在凌晨写下的这8个字，将两座城市紧紧地连在了一起。

26611颗滚烫的爱心

"驰援武汉，守护大连"倡议书在指尖传动的时候，大连市青年志愿者协会、郭明义爱心团队大连志愿服务总队、大连市心连心志愿者服务中心、大连志愿者爱心联盟、大连市小善大爱公益团队共同响应并号召志愿者参与进来，"驰援武汉，守护大连"爱心群就建立起来了，短短几天时间，微信群就扩展到了6个，1600多名热心的网友汇聚到了一起。

王官升、韩伟、来庆新、刘杰4位项目联合发起人都是践行公益十多年的"老兵"，有着丰富的组织经验，疫情当前，他们每走一步都格外谨慎。

在大连市文明办、共青团大连市委相关领导指导下，为了科学、规范地开展募捐活动，王官升等4人组建核心团队，并于1月25日上午联系大连市慈善总会商量联合发起募捐事宜。大连市慈善总会副会

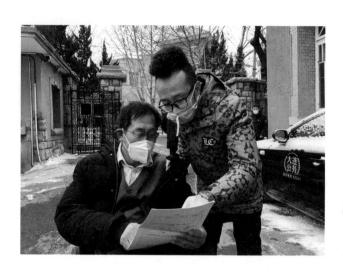

长周建新按照程序向大连市慈善总会领导、市民政局做了请示汇报，经过半天的紧急筹备，1 月 25 日 17 时许，大连市慈善总会针对疫情防控设立的线上募捐渠道正式开通。

在"驰援武汉，守护大连"项目成立之初，志愿者们就和市慈善总会达成共识，该项目筹集的钱款物资会根据实际需要用于大连和武汉两座城市的疫情防控工作，由大连市慈善总会按照《中华人民共和国慈善法》的具体要求来募集和划拨。

募捐渠道开通后，当晚就迅速在微信朋友圈被热转起来。26 日 0 时，捐款数字就达到了 154895 元，短短 7 个小时，就有 1665 人参与捐款，看到这一数字，周建新和几位核心志愿者发微信相互鼓励。0 时 14 分，周建新也在微信朋友圈里写下了他的感言：

"2020 年大年初一，注定不是一个平常的日子。上午 9 点左右开始与大连一群有爱心的人沟通如何为这次抗击新型冠状病毒肺炎疫情做点事，特别是在王官升、来庆新等好人的积极沟通和共同努力下，从起草倡议方案到发布线上募捐信息，一切程序都井然有序，从下午 5 点开始，短短几个小时就募集 15 万多元。作为一个有着近 20 年慈善工作经历的专职慈善工作者，我被大连这座城市和这群人深深地感动着！武汉加油，中国加油，共抗疫情，你我同行！"

后来聊起来的时候，周建新说出了他的心里话：

"我本人就是湖北人，看到你们这么热心地为湖北、为武汉在做事情，我是特别特别感动的，我从心底敬佩你们、感谢你们！特别是看到微信群里的网友们转发、捐款，为湖北加油、为武汉加油，我感受到了一种心心相融的力量，感受到了什么才是'聚沙成塔'，感受到了人民群众的伟大。当国家有难的时候，大家的爱心被激发出来了，有大家的支持，我们就没有战胜不了的困难。"

武汉战场，与疫情激战正酣。兵马已动，粮草必须要跟上。

从正月初一开始，为了凝聚起社会的爱心力量，给予奋战在武汉和大连疫情防控前线的战士们更多的"炮弹"支援，大连市慈善总会、大连慈善基金会全员都扑到了这个项目上，按照相关法律法规，在辽宁省民政厅和大连市民政局的指导下依法有序开展公开募捐活动。

大连市慈善总会领导高度重视，迅速成立了以执行会长王胜利为组长，以副会长王范茗、李叔禔、周建新，秘书长荆丹，基金会秘书长汪军生为成员的防疫工作领导小组，并建立了3个工作微信办公群，开启网上办公模式，通过这3个微信办公群对疫情防控募捐工作和日常工作进行动员部署和检查落实。在领导小组的统一指挥下，办公室与财务部、募捐部、项目部、网络募捐部、宣传部、义工部分工明确，各负其责，协同合作，迅速展开工作。

随着项目的开展，6个爱心群里，各方面的信息像雪片一样不断飞来，工作量成倍增加。项目筹备组急需人力支援，周建新先后将市慈善总会工作人员苗慧、李连军、赵利军、刘韬、董明飞拉了进来，大连市小善大爱公益团队又发展了陶陆、王雨彤、杨丹、耿宁、姚长明5位核心志愿者，筹备组成员分别在各个微信群里做服务，每天从早晨睁开眼睛一直忙到晚上11点多，平均每个人每天工作时间都超过了16小时。

每一位线上捐款者，都能自助下载一张捐赠证书。因为很多捐款者不了解下载证书的流程，成员每天都要在群里回答网友们的询问，一遍遍地告诉网友该如何下载、保存证书。

王官升还记得，线上捐款超过 100 万元是 1 月 28 日的傍晚，3 天时间内吸引来近万人捐款。随后，这一数字在不断攀升，截至 4 月 6 日，该项目的筹款页面显示累计献爱心人数为 26611。26611 颗滚烫的爱心！这些滚烫的爱心里，饱含着对慈善机构的信任，饱含着对江城武汉的牵挂。

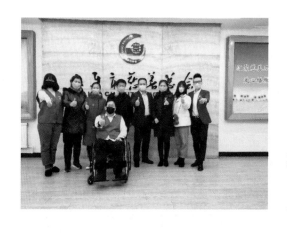

■ 26611 颗滚烫爱心的背后，有一群默默奉献的人。（供图：大连志愿者爱心联盟）

1 月 29 日，大连市慈善总会将首笔 50 万元捐款点对点拨付给湖北省慈善总会，捐款凭证分配使用情况一栏写的是"援助新型冠状病毒防控项目"，这一信息也在大连市慈善总会官方网站进行了公示。

随后的一段时间，大连市慈善总会又先后多次将募捐款项拨付给湖北，将大连人民的爱心送达疫情的主战场。截至 4 月 6 日，在大连市慈善总会官方网站上，公示一共发布了 64 期，其中有多笔都是拨付给湖北。

2 月 2 日，拨付湖北省慈善总会 50 万元，用于援助新型冠状病毒防控项目；还拨付给湖北省荆门市、黄冈市、兴山县医院累计 25 万元，这些款项属于定向捐助。

2月3日，拨付湖北省慈善总会100万元，分配使用情况一栏写的是"红旗电力建设股份有限公司定向捐赠用于武汉市疫情防控"。

此外，在2月5日、6日、7日、8日、9日、17日、24日，3月2日、6日、26日也分别有向湖北拨付款项的公示信息，定向捐款的有大连湖北商会、大连市创发企业商会以及众多的爱心企业和爱心市民。

小善大爱传真情

发出倡议的那一刻起，王官升和韩伟、刘杰等人就约好了行动准则：亲力亲为、以身作则，用实际行动传递小善大爱的真谛。

从1月25日开始，王官升每天都从早忙到晚，回到家也是手机不离手，前一个月里每天工作时间都超过18小时。儿子今年还不满4岁，看到他总拿着手机，就问他：

"爸爸，你能放下手机和我玩会儿吗？"

心怀愧疚的他听了儿子的话，就陪孩子玩了一会儿，可当手机再次响起的时候，他又忍不住去抓手机。后来，王官升怕回到家孩子找他，又不忍心拒绝孩子，每次回到小区后就坐在车里办公，一坐就是两三个小时。

面对已经像着了魔一样的王官升，妻子对他的要求降到了最低：

"只要回家之前用酒精消好毒就行，毕竟家里还有孩子，这就是我唯一的要求。"

那段时间，大连疫情防控形势也非常严峻，王官升把自己推到了第一线，和几位核心志愿者去接收、发放物资。1月28日，王官升和周建新冒雪将一批口罩送到大连市社会福利院，忙了一天，他中午饭都没顾得上吃，抽空在车上啃了两个冰冷的馒头，这已经成了每日的常态，如果哪天中午能吃上一碗泡面，就算是改善生活了。

1月29日，爱心企业捐赠的2万副手套需要送到物资存储点，为了让其他志愿者减少交叉感染的风险，他一个人去搬运物资。

2月3日，武汉一志愿者感染新冠肺炎经抢救无效死亡的消息在网上流传。4日，这个不幸的消息被官方媒体证实。这在大连志愿者群体中也产生了不小的震动，最紧张的莫过于王官升的妻子了，到这一天，王官升已经在外面"裸奔"整整10天了。

晚上回到家后，妻子跟他说，武汉一位志愿者因感染新冠肺炎去世了……听到这个消息，王官升心一沉，他也是正常人，也有担心和害怕。但他仍然跟妻子解释："谁不害怕？你说，那些去武汉的医生护士不害怕吗？如果大家都害怕，谁去做这些事？跟害怕比起来，我更愿意选择去承担。"

这一晚上，除了担心，王官升更多的却是感动，他想到了陪同自己连续奋战8天的铁哥们儿姚长明为了保证妻儿的安全搬到员工宿舍去住，进行自我隔离。

"他舍弃陪伴母亲、妻子、3岁的儿子，是第一个实施线下执行的志愿者，库管、司机、取货员、力工、维修工……哪里需要去哪里。每天都是第一个来，最后一个走……致敬我的好兄弟！"王官升知道，正是因为有了像姚长明这样的铁杆志愿者，爱的雪球才越滚越大，在他的脑海中，这串名单很长很长，有高维鹏、佟欣、高广东、王楠、王萍、刘文超、来庆莲、陈召德、冯鹤、刘冰、王文超、田永斌……还有很多很多叫不上名字的志愿者。

武汉志愿者去世的消息，也瞒不过王官升的姐姐和妈妈。2月5日凌晨2点多，妈妈也顾不上是否打扰儿子睡觉了，一个电话打了过来，哭着问王官升：

"官升，咱停下来行吗？你一旦没了，我们活着还有什么意思？你孩子才3岁多，你想想，孩子怎么办……"

电话另一头的王官升也哭了，他无言以对。

爸爸知道王官升的心思，他抢过电话来，嘱咐了儿子几句：

"儿子，干吧，爸支持你，但是一定要做好防护。"

后来，王官升再发朋友圈就把妈妈屏蔽了，告诉她"不干了"，但"驰援武汉，守护大连"的事情他一直在进行着。其间，遇到了很多的突发状况，都在大家齐心协力的努力下一一化解。

2月6日，大连中海华能源发展有限公司通过共青团大连市委捐赠给湖北价值350万元的爱心物资，王官升全程负责协助。经团市委联系，中国邮政免费帮助运送，6日下午，这批物资就装到了车上。

2月7日上午10点钟，他突然接到邮政部门的电话，这批物资缺少大连市卫健委盖章的"应急物资运输通行证"，必须在11点半前送到大连湾码头，才能赶上12点出港的轮船。共青团大连市委书记张延松立即进行了沟通协调。

10点45分，王官升到共青团大连市委拿着打印好的"应急物资运输通行证"赶往市卫健委。

11点2分，市卫健委盖完章，他立即驱车赶往大连湾码头。

11点28分，终于赶到了大连湾码头！

望着缓缓进港的大货车，王官升的心终于放下了。

这时，他才有空掏出手机，一看，有妻子打来的多个未接电话，回拨

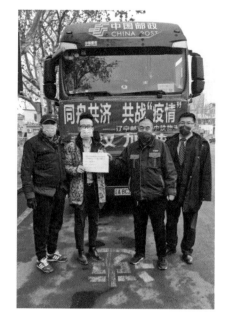

■ 这张"应急物资运输通行证"里有个小插曲。

（供图：大连志愿者爱心联盟）

过去，传来了妻子的哭声和抱怨：

"你儿子被锁在家里了……"

还好，妻子已经报警了，算是有惊无险。

在项目联合发起人中，韩伟是最不容易的一位，他肢体重度残疾，靠坐轮椅出行，难度可想而知。

韩伟被称为"滨城活雷锋""轮椅雷锋"，荣获中国十大杰出青年志愿者、辽宁好人等诸多称号，担任大连市青年志愿者协会理事长，是大连志愿者的一面旗帜。

韩伟的背后，站着一位美丽善良的妻子——陶陆，她也是资深志愿者，获得过大连最美志愿者、大连市十大杰出青年志愿者等很多荣誉。凡是韩伟想做的事情，陶陆都无条件支持，完美诠释了什么是夫唱妇随。

面对凶猛的新冠肺炎疫情，夫妻二人没有躲闪，没有丝毫犹豫，从正月初一开始，就冲到了最前面。陶陆更是巾帼不让须眉，和其他志愿者一起搬运沉重的物资，一桶消毒液足有 40 斤重，陶陆拎起两桶，走 10 多米，再上 7 级台阶……如此反复，这样的情景，给现场所有志愿者巨大鼓舞。

夫妻二人利用自己组建的 20 个爱心群，及时发布募捐信息，组织爱心网友们发起"一起捐"，累计募款 20 余万元，分别捐往大连市慈善总会、大连市青少年发展基金会。

1 月 29 日，韩伟响应大连市文明办、共青团大连市委号召，经过慎重考虑和认真筹备，在 20 个微信志愿者群中进行了严格筛选，选择符合"自愿参与、一直在大连、身体健康"等条件的党员，组建"党员志愿者突击队"，随时准备着为大连抗击疫情工作冲锋陷阵。

2 月 4 日，正月十一，立春节气。

大连遭遇了春节后最寒冷的一天，气温降到了零下 10℃，还伴随着 6~7 级的大风。

凌晨 2 点多钟，韩伟和陶陆还在忙着统计捐款信息、修改活动方案；

凌晨2点5分，韩伟转发了一条微信，配文：

"战胜疫情，我们一定赢！"

早晨6点多，夫妻俩就起床了，7点多冒着风雪出门。

这一天，韩伟记在日记本上要做的事还有很多。几天前，瓦房店爱心人士陈洋联系到王官升和韩伟，得知大连有多位医护人员到武汉抗疫前线支援，他想为这些白衣战士家属捐赠1万斤蔬菜。

2月4日的大连，天寒地冻，陈洋和妈妈顾不上这些，上午就把新鲜蔬菜运送到共青团大连市委大院，志愿者帮忙卸菜，韩伟负责记录数据，团市委领导也参与到搬运爱心蔬菜的行动中，带领志愿者一同将蔬菜搬运、清点、登记、入库。

寒风中，志愿者忙碌的身影，定格在了这个不同寻常的立春日。团市委大院的雪地上，无数条细细的车痕交错在一起，那是韩伟轮椅留下的印记。

抗击疫情的这段日子里，韩伟总是尽自己所能来鼓励大家，为志愿者们鼓劲打气，他常说：

"很多人我还不认识，我真想看看你们的笑脸，可是现在还不能，

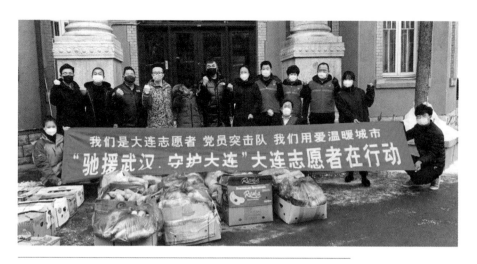

■ 寒风中，留下了韩伟和志愿者忙碌的身影。（供图：大连志愿者爱心联盟）

我们一起努力，一起期待摘下口罩的春天！"

说到口罩，不由得想起一个人，她就是大连市小善大爱公益团队核心成员——大连好人、大连市妇幼保健院护士长刘杰。

1月21日，农历腊月二十七，刘杰带着读高三的儿子鹏鹏看望两户失独家庭，一户住在沙河口区西山街附近，另一户住在星海湾街道星北社区。这一天，疫情防控还没有像之后那样严峻，作为医护人员，刘杰非常注重卫生防护，她和儿子都佩戴了口罩，也提醒身边人出门一定要戴口罩。她说：

"这个时候，戴口罩，既是保护自己，也是对别人的尊重。"

国家应对如此重大的疫情，医疗物资保障是非常重要的一环，刘杰深知这一点，"作为医务工作者，看到武汉的医护人员冒着巨大危险忘我地工作，我感同身受，我上不了前线战场，那我就做点后勤物资保障工作吧，充足的物资保障，武汉急需，大连也需要！"

1月25日，"驰援武汉，守护大连"援助新型冠状病毒感染的肺炎疫情公益项目启动后，有着20年医务工作经验的刘杰主动承担起了技术把关的工作。

从这一天开始，刘杰一个人担负着搜集、联络、筛查医疗资源信息的重担，对接收的每一种医疗物资都严格把关，从网上搜集信息进行第一遍核查，再通过医疗行业的资源进行第二遍把关审核，最终提交给项目筹备组进行讨论。

1月28日回到医院工作岗位后，她在工作之余继续奉献自己的时间和资源参与志愿服务工作，每天晚上工作到11点多。

2月2日下午，刘杰又放弃休息来到物资存储点，一干就是一下午。1050桶共计25吨84消毒液、60桶共计1.2吨酒精运抵大连，刘杰和志愿者们奋战了2个多小时才将物资卸完，然后又将730桶消毒液分别装搭到多辆车，配送给大连火车站、大连市社会福利院等单位，刘杰回到家的时候，天已经黑了。

三八国际妇女节这一天，刘杰正好赶上轮休，又加入到搬运大军之中。这一天，大连爱心企业鹿鸣岛公司负责人王璐给驰援武汉医护人员家属准备了115箱海鲜礼盒，在此之前，王璐已经通过项目团队捐赠了首批200箱海鲜礼盒。

115箱海鲜礼盒需要送到大连市区、金普新区等地，居住地非常分散，刘杰报名成为爱心司机参与到配送服务中。她是医务工作者，更懂得家属的心情。每送到一家，刘杰心里充满了无限的敬意，她都像女儿、姐姐一样，和家属们多聊几句，有年迈的老人见到她，就像见到了自己的女儿，满眼的欢喜，说着说着，泪水模糊了视线。

疫情期间，大连市文明办官方微信推送了一条消息《这就是我们可敬可爱的大连市民》，其中的几个小故事中就有刘杰。她说："大连志愿者有千千万，我只是其中之一，抗击疫情，人人有责，我们每一个听从国家号召的人都是最可爱的人。作为医务工作者，我最大的心愿就是，这场战役早点儿结束！"

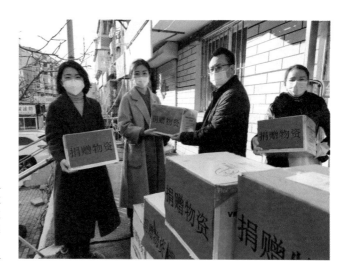

■ 刘杰（右一）和杨丹（左一）负责审核、接收应急物资。（供图：大连志愿者爱心联盟）

卖萌不影响"90后"冲锋

大连是一座文明之城、好人之城。近些年来这里产生了10位全国道德模范（含提名奖）、59位中国好人，还有超过千名省、市好人、模范和最美志愿者。

疫情面前，在韩伟、王官升、刘杰等好人、模范的引领和带动下，一大批年轻志愿者迅速成长起来。以前很多人对"90后"的印象是"卖萌""佛系""长不大"，这次疫情中大家惊奇地发现，原来卖萌并不影响我们的年轻人冲锋，一大批"90后""00后"选择了挺身而出。

曾经是你，今天是我。在这次的战役前线，其实这样的年轻身影处处可见，他们学着父辈的样子冲上前线，成为我们中国又一代最勇敢的人。抗疫征途，他们一路成长，在挥汗如雨中他们脱胎换骨，在逆境挑战中他们顶天而立。

"驰援武汉，守护大连"项目核心团队中就有3位"90后"——杨丹、王雨彤、耿宁。

1月31日下午，大连医科大学二〇一九届眼科学硕士研究生杨丹办理完入职手续，正式成为大连市第三人民医院眼科二病房的一名医生。簇新的白大衣、印着名字的蓝色工牌，都昭示着一个全新的身份。

而在正式入职前一周，她以志愿者身份参与到"驰援武汉，守护大连"疫情防控志愿服务工作中，负责联系全国各地医疗企业寻找紧缺物资，忙起来的时候她也上阵当起搬运工，被赞为"纯纯的女汉子"。

1月下旬，想要订到口罩、消毒液、测温枪等物资是一件艰难的事，很多热心人纷纷提供全国各地医疗企业电话联系表，这些都落到了杨丹手里，她需要逐一打电话进行联系。

最多的一天，她从早到晚打了151个电话。这期间还要翻看、回复5个微信群的信息，每天都有6000条以上。一百多个电话打出去，成功率却非常低，要么是没人接听，要么是人家根本没货，杨丹的心情也随着起起落落，有时候难免失望，不过转念一想，自己是在做好事，咬咬牙又接着打。

"这些厂家的电话有的是公益群里分享的，有的是朋友提供的，来之不易，不试试肯定没机会，有一线希望就不能放弃。"崩溃之后，她总是这样安慰自己，马上再投入战斗。

联系到能供货的厂家只是第一步，接下来是资质审查、走审批流程、采购、监督进货、清点库存、物资发放各个环节，这都需要杨丹亲自跟踪参与。在就职的前一个星期，她全天候投入到疫情防控志愿服务中，到市三院上班后，则是利用休息时间继续参与。

"对于我来说，做志愿者和学医，都来自同一个目的，那就是希望能帮助更多的人。"杨丹说，能参与抗击疫情志愿服务，对她的人生和职业生涯影响很大。一路走过来，她也更加坚定："'有时是治愈，常常是帮助，总是去安慰'是印在我工牌上的一句话，学医的初衷和做志愿者的初心殊途同归，今后都将继续。"

和杨丹一样，大连财经学院工商管理学院 2016 级物流管理专业学生王雨彤也是一位即将跨入职场的青年人。从 1 月 25 日开始，"97 后"志愿者王雨彤成了最忙碌的人，每天翻看、回复、记录群里的信息累计达 8000 条以上，负责收集意向捐赠信息并制成表格，平均每天 16 个小时超负荷工作，从早上 6 点多开始一直忙碌到晚上 12 点多。

项目组交给她的工作被她处理得井井有条，细致、严谨、踏实肯干是她的标签。说起这段做志愿服务的经历，她说："我在公司实习的时候，公司就一直在引领大家做公益服务社会，在假期能有参与'抗击疫情，守护大连'的机会也挺宝贵的，在家里边也没有什么事，能帮大家一些还挺开心的，要不然时间浪费也是浪费了。"

这期间，王雨彤还不幸被宠物咬伤，去打防疫针的路上，她还是手机握在手里随时随地回复网友们的问题，及时对接各种物资信息。

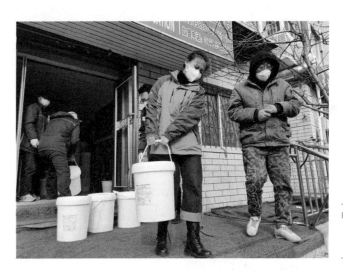

■ 干起重活来，王雨彤也不甘示弱。（供图：大连志愿者爱心联盟）

在疫情防控工作中，王雨彤表现出了一位优秀青年志愿者的热忱与坚定。

22岁的大连小伙儿耿宁是辽宁师范大学2016级数学与应用数学（师范）专业学生，同时还是该校张贞慧义工站站长。寒假里，他响应号召和家人一起宅在家里，他宅着但没有闲着，从正月初三开始就主动承担起"驰援武汉，守护大连"5个微信群的管理维护工作，每天浏览、回复信息，每天负责筛选、推送权威媒体发布的疫情信息10条以上，做了两个月的抗疫"键盘侠"。

说起印象深刻的事，耿宁说："在最初开始群内答疑的时候，手机的震动几乎没有停下过，两个手腕都酸疼，后来就用笔记本电脑来工作，但我知道这便是大连各界爱心人士对于新冠肺炎防疫工作的点滴爱心的表现，大家在群中有货源就会联系管理员，有相关的疑惑就会咨询工作人员，大家的热情和必胜的决心让我深深感动。"

2月10日，研究生考试成绩公布了，耿宁笔试成绩不错，接下来就要进行面试的备考了，耿宁也比以往忙碌了许多。当伙伴们询问他是否需要轮岗时，他说："没事，我能行，你们去忙更重要的事情吧。"就这样，他一边备考，一边继续做他的"键盘侠"。

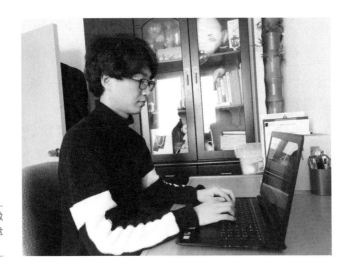

回顾这两个月的线上坚守，同为"90后"的耿宁说："志愿者服务工作虽然辛苦，回过头来想一想，更多的是成长。"

"请祖国放心，我们'90后'已经长大了！"

经历了两个月的淬火历练，杨丹、王雨彤、耿宁说，一代人有一代人的长征，一代人有一代人的担当，每一个时代都需要接棒人，青年人必须接过前人肩头的担子和责任。

直通武汉补给线

除了大连市慈善总会、大连慈善基金会，还有多支基金会在积极开展募捐活动，将爱心源源不断地输送到疫情防控最前线。

1月29日，大连市群团组织综合服务中心所属的大连市青少年发展基金会向全市社会各界发出募捐倡议，动员社会力量共同行动，万众一心抵御疫情。4月1日，大连市青少年发展基金会官微的公示中显示：已累计向湖北省青少年发展基金会拨付 146.067671 万元。

其中，大连市青少年发展基金会牵手爱心企业大连固特异轮胎有限公司，定向为大连第一批支援武汉医疗队所在的武汉蔡甸区人民医院捐款 100 万元，用于抗击疫情。

4 月 16 日，大连市红十字会在其官网发布《新冠肺炎疫情防控接收捐赠款物公示》，其中提到：截至目前，我会已划转至武汉市红十字会定向捐款 817.028857 万元，所有捐赠款物均经严格审核按时公示。

随着大连三批医疗队陆续开赴武汉，大连直通武汉的补给线一直在忙碌地运转着，一批批写有"大连医疗队收"字样的物资源源不断地涌向千里之外的武汉。

大连医疗队收

"驰援武汉，是党中央的重托，是大连义不容辞的责任……"

2 月 8 日晚，辽宁省委常委、大连市委书记谭作钧来到大连机场，为即将出征武汉的 500 名白衣战士壮行。

在送上深情的嘱托和祝福后，谭作钧表示："市委市政府和全市人民是你们坚强的后援，会全力做好你们及家庭的后勤保障工作，解除大家的后顾之忧。"

谭作钧的话语坚强有力，掷地有声。随后，一批批物资运抵武汉，政府在行动，企业在行动，全社会在行动，"大连医疗队收"成了最常见的快递标签，成了白衣战士们在他乡最熟悉的字眼，带着浓浓海蛎子味大连口音的司机，也时常出现在武汉。

2 月 9 日，大连人的微信朋友圈里还发生了一个有意思的小插曲，传出"前方急需薄款秋衣秋裤"的消息，小伙伴们争先恐后地要献爱心，

2月9日22时50分，大连医科大学附属第二医院在其新浪官方微博发布郑重声明：网传"大医二院募集秋衣秋裤"为不实信息。

谣传不可信，这个小插曲也从另一个侧面反映出大连市民对逆行者的关爱之深。对此，大连市委市政府郑重承诺：市委市政府已经建立直通武汉的物资供应补给线，请各位家属和市民放心，大连市委市政府有足够的能力保障前线医护人员在湖北省及武汉市开展工作所需要的工作和生活物资。市委市政府没有委托任何机构向社会募集秋裤等任何生活物资。

击穿谣言，行动是最好的方式。

2月10日晚，两辆9.6米长的大货车、一辆危化品货车装满了生活必需品和其他医用品从大连出发。这批物资共计1200件，其中，市里筹集465件、大医一院筹集373件、其他医院筹集共计362件，包括口罩、防护服、呼吸机、护目镜、冲锋衣、卫衣、海参肽，以及办公用品、保暖用品等物资。

2月12日，大连医疗队在雷神山医院正式接诊患者，与此同时，2月10日晚间驶出的3辆大货车也刚好抵达武汉，与大连医疗队实现完美对接。

家乡的味道

一批批物资源源不断地从大连运往武汉。送达雷神山医院的物资里，有医疗防护物资、御寒物资，还有饱含着大连市民深情厚谊的家乡特产：辽渔集团的罐头、瓦房店大樱桃、长海县海参……

让我们将时钟回拨到2月14日，地点：辽渔集团。

上午，5万罐"远洋牌"金枪鱼罐头装车完毕，即将启程运往武汉。这批由辽渔集团捐赠的价值50万元的物资，是专门为赴湖北大连医疗队生产的，将为正在武汉战疫一线的大连医疗队队员带去家乡的味道和家乡人的温暖。

"辽渔是一家有 70 余年历史的国有企业，家国情怀和责任担当是辽渔最根本的硬核。"辽渔集团党委书记、董事长孙厚昌说，"2 月 8 日 500 名大连白衣战士慷慨赴汉，倾城泪目，也让辽渔人备受感动。"

大连市副市长靳国卫来到辽渔集团，为赴湖北车辆壮行，并代表市委市政府向辽渔集团积极履行社会责任，发挥国企担当职能表达谢意和敬意。

2 月 14 日晚上，辽渔集团码头。

码头上灯火通明，工人们正在对 3 辆大货车进行上船前的检查。21 时，3 辆大货车满载大连市政府提供的各类防护和生活物资、家属准备的日常用品，从辽渔集团码头上船，经水路、陆路驶向武汉。

这是两日内为大连市援汉医疗队运送的第二批补给。一车车物资的背后，是多个部门数百人在与时间赛跑；一车车物资的背后，是大连这座城市往千里之外的武汉输送的深情厚谊。

非常时期，物资调配、车辆调度都有着一套严格的流程。接到运输指令后，大连市交通运输局迅速协调物资、调派车辆、办理通行证，仅用 36 个小时，3 辆大货车即整装待发。

2 月 16 日，大连第二批支援武汉医疗队队长龚平的日记中记录下收到家乡送来物资的高兴心情：

我从医院污染区出来，只简单洗了个澡，中午没有午休，因为还要接收从大连长途跋涉运来的物资。这些物资是由大连市卫健委等部门筹集到的，包括辽渔集团捐赠的海产品罐头等等，周五就出发了，因北方寒潮来袭，路上耽搁了点时间，今天中午到武汉，这些物资发往包括雷神山医院等多家医院，我们这里是第二站。

中午时分，一辆来自大连的巨型卡车如期地停在驻地门口，几个跟车的师傅满脸的疲惫，但洋溢着久违的兴奋，一个师傅还热情地说：

双城记
大连驰援武汉抗疫纪实

"我是大连市开发区的，终于给你们送到了！"

我从他那得知由于下雪路不好走，他们一路艰辛，真的不容易。望着这满车的物资，我深受触动，心中涌起来自大连的温暖，真是"一方有难，八方支援"！

要说疫情间哪些人最忙，身着深绿色制服的邮政人肯定在列。为持续做好赴武汉支援医疗队的保障物资前运工作，大连市邮政管理局联合共青团大连市委，指导中国邮政集团公司大连市分公司全面做好第三批物资的前运工作。

2月21日晚上，两名经验丰富的司机摸黑上路，他们的任务是安全运送第三批重约5吨的医疗和保障物资到武汉。这批物资清单中，有大连市卫健委提供的1500件防护服，市内各大医院、瓦房店第三医院、瓦房店市中心医院提供的医疗防护用品500箱，还有爱心企业捐赠的苹果、大樱桃……

大连市委市政府高度重视此次物资前运工作，靳国卫副市长明确要求"确保人员安全、物品安全、装卸安全，对返连人员的隔离问题做好安排"。按照市政府统一安排部署，大连市邮政管理局联合共青团大连市委立即启动寄递服务快速反应机制，组织中国邮政集团公司大连市分公司具体对接此次保障物资前运工作。

这批物资中，还有一份来自全国唯一海岛边境县——长海县的大连特产海参。连日来，驰援武汉的大连医护人员们时刻牵动着大连市长海县人民的心。大连环岛食品集团有限公司等长海商会9家会员企业积极响应县委县政府号召，向驰援武汉的500多名大连医护人员捐赠价值80万元的长海海参，以实际行动向这群最美的白衣天使们致敬，彰显新时代长海民营企业履行社会责任的担当。

2月20日下午2点半，在大连医科大学附属第一医院二部，长海商会与大连市后勤物资保障部门举行长海海参捐赠交接仪式，这批海参通过大连防疫物资运输专车发往湖北武汉。

截至 2 月 21 日，中国邮政集团公司大连市分公司已先后 3 次为武汉疫区运送援助物资，发运医用口罩等医疗用品用具 35 万件。

2 月 23 日，这批物资顺利运抵武汉。在前方紧张的工作间隙，能吃上一口清甜的家乡苹果和大樱桃，这对于医务工作者来说，也是一种鼓舞。

在这批苹果和大樱桃的背后，也有一段故事。

"辽河雪融，汉江澎湃；长城内外，共盼春来。"瓦房店百万人民一直惦念着奋战在武汉的 500 多名大连医务工作者，他们特意为白衣战士们准备了苹果和大樱桃。

2 月 21 日中午，瓦房店市市长周振雷亲自指挥，将精心挑选的总价值 36 万元的新采摘苹果和大樱桃统一装箱上车，送往大连港口，晚上 10 点上船运往武汉。

在得知瓦房店市将向大连市驰援武汉的 500 多名医务工作者赠送苹果、大樱桃后，中国邮政集团公司大连市分公司、大连创新齿轮箱制造有限公司、大连鸿炜果蔬专业合作社等单位和企业第一时间表达了愿意尽一份力的强烈愿望，出资、出水果、出运力。同时，共青团大连市委等相关部门第一时间和武汉方面对接，确定了运输车辆进武汉的时间、线路，确保运输中人员和食品的安全。

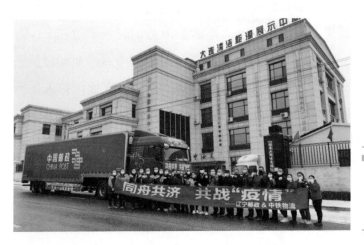

■ 中国邮政集团公司大连市分公司运送物资到湖北。（供图：大连中海华能源发展有限公司）

瓦房店人说，苹果寓意平安，大樱桃寓意着英雄凯旋，我们把最优质的苹果、最新鲜的大樱桃送给前方最可敬的医务工作者补充营养，期待着他们平安归来。

央企在行动

作为全国疫情的中心，武汉市抗击新冠肺炎疫情是一场持久战，也是一场艰难的物资消耗战。驰援武汉，无须动员。在大连，众多企业积极行动起来，为武汉前线的将士们提供尽可能多的支持。

病毒无情，人间有爱。为打赢这场艰难的战役，中国农业银行股份有限公司大连市分行迅速行动，于2月3日发出了捐款倡议，号召全体员工伸出援手、献出爱心，踊跃向湖北疫情严重地区捐款。倡议甫一发出，捐款纷纷涌向爱心账户，一百、两百、五百、一千……不断聚集的捐款如同滚烫的暖流，为抗疫前线助上一臂之力，彰显了农行广大员工使命担当的家国情怀。到2月4日下午，仅2天时间就有近3400名员工响应，筹集善款47.2万元，全力驰援湖北省抗击疫情一线，点点爱心，汇聚成河，为湖北人民送上一片深厚情谊。

大连到武汉，陆路运输需要40多个小时，一批批医疗和生活物资通过长途跋涉，运送到奋战在武汉的医务工作者手里，这不仅仅是物质上的支援，更是家乡人民对前方战士的关怀和鼓励。

1000套防护服、1000个护目镜、3000双一次性手套，2月17日，中铁十九局集团第五工程有限公司驰援武汉雷神山医院的防护用品，由物流公司从大连运往武汉。与此同时，该公司还为其鄂北水资源项目施工驻地的湖北省广水市疾控中心捐赠了1000套防护服；为机关所在地大连金普新区拥政街道的抗疫工作也奉献了爱心。

"无论前方医护人员需要什么，我们都要想办法送过去。"该公司董事长、总经理苗博宇说，"作为大连属地央企，我们要有责任担当，为疫情防控工作做点儿实事。"他表示，不仅仅是捐赠物资，不管是大连前方还是本地医院需要建设，公司一定会竭尽所能，安排物资和人员快速到位。

"赵建军主任，你负责跟大连红十字会联系，做好捐赠事宜的办理。"该公司党委书记宋新海在视频会上安排。2月9日8时和10日上午，中铁十九局集团第五工程有限公司两次召开网络视频会议，专题研究为疫区捐赠防护用品相关事宜。他们成立工作小组，分工负责，迅速行动，在防护物资非常紧俏的情况下，国内国外寻找货源，紧急筹措资金50余万元购买到这些防护服和护目镜等防护用品。

中铁十九局集团第五工程有限公司是隶属于中国铁建股份有限公司的中央企业。在这场没有硝烟的疫情阻击战中，中铁十九局集团第五工程有限公司贯彻落实中央和上级精神，行动快、措施实、防控好，为坚决打赢疫情防控阻击战做出了积极的贡献。

市城管局冲锋在前守护大连

在新冠肺炎疫情防控工作中，大连市城市管理局党员干部积极响应市委市政府号召，充分发挥共产党员先锋模范作用，参与到守护大连的战疫中。大连市城管执法系统冲锋一线，勇担重任，在后盐高速口、在大连北站，建立起大连北防线。疫情期间，在垃圾除运点、在社区，城市管理人员还肩负起推广和普及垃圾分类的工作，做到了疫情防控、垃圾分类两不误。

1月30日清晨，甘井子区城管执法局迅速集结一支84人的执勤队，第一时间奔赴后盐高速口测温现场设卡，从现场没有物资保障的"零"起点开始，一点一滴建立起大连北防线。要守住这条防线，一支战疫队伍的力量远远不足，西岗区城管执法局和沙河口区城管执法局也踊跃加入其中，三支队伍会集，并肩作战——身着城管蓝色制服的执勤队员成为城市入口的守护者。

　　随着疫情防控进入常态化阶段，为进一步掌握各区垃圾分类工作进展情况，结合疫情期间的特殊情况，大连市垃圾分类工作领导小组办公室相关负责同志分别对中山区、西岗区、高新园区垃圾分类情况进行了调研，实地考察中山区垃圾分类归集总站等强分单位、示范小区和分类设施的情况，对各区强制分类单位和示范小区的分类制度建设、宣传指导、分类体系运行等工作提出了具体要求，让疫情防控和垃圾分类同步推进相得益彰。

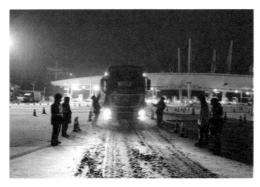
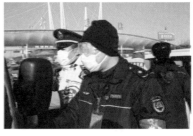

■ 城管执勤队队员在高速口设卡测温。

大连人在武汉

———

　　春节前夕，新冠肺炎疫情突袭人类，灾难首先登陆的是中国。生命比票房重要，贺岁片纷纷撤档。

　　2019 年春节上映的贺岁片《流浪地球》中，拯救地球是科幻故事；2020 年春节，与疫情赛跑拯救人民生命，则是真切的现实。

　　电影中，无数人前仆后继、奋不顾身，只为延续子孙生存的希望。在武汉，逆行的英雄们舍生忘死，抗击疫情，同样是向死而生。

　　在这场性命攸关的武汉保卫战中，有许许多多大连人坚守、奉献的身影……

武汉初印象

两座城，一样的雪。

"没有熙熙攘攘的游客，也没有琅琅的读书声，武大今年的樱花，开得有些清寂。但是即便如此，它们依然用力地绽放着，一如武汉这座城市，勇敢而顽强。"

在武汉封城后一个月，武汉大学的早樱开放了，带来了春的气息，也承载着美好的期盼。

"早樱已经开了。百花争艳的那一天，还会远吗？"

在抗击疫情的日子里，武汉人如这顽强的樱花，一边克服着早春的严寒，一边向世间展示着坚韧的美好。好几个夜晚，武汉不少小区突然响起音乐，市民纷纷打开窗户，齐声高唱。"武汉加油"的呐喊声此起彼伏，响彻云霄，很多人喊着喊着就热泪盈眶……

在同样有樱花盛开的城市大连，庚子年的春节，人们也常常热泪盈眶。一南一北的两座城市，人们眼里含着同样的泪水，因为对这片土地爱得深沉。

第三批援鄂医疗队到武汉后不久，一场春雪降下。大连医疗队里的一位"诗人"，提笔记录了这场雪：

昨夜，武汉疾风骤雨

今日，寒风未停，大雪又到

……

风雪挡不住春天的步伐

武汉与大连

同一场白雪，同样的坚守

共迎春暖花开……

在雷神山医院 A13 病区刘卓医师的笔下，雪景是这样的：

2020 年 2 月 15 日 周六，雪

听说大连下雪了，武汉也下雪了，凛冽的风刺骨，而物资中的电暖器是这寒天里的一把火，温暖我们的心。

两座城，一样的雪，不一样的人在共同努力！

"以前您是我们的榜样，今天我们是您的荣光！"初上雷神山，刘卓想到了自己的导师——大连医科大学附属第一医院呼吸内科主任张中和教授，2003 年抗击非典时他是专家组组长，在一线奋战数月守护大连；17 年后，张中和教授的 8 个学生来到武汉抗疫最前线，带着老师的教诲，奋战在荆楚大地。

穿越时空的相遇

1911 年，武昌起义拉开了辛亥革命的开端，武汉在中国近代史上留下了浓重的一笔。在抗日战争、解放战争中，不少辽宁人在这片土地上经历过枪林弹雨。

2020 年，一批批青年志士沿着前辈的足迹，义无反顾地冲向疫情笼罩下的武汉，这些在武汉的大连人，与祖辈们、父辈们上演了穿越时空的相遇。

"武汉不是家乡，但这个时候我需要守护在武汉，陪她一起渡过难关，她是我的第二故乡。"

2020 年 1 月 23 日之前，武汉还未封城，在浩浩荡荡的大连医疗队还未向南逆行时，一些身在武汉的大连人已经决定留下来坚守。

封城前退掉车票

1 月 23 日早上 6 点，汉口火车站，一个女孩儿站在售票处哭了。

距离封城还有 4 个小时，身边有很多抢票上车的旅客，她的时间足够，然而她却决定退票留下。

21 岁的王思佳（化名）在武汉工作，父母在大连经商，住在甘井子区山东路。疫情严峻，女孩儿在武汉的住处距离华南海鲜市场仅有 500 米。看到封城通知，她一夜无眠。"万一我被感染了，不能把病毒传染给家人和朋友！"一边是团圆和家人，一边是自觉和责任，她选择了在武汉隔离。她说，等到疫情过去，她想重回大连，去星海广场和发现王国转转……

王思佳的老家在河南周口，她有两个妹妹和一个弟弟，都在大连读书。疫情发生后，远在大连的亲人都牵挂着她。每天用电话和微信与她保持联系，几乎是一会儿一个消息，询问她的情况。王思佳早早就订好了火车票，期待与家人团聚。春节回家，王思佳还有个重要任务，她想把男朋友带回家里，研究一下订婚的事情。

王思佳购买的火车票发车时间是 1 月 23 日 7 时。23 日凌晨 2 点多钟，王思佳得知武汉 10 点钟即将封城的消息。她与另外一名打算回到重庆的女同事一起，匆忙赶到了汉口火车站。细算时间，此时离开武汉还来得及。

王思佳突然掉了眼泪。

同事问：

"你怎么啦？"

王思佳说：

"我不走了……想退票，留在武汉。"

实际上，王思佳整整一夜未眠，她非常想念亲人。可是，越是想念，她就越克制。虽然自己没症状，可病毒有潜伏期，万一被感染了，传染给家人和朋友可咋办？于是，她在武汉封城前4小时，退掉了离开武汉的火车票，同事也退掉了回重庆的火车票。

"太多的人需要团聚，可不回家更是一种爱……"1月23日，王思佳和同事返回了公司宿舍，两人每人一个房间，选择自我隔离。她们此前准备了一些食品，以备不时之需。

除夕夜，王思佳吃了一块面包。并不是没有菜了，只是自己想节省一点，留待以后再吃。大年初一，她通过微信给家人一一拜年，一边发微信，一边擦着眼泪。

王思佳的隔离有同事为伴，而另一个大连姑娘詹颖（化名）则孤身一人在武汉留守。

春节前，与所有身在他乡的孩子一样，她期盼着回家。然而武汉汹涌而来的疫情促使她决定，留在武汉。为了少把一份风险带上公共交通工具、带回大连，詹颖和父母决定遥相守望——这是一个小家为祖国大家做出的奉献。

2月9日，也就是大连500名医务工作者元宵节之夜飞赴武汉的第二天，詹颖在微博上写道：

"一个人在武汉居家隔离，看到大连真的是掏光了家底来支援……我无以言表，希望平安。辽宁加油！武汉加油！"

扫描二维码观看王思佳坚守武汉的故事

接过爷爷的"枪"

在大连，有一个四世同堂的大家庭，湖北是他们四代人共同情牵的土地。1949年，解放战争中爷爷曾在湖北这片土地上经历枪林弹雨。71年后，祖孙两辈人在这片土地上完成了时隔71年的"相遇"。

2月19日，92岁的爷爷特地佩戴上国家授予他的"庆祝中华人民共和国成立70周年"纪念章，为远在武汉的孙媳妇拍摄了一段视频。爷爷在视频中说：

"小菁啊，你也是咱全家的骄傲，一定要替国家守住武汉！"

1月25日，正月初一，大连医科大学附属第二医院泌尿外科主管护师李菁接到支援武汉的通知。此时，她正在农村和公婆一起过年，没有丝毫犹豫就报了名。为了不让更多的亲人担心，李菁跟丈夫约定，要去武汉支援的事只有他们两个知道。

元宵节之夜，李菁与队友们一起飞抵武汉。在雷神山医院里，李菁担任A6病区第五护理组组长，带领6名护士细心护理病区的每一名患者。搬运物资、处理患者大小便、给患者喂饭喂药，凡是脏活累活，作为党员的李菁都冲在前面。来武汉十几天了，她与丈夫都守口如瓶的秘密却再也瞒不住了。

2月19日下午，当李菁从医院忙完回到驻地，翻看一天收到的消息时，一段家庭群里的小视频让她无比惊讶又深深感动，那一瞬间她泪流满面——

"爷爷郝德贵是我丈夫的爷爷，他老人家平日话语不多，很少向家人提起自己的往事，我们晚辈只知道他是个'老革命'。但是那天，得知我支援武汉时，从来不摆弄手机的爷爷要求家人为他拍一段视频。在视频里，爷爷努力挺直早已被岁月压弯的脊背，面容慈祥又庄重。看到视频，我才知道，爷爷1949年就是在湖北参军，在湖北入党，并且在解放武汉的战斗中负了重伤。"

"咱爷孙俩有特别的缘分啊。"爷爷在视频中说，"你也是咱家的骄傲啊！现在国家需要，不管有什么危险和辛苦，作为一名医护人员，你都应该去，作为一名年轻党员更要冲锋在前。我全力支持你，家里你就放心吧。"

视频的最后，爷爷拿出了他最珍爱的"庆祝中华人民共和国成立70周年"纪念章，这是2019年新中国成立70周年时国家授予他的荣誉，仅颁发给中华人民共和国成立前参加革命工作的、健在的老战士、老同志等。

视频中，爷爷把纪念章郑重地佩戴在胸前，对李菁说：

"一定要替国家守住武汉！"

李菁的眼睛模糊了。怕爷爷听不清，她对着手机大声说：

"请爷爷放心，我一定会保护好自己！请'老首长'放心，我必将完成好任务，此战必胜！"

2月19日，正好是李菁女儿5岁的生日。李菁在手机上看着女儿

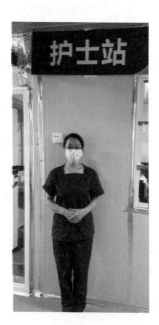

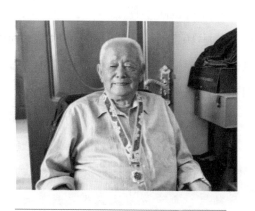

■李菁在A6病区第五护理组。

■郝德贵1949年在湖北参军。（供图：李菁）

圆嘟嘟的小脸，泪水又一次模糊了眼睛。就在 2 月 14 日，从来不懂浪漫的丈夫破天荒买了 9 朵玫瑰，在微信上展示给李菁看……这个和谐的四世同堂大家庭，让李菁时时感受到幸福和温暖。

"这些天，为了抢时间，平生第一次穿着纸尿裤工作。由于穿着厚重的防护服，工作量又大，时常呼吸急促、头晕目眩，这时候我也感到孤独和无助。但是每当想起远在大连的家人，还有爷爷的嘱托，再看着患者期待的眼神，我就提醒自己一定要咬牙坚持住。"李菁说，"为了患者早日康复，为了千千万万个家庭早日团圆，为了疫情早日过去，我们的努力是值得的。"

两位医者的交互人生

时间退回到 2020 年 1 月 24 日，农历的大年三十。

大连医科大学附属第二医院的急诊 ICU 里，"90 后"男护师葛壮带领全组，守护在除夕夜的工作岗位上。

葛壮 2019 年在外进修，一直是别人帮他分担工作，除夕夜他主动承担起值班任务。

彼时彼刻的武汉，很多一线医护人员正冒死奋斗在抗击新冠肺炎疫情的一线。有些医护人员已经倒下了，上一秒他们还是守护病人的天使，下一秒他们自己也成了病人。这其中就包括 29 岁的消化内科医生夏思思。

这位长发过肩、面容如邻家女孩儿般亲切的医生，全家都是医务工作者，父亲是军医，母亲是护士，夏思思和爱人是大学同学，同为医生，他们还有一个两岁多的可爱的孩子。

1 月 14 日，夏思思接触并负责一位患者。1 月 19 日，她突然发起高烧，肺部 CT 磨玻璃影改变，在协和江北医院隔离治疗。

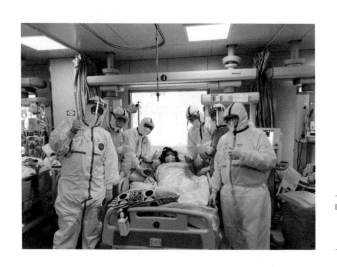

1月24日，除夕夜，夏思思第一次作为患者不能与家人团圆。她和爱人吴石磊本来买好票打算回老家的。

1月25日，葛壮的父母又一次大年初一坐着火车从哈尔滨来大连与孩子团圆。

葛壮的妻子唐颖也是一位护士，2019年他们刚刚结婚。今年春节是这对医务工作者婚后的第一个新年，除夕夜他们却各自忙碌在岗位上。葛壮和父母大半年没见面了。今年春节的全家团圆，一直是葛壮心底的渴望。

大年初一，葛壮和妻子下了夜班，葛壮的父母也下了火车——全家人终于坐在一起吃个团圆饭了。饭只吃到一半，葛壮就接到医院通知，他将作为大连首批援鄂医疗队成员紧急驰援武汉。父母放下碗筷，沉默片刻，他们对葛壮说："你去吧，这是义不容辞的责任。"葛壮对父母满怀愧疚："等我回来，一定陪您二老吃好这顿团圆饭。"

葛壮到达武汉后，经过两天培训，立刻投入到紧张的临床工作当中。他工作的地点是协和江北医院重症监护室。

因为这场疫情，两个相隔千里的"90后"在这里相遇了。

葛壮驰援的武汉协和医院江北医院正是夏思思工作的地方，也是夏思思不幸被新冠病毒感染隔离住院的地方。

在病床上，这位"90后"医生依然牵挂工作，希望治愈后能重返一线。她还主动把 ICU 床位让给其他患者。在疫情来袭，一床难求的时候，她把生的希望留给别人，将危险留给了自己……

刚来到这里，葛壮就听说了夏思思的事迹。同为战友，同为"90后"，葛壮对夏思思肃然起敬。他希望她能早日康复，全家团圆，回到工作岗位。然而，天不遂人愿。

"她转进 ICU 的时候就是我接的……"葛壮哽咽。

这些年在重症监护室，葛壮接触的患者很多很多，然而夏思思却是令他印象最深的一个。

2 月 7 日深夜，夏思思病情突然加重，呼吸、心搏骤停，医院连夜组织抢救，命虽然保住，但人一直处于昏迷状态，血氧饱和度也比较低。

专家组当即决定，先上 ECMO（人工心肺），立刻转至武汉大学中南医院。然而，经过十几天的努力，2 月 23 日早上 6 时 30 分，夏思思还是因抢救无效离世了。

葛壮哭了："我一直忍着，我怕我哭眼镜会起雾……"后来，他和队友们蹲在缓冲间哭了好久。

葛壮说："没有什么比看着自己的战友倒下更让人心痛和自责的……"

3 月 4 日，湖北省追授夏思思等 4 位女性为湖北省三八红旗手，号召全省向她们学习……看到这则消息，葛壮的眼睛又一次湿润了。

3 月 5 日，三部门表彰全国卫生健康系统疫情防控先进集体及个人，葛壮被评为疫情防控先进个人。

消息传来时，葛壮仍忙碌在第一线。他轻声唱起那首抗疫歌曲《出征》：

让我扭过头决绝地走

擦干泪水松开了母亲的手

敌忾同仇神州在紧要关头

一声大吼　同志们全体都有

请接受我的请命

就为了咱的百姓

就为我姊妹兄弟

请让我按下手印

就为这天下太平

就为这多少生命

为这医者仁心

……

在这场抗击疫情的战斗中，有那么多的医生护士冲上战场，有那么多人舍小家为大家，每一个人都付出很多。"我希望所有的战友都平安回来，不要再有任何一个倒下……"葛壮说，"有一天，武汉醒了。我们这些异乡人播撒了一整个城市的爱的种子，会在阳光下发芽开花，灌溉着希望长大。到时候，老人们打拳，孩童们嬉戏，年轻人在热闹的街上穿梭。而我们，也将踏上归途。"

一球牵两城

3 月 17 日，武汉市文化和旅游局以 32 张感恩海报来感谢全国驰援武汉的医疗队。辽宁医疗队的这张海报，背景是武汉戴家湖公园，海报的中心，是一双工业手套，海报上写着："老铁，谢谢！"

在武汉战斗的日子，其实，大连的老铁们也是想家的。乡愁，对大连人来说是家乡的草莓，是海鱼的味道，甚至是眼前一闪而过的"辽 B"车牌号。

对于大连这座城市，还有一些不同的，对于球迷来说，乡愁就是家乡的足球。足球城的拼搏精神，是支撑球迷白衣天使的一个动力。

武汉与大连，在足球界也有千丝万缕的联系，两座城市都堪称足球明星的摇篮，大连是足球名城，走出了张恩华、李明、孙继海、赵旭日、王大雷等不同时代的国家队主力；武汉走出的球星也星光璀璨：曾诚、邓卓翔、张稀哲、蒿俊闵，等等。

现在大连人职业足球俱乐部球队主力阵容中，就有武汉籍球员汪晋贤。除了为家乡捐款，汪晋贤还通过录视频的方式为战斗在疫情一线的人们加油，并用武汉话说道："等疫情结束了，我回去跟你们一起吃热干面！"

懂球爱球的大连人，走到哪里都不会割舍对足球的热爱。大连医科大学附属第二医院的洪丞丞是在足球氛围中长大的姑娘，她2013年毕业于大连医科大学护理专业。"大连是足球城市，很多大连人都是球迷，我也不例外。我从小就在家里人的熏陶下一直看球，从金州老体育场到新体育场……"洪丞丞说，"这次出征武汉，大家整齐划一，士气高涨，正展示出我们大连这座城市的精神。"

互联网上太多的人为大连白衣天使加油、祝福，让洪丞丞备感温暖，她说"自己不是一个人在战斗"。然而，有一天，让洪丞丞万万没有想到的是，一个视频点开，竟然是令人尖叫的名字：卡拉斯科！卡拉斯科专为洪丞丞送来祝福。这次跨越时空的相遇，给洪丞丞的武汉之行增添了别样的惊喜与感动。

2月23日，西班牙马德里竞技俱乐部联合大连人职业足球俱乐部为洪丞丞送来暖心祝福。视频中，卡拉斯科如老朋友般对洪丞丞说话，虽然是外语，但洪丞丞听出卡拉斯科提到了自己的名字，她简直激动万分。视频配发的中文字幕这样写道：

"洪丞丞，哈喽呀。我通过最近的消息，了解到了你的情况。我很清楚抗疫前线的工作很辛苦，也很困难。你在武汉一定要加油啊！借此机会，我还要向我的中国朋友们问好，要好好保重自己，我相信你们一定会赢得这场战役，加油！"

卡拉斯科是洪丞丞这几年最喜欢的大连人职业足球俱乐部球员，虽然前不久卡拉斯科重回老东家西班牙马德里竞技俱乐部了，但他通过大连人职业足球俱乐部了解到了洪丞丞的情况。

他得知，在中国这场伟大的战役中，大连支援武汉的医疗队伍中有一名叫洪丞丞的白衣天使是自己的球迷，于是就决定为她录一段视频，希望通过这段视频向她以及中国球迷们送上自己的心意。

穿着防护服的洪丞丞在雷神山医院也录制了一段视频送给大连人全队将士。她说：

"我现在在武汉雷神山医院 A10 病区，我想对大连人的将士们说，没有过不去的冬天，没有不会来临的春天。在疫情的战场上，我们争分夺秒，救治每一位患者，不放弃任何一丝希望。在新赛季的中超赛场上，终场哨声不响，你们也要坚持到最后一秒。实力可能有差别，但拼劲和韧性，我们大连球队不会输给任何一个对手。只要你们做到这一点，我们大连球迷，不论输赢，都与你们同在，大连必胜！"

同样想念着家乡球队的，还有大连医科大学附属第一医院护士战婷婷。

战婷婷元宵节之夜随大连第三批医疗队驰援武汉，和战友们负责雷神山医院 A13 病区的工作。同事们知道她工作中朴实无华的风格，却鲜有人知道她还是个忠实球迷。

在休息期间，战婷婷录制了一段视频为大连人职业足球俱乐部加油：

"我是战婷婷，我在武汉一线抗击疫情，在武汉前线抗击新冠肺炎的战役中，我会奋战到底，全取三分。希望我们一起为大连这座城市争光，等我从武汉胜利归来，会到现场为你们加油，大连人加油！"

视频中，战婷婷还透露了自己最喜欢的球员是左后卫李帅，希望得到一件李帅签名的球衣。

战婷婷的这段视频，大连人职业足球俱乐部转给了李帅。李帅看了之后非常感动。球衣没问题啊，签名也没问题，但是大连的医疗队员们，你们一定要平安归来啊！于是李帅录制了一段视频，他说：

"婷婷你好，你对我们的祝福及期望，我们已经收到。也希望你在前线保重身体，注意安全，签名球衣我已准备好，等你从前线凯旋，我会亲手送给你。"

因为被战婷婷触动，李帅对大连白衣天使们的无私奉献越发崇敬，"我能做的除了努力训练，全力备战联赛之外，也希望能为英雄们打赢这场战役做点事情。"

李帅之后想尽办法购买口罩、防护服等物资，向武汉雷神山医院捐赠了 10 箱口罩和 10 箱防护服，价值 6 万元人民币。

在李帅捐赠的物资箱上，他写下那句 14 亿人的共同期盼：

"衣白褂，破楼兰，赤子切记平安还！"

志愿服务在武汉

每个人的力量只是一滴水，但水滴合起来就是大海。一座城市陷入困境，自有一众热血志士奋勇上前。

在新冠肺炎疫情防控阻击战中，一群群志愿者用自己的坚守与担当，成为这场无声战役中的中流砥柱。

志愿服务万千大军中，自然也少不了大连人的身影，他们当中有误入武汉、上演"神剧情"的大连小伙儿蒋文强，有开着"辽 B"牌照护运车千里驰援的 3 位志愿者，有在大连高校就读的武汉籍大学生……

非常时期，平凡伟力，这些每一次擦肩而过都不曾引人注意的人，为武汉挺过最艰难的日子增添难以言说的温暖与力量，他们让大连精神在武汉闪光。

"大连"的"神剧情"

抗击新冠肺炎是一件严肃的、需要谨慎对待的事，然而，一个大连小伙儿的"乱入"经历，让人们紧绷的神经难得地获得了放松的机会。

这是由老天爷编剧的"神剧情"，不少人说这是现实版的"汉囧"，男主角是他——

疫情下，他明明想躲着武汉走，却莫名其妙在武汉下错了车；他明明想躲医院远远的，却一不小心驻扎在了定点医院内；他明明想离新冠病毒远点吧，患者还专爱和他聊天，有时不小心咳出的血就溅在他的防护服上……

这位小伙子就像被人推下泳池的游泳冠军，刚开始他是恐惧的、排斥的，但是后来他越来越沉稳笃定。因为央视等媒体的报道，他成了大连人在武汉抗疫战斗中最知名的符号之一，人们都叫他"大连"！

2月13日，"大连"坐高铁到长沙出差，本是去谈一个跟手游有关的合作，结果长沙还没到，他竟稀里糊涂在武汉下车了。剧情是这样的：

"我的座位在3号车厢，中午我去9号餐车买盒饭，在8号车厢坐下来吃，吃完玩了一阵手机，直到下午三四点，突然听到列车到达武汉站的报站声。列车员走过来说：8号车厢的乘客都在这一站下车。我当时就蒙了，我说我还没到站。"

"大连"后来才知道，8号车厢里的几位乘客全是从外地回武汉的武汉人，到达武汉站，这个车厢的人必须全部下光。列车员说，你跟他们坐在一起这么久，你也要下车的。

"大连"不是那种叽叽歪歪的人，他当时的第一反应是，自己应该下车，没有过多地辩解。然而，下去他就后悔了，"如果我强硬地留在车上，他不一定能赶我下来。但是我稀里糊涂地下车，再想离开武汉就难了。"

那天武汉特别冷，还有点下雨，"大连"从车站走下站台，不知道自己要到哪里去。他在手机上不停地划着，打车打不到，找酒店酒店不营业……总不能露宿街头吧？"大连"有点慌了，他又打了110和120。

2月13日的武汉，全城都在紧张地忙碌着。"110说非常非常想帮我，可是没有车；120说非常非常想帮我，但是也没有车。"110、120都没办法，"大连"只能强迫自己冷静，大脑在飞速地转着。

他想，武汉肯定需要志愿者，要不就去做义工或者志愿者吧，至少在武汉有个落脚的地方，这个工作本身也有意义。他找了两个志愿者的工作，对方都表示非常想让他去，但是没有车去接他。后来他看到武汉市第一医院招收志愿者的信息，打电话，对方说有车。

"我等了40分钟车过来了，都晚上9点了，到医院都11点了，我累得不行了，还冷。"医院给了"大连"一张折叠床、一个被子，他第一天就在医院地下室的保安亭睡下了。

在武汉的第一夜，"大连"第一次近距离地看见工作人员推着尸体到殡仪车上，家属在一旁痛哭。那个画面，在他的脑海中久久挥之不去，他被吓哭了。

他好想大连，好想家人啊，但是又怕家人知道他在武汉，便瞒着他们说自己已经到达长沙，并且被困在了长沙——这个谎，一直维持了很多天。

第二天，经过培训，"大连"在武汉市第一医院上岗了。每天工作12个小时，中间可以休息一下，吃饭。每次都要重新换防护服。"大连"的工作主要是收发盒饭、清理垃圾、拖地、喷消毒水什么的，有时候帮着干点重活，抬个东西。他一个人每天就耗费 3 套防护服。

刚开始，"大连"是超级恐惧的，他没想到自己的工作会离患者那么近，他需要出入病房，可以说就是在病毒中穿行。护士告诉他工作该怎么干，他心里明白，但是手脚就是不敢动，他都恨不得蹑手蹑脚地贴墙边走到没影儿……

有一天，他看到昨天还在聊天的两个患者进了 ICU。还有一天，他在收拾病房的纸篓时被患者咳出的血溅在裤子上，吓得要死，跑去问护士怎么办。

护士安慰他："在防护服的保护下，血不会接触到皮肤。"在这种不断的惊吓中，"大连"一天天走过来，心倒是也大了些，有时候都敢跟患者说话了。

跟患者唠嗑儿，刚开始"大连"是打死都不敢的。然而，每每患者看到他防护服上的"大连"两个字，就来了精神——你是大连的？你怎么来武汉啦？你是来帮我们的，谢谢你……

这时候，"大连"就得跟人往下唠两句了，要不多没礼貌啊。"唠的时候也怕，但唠得多了就习惯了。""大连"说，时间久了，病房内外的医护、患者、其他工作人员都知道了有这么一个大连来的志愿者，老远就看见他这个大高个儿，和他胸前大大的"大连"两个字。

其实，"大连"不是故意想把"大连"写在防护服上的。防护服上，每个人都会写名字。"但是因为我滞留武汉这事，瞒着父母、妻儿，我不想写上名字，于是就写了'大连志愿者'。而且，本来也是有点私心的，希望能在武汉遇上老乡什么的，获得点照顾。再后来，大家就都叫我'大连'了。"

不久后，"大连"因为干活勤快又机灵，逐渐成了武汉市第一医院的名人。干活勤快到了什么份上？这么说吧，据他自己感觉，在武汉，他把 20 多年的家务都做了。

穿上防护服的"大连"还自称是武汉市第一医院的"憋尿小王子"。

"大连"很幽默风趣，他说，让他穿尿不湿是不可能的，这辈子都不可能，那关系到"男人的尊严"。

志忑、懵懂、恐惧、快乐地干了十几天后，有一天深夜，"大连"突然感觉到呼吸沉重、莫名哀伤。短短十几天，他接触到太多前所未有的人生经历，能不怕吗？怕！他从不曾像今天这样感觉自己距离死亡那么近，生与死只隔了一张纸而已。

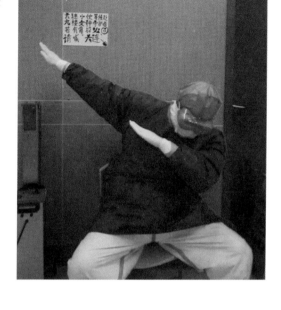

■ "大连"在武汉做志愿者。

当夜，他以为自己也被病毒感染了，没想到天亮后，医生的一句"你只是长时间戴 N95 口罩和医用外科口罩戴的"，又让他"活"过来了。原来自己没病。从此这位叫"大连"的"男神"，在武汉市第一医院越来越活跃了。

为了方便联系，他给九楼的医护小姐姐们写了一份"告示"，贴在了走廊墙上，告知小姐姐们在这里能找到守护九楼"女神"的大连小伙儿，只要有需要的，召唤一声"大连"就行。

因为干得出色，医院还想办法帮他在酒店找到住处，管吃管住还每天补助他 500 元。一天，他在酒店还偶遇了一些说东北话的医生，一问，是哈尔滨来的医疗队。他立刻与他们认了老乡，当天，哈尔滨老乡就给他送来洗发水等各种物资，心地善良的他留下一部分，又分给其他志愿者一部分，同甘共苦嘛！

很快，"大连"的名声就在武汉医护圈里传开了。支援武汉的大

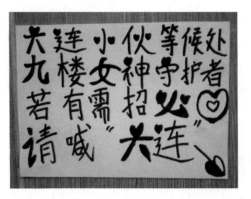

连医疗队知道了他，有位刘医生专门与他加了微信，每天对他进行心理辅导，鼓励他坚强起来，还给他送来物资，"大连"说："刘医生的鼓励非常宝贵。"

■ "大连"贴在医院走廊的温暖告示。

善良的人，自带光环。"大连"出差没带几件衣服，在武汉的大连人帮他解决了衣物不足的问题。还有武汉当地志愿者为 1.83 米的"大连"送来大号的防护服，支援武汉的大连医疗队也给他送来了鞋子。

"大连"说："武汉目前还是封城的状态，我暂时还回不了大连。我的计划是一边继续做志愿者，一边跟大连医疗队保持联系，希望他们在完成援助任务的时候，能够带我一起回大连。对了，回去之前，我想去武大看看樱花，毕竟来了一次。"

央视等媒体都报道了"大连"的故事，"大连"在全国都出名了。他却说："说心里话，这并不是我想要的，还是希望多关心病人、医护人员，我并不高尚，只是做了在那种情况下能够做的事情。"

其实，"大连"是一个特别会生活的人，他真名叫蒋文强，家住甘井子区，他爱篮球，尤其喜欢家乡球队辽宁男篮，郭艾伦是他的绝对偶像，他能说出郭艾伦这十几年来的变化和背后的故事。当很多人都在表达自己梦想的时候，"大连"也说出了自己的梦想：求郭艾伦的祝福。

为此，他在自己的一套防护服上写下了"大连""郭艾伦"，还学着偶像豪取十八连胜时的标志性动作，张开双臂，双手摆成 OK 手势，拍了一张照片。

大连媒体帮助"大连"联系到了辽宁男篮当家球星郭艾伦，郭艾伦听完"大连"的正能量故事，满口答应下来，一定要为"大连"送上满满的祝福。

3月9日，"大连"在武汉做志愿者的第二十六天，他真的得到了偶像的专属祝福，看到手机传来的视频，他激动得甚至从床上跳了起来。

郭艾伦："小强你好，我是辽宁男篮郭艾伦，我听说了你的故事，听说你非常喜欢篮球，我在这里为你送上祝福，我希望你能在武汉保护好自己。为你加油，小强，你最棒！"

"大连"的乐观和热心给援助武汉的江苏医疗队医护人员们留下了深刻的印象，"大连"把大连文明城市的精神在武汉市第一医院传递，一位医生在自己的防护服上也写了下"大连"两个字，这是他对"大连"志愿者工作和大连精神的认可和鼓励。

在媒体报道越来越多的时候，"大连"的父母终于有所觉察，"大连"对他们再也瞒不下去了。

3月11日0时，央视新闻用了14分钟播放了关于"大连"误入武汉的专题片，在片中，"大连"再次讲述误入武汉成为一名志愿者的故事。"大连"也满足了广大粉丝的心愿，一展"真容"，收获了很多粉丝的点赞。

片子最后，他对着电视镜头红着眼圈说："爸爸妈妈，我瞒着你们，其实我在武汉，这么多人帮助我，我挺好的。现在武汉每天都是好几千人被治愈，确诊的病例也非常少，我把自己保护得也非常好。这场疫情马上就要过去了，我们一定会战胜疫情的。战胜疫情的时候，就是我平安到家的时候。"

3月10日，在和家乡媒体记者连线时，电话另一端的"大连"已经哽咽了，原来雷神山医院大连医疗队队员驱车前往武汉市第一医院看望他，并积极协调武汉市第一医院为他做核酸检测，一同带去的还有大连各相关部门的慰问和祝福。

3月11日上午，"大连"正式开始了隔离前的身体检查——抽血和肺 CT，肺 CT 已经检查完毕，一切正常，进行完核酸检测后他就要接受隔离了。回家，正式开始倒计时。

3月17日，中共大连市委办公室、大连市人民政府办公室对新冠肺炎疫情防控工作中表现突出的个人予以表扬，蒋文强作为武汉市第一医院隔离病区志愿者获得表扬。无意间的一个决定，让蒋文强成了大连与武汉两座城市守望相助的见证者和践行者。

3月30日，蒋文强随大连医疗队返回大连。"大连"的传说，早已经通过央视以及各大媒体，广为天下知。

江城"摆渡人"

向南逆行，不仅是"90后"的热血青年，也是3位年过半百的大连汉子的选择。没有鲜花，没有送行，他们悄悄上路，甚至瞒着家人，只为在武汉最需要的时候去做护送病人的志愿者，用自己的专业设备、专业技能做武汉同胞生命的"摆渡人"。

2月29日，58岁的曦源护送大连总公司总调度李刚、51岁的司机韩军、53岁的担架员接永海登上同一辆护送车，疾驰武汉。他们与曦源护送秦皇岛分公司同事会合后，昼夜驰骋，经过两天两夜终于到达

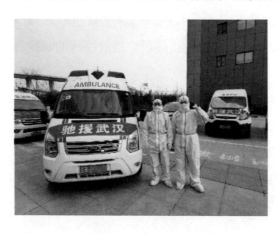

■ 大连志愿者自己带车在武汉帮助转运患者。（供图：李晓旭）

左侧竖排：双城记 大连驰援武汉抗疫纪实

武汉。

进武汉是 3 月 2 日凌晨 2 点多，开到宾馆，还没休息，李刚就开始听取先前抵达武汉的各分公司同事对当地情况的汇报。6 点左右，李刚开始总结设计调度方案。7 点 30 分，李刚就上岗进行总调度了。"支援武汉，对于 58 岁的我来说确实有点危险，"李刚说，"但我还是毫不犹豫报名了，我们有 10 台护送车在武汉马不停蹄地转运患者，需要经验丰富的人来进行调度，我这个老大哥责无旁贷。"

2020 年 2 月，随着火神山医院、雷神山医院投入使用，治愈出院患者数量大幅增加，志愿者车辆转运病人的需求越来越大，同时，缺口也越来越大。武汉人袁金涛本是武汉市第六十四中学的德育主任，2 月 9 日起，应武汉市硚口区卫健局要求，他作为教育局的代表支援卫健局工作。

袁金涛老师说，2 月 12 日起他开始负责调度志愿者车队转运病人，"旧的志愿者车队车辆是征集的社会医疗机构的旧车，每天转运量较大，车辆跑得比较辛苦，7 辆旧车到 2 月 22 日左右已经坏了 3 辆，运力严重不足，于是我开始在网上征集修车师傅和救护车。就这样，武汉有缘再获得大连的帮助，曦源护送千里来驰援。"

曦源护送是地地道道的大连企业，创始人李晓旭是大连人。公司专业从事非急救医疗转运、伤病残运送。李晓旭说："2 月 27 日起，曦源护送从保定、哈尔滨、秦皇岛等分公司及大连总公司集结自愿报名的员工奔赴武汉，加上武汉分公司员工，曦源共计有 10 辆车、14 人在武汉志愿服务。"

3 月 2 日起，往返于武汉火神山医院与社区隔离点、各医院与居民区之间的救护车中，多了一辆车牌号为"辽 B"的救护车。在武汉市硚口区卫健局出具的一份接收函中，可以看到李刚、韩军、接永海 3 位大连志愿者的名字，还有这辆"辽 B"救护车。他们的志愿服务时间是：直至疫情结束。

凌晨1点、2点、3点的大连，李刚未必见过；凌晨1点、2点、3点的武汉，李刚再熟悉不过。从3月2日他来到武汉，每天7点到7点半左右上岗，"下班的时间在后半夜几点就没有数了。"每天他除了忙于调度外，剩下的休息时间只剩几小时。在武汉，他睡过的最长的一个好觉时长6个小时。

每天，曦源的车辆需要去火神山医院接瘫痪卧床的新冠肺炎治愈患者出院，将患者送到指定医院进行康复，还需要去隔离点接送透析患者到医院做透析，将隔离点的市民转入医院治疗，或是去医院看门诊、复查也是曦源来负责。李刚说："这些病人由硚口区卫健局安排名单给我们，我们进行统筹调度安排车辆，我们所有的志愿者，不论安排上谁都毫无怨言说走就走。两层口罩、两层手套、防护服和手套的接口用胶带封住，这些都是大家已经习惯了的标配。为节省防护服，每个人工作时都穿着尿不湿。"

一边是实际工作中大家出大力、克服重重困难，一边是大家不断地总结经验，曦源就在"战地"总结出一套消毒防疫操作方法并进行规范。

用李晓旭的话来说："我们不算最美'逆行者'，我们只是做着每天都在做的事。"武汉虽然每天任务量很大，但是非急救曦源护送是专业的，只不过是换一个地点做着每天都在做的事。

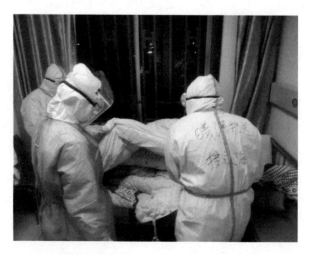

■ 他们工作时都穿着尿不湿，非常辛苦。（供图：李晓旭）

3月3日凌晨5点，在视频会议结束后只睡了3个小时的李晓旭醒来，看到有其他志愿者转来一条求助信息。这是志愿者替一位非新冠肺炎患者家属发出的微博求助：

"老人已经到了生命的最后阶段，希望能走在家里。但是社区只负责把人送到医院，而医院没有空余的救护车（把人送回家）。现在是特殊时期，但如有可能，可不可以请相关部门或志愿者帮助他们，谢谢！"

"看到地址，这不是硚口区的病人，但是我们仍然决定挤出车辆去帮他。"李晓旭说。

当天凌晨5点38分，李晓旭在微信上添加了患者家属。家属感动得热泪盈眶，说："谢谢！我都不知道说什么好了！"

"您就把时间、地点、需要我们做的事情告诉我，我们帮您解决！"李晓旭说。

患者家属告诉李晓旭："父亲85岁，已经办理好出院手续，但是现在处于半昏迷状态，不能下床行走，需要抬行，母亲可以扶轮椅行走。把父母送回家需要抬上四楼（没有电梯），可能需要担架及3~4人的帮助。"

李晓旭问好患者的体重，立刻通知李刚进行安排。当天早晨8点，曦源的志愿者和护送车准时到达医院，然而彼时，这位85岁的老人因为情况变差，已经开始接受抢救……

3月3日傍晚6时多，李晓旭收到家属的微信："您好！非常感谢您天还没有亮时的联系。感谢你们大连曦源救护志愿者的帮助。虽然我父亲今天下午已经去世了，但我们对你们的帮助刻骨铭心。祝愿你们好人一生平安！"

在这场战役中，曦源护送也受到了冲击。2月14日，曦源总部给各分公司下发"暂停市场运营"的通知，全面投入当地疫情防控志愿工作。在武汉，曦源的10辆车平均每天加油消耗1500元，员工志愿者的食宿由武汉当地负责，但员工志愿者的工资、出差补助曦源照常下发。

曦源公司没有来自其他方面的任何补助，他们对武汉百姓的护运完全是免费的，平均每天至少会接送 30 个病人，然而无论如何忙碌，志愿护送的过程中却从未落下一个任务。

疫情笼罩下的江城，留下了大连"摆渡人"的身影，"辽 B"也必将长久地留在武汉人民的心中。

大连学子的武汉记述

大连高校中有不少武汉籍学子，在这个"史上最长假期"里，他们在武汉，身体力行地做着自己的贡献。大连东软信息学院信息与商务管理学院 2017 级大三学生戴博思，就在武汉做起了志愿者。

1 月 5 日，大三上学期期末考试的最后一天，从考场出来，戴博思的心就飞到了遥远的家乡武汉。下午 5 点钟，他登上了回家的飞机。

戴博思在这个寒假还有一项活动，前往韩国庆星大学参加短期研修。所以回到武汉后最初几天，戴博思便按照计划做出国准备，购置物品、兑换外汇。正当这一切都在正常平稳地发展时，1 月 15 日，在医院工作的母亲带回来了一个令人紧张的消息——新型冠状病毒肺炎扩散速度增快了，情况不容乐观！

从这一天开始，戴博思变得格外谨慎，出门时口罩不离身，时刻关注着新闻。

1 月 23 日，武汉市新冠肺炎疫情防控指挥部发出关闭离汉通道的通知，戴博思的韩国之旅彻底泡汤了！

一夜之间，武汉安静了，所有公共场所全部关闭，街上空无一人，宛如一座空城，留守在武汉的人民，都待在了那一扇扇透明的窗户后，用自己的方式保护自己，支持武汉抗疫。

宅在家里，戴博思一直关注着各方面的消息。每一条与辽宁、大连有关的消息，他都格外关注，大连向武汉派出医疗队，东软医疗捐赠武汉金银潭医院 CT 机……

2 月 14 日，武汉市新冠肺炎疫情防控指挥部发布通知，明确要求住宅小区一律实行封闭管理，小区居民出入一律严格管控。

封城之后，街道冷清，但在华侨城社区，却有一群戴着口罩、穿着防护服的志愿者不畏严寒，不惧感染，为保障业主生活而井然有序地奔忙着。经过短暂培训后，武汉华侨城员工、民间爱心志愿者以及业主，义务组成三支"逆行"的志愿者团队，坚守社区抗疫一线。

在微信群里看到社区发布的招募志愿者的信息后，戴博思毫不犹豫地报名，成为一名社区防控志愿者。

戴博思家住武汉市洪山区华侨城纯水岸小区，属于东湖风景区街道华侨城社区，有 8000 多位居民，是一个较大的居住区。往年春节期间，小区周边游人不断，东湖边的每一条街道里都是熙熙攘攘的人群。今年，一切都变了。

比较幸运的是，和武汉其他区相比，洪山区的新冠肺炎确诊人数并不算多，但从区里到街道、社区，防控工作一刻也没有放松。上岗的第一天，社区干部对戴博思等一批年轻志愿者进行了简单培训。

戴博思领到的第一个任务是配合物业人员对园区进行不间断循环式消毒，这对戴博思来说不是难事儿，但最麻烦的是，需要从头到脚穿上厚厚的防护服，将自己封闭得

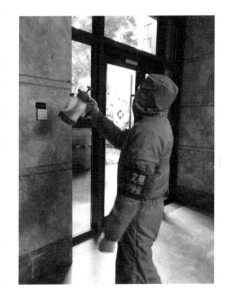

■ 戴博思在武汉做志愿者，
在楼道喷洒消毒液。

严严实实。小区都是高层住宅楼，高的 50 多层，矮的也有 30 层，志愿者每天对各楼逐层消毒，给电梯按键包裹保鲜膜，一栋楼消毒一遍得一两个小时。

每天给楼栋消完毒，回到集合点，戴博思和志愿者们还要为社区居民搬运物资，为孤寡老人送菜到家，有重活累活，他抢先接下，从未有过退缩。

药品作为家庭必需用品，购买更加艰难，批号、货号、数量都需要慎之又慎，无疑给志愿者们增加了很大困难。那段时间，戴博思主动参与到这项烦琐的工作中，不论风寒雨雪，都在路上为居民们的药物需求而奔忙，除了每日的配送工作，他还会细心地为每一份药品进行杀菌消毒。

说起这些琐碎的活儿，戴博思总是一笔带过："我觉得我能胜任，每一次听到居民们说谢谢的时候，我感到特别有成就感。"

武汉疫情急剧暴发后，戴博思所就读的大连东软信息学院也给予他及时的问候和关怀，辅导员宁爽老师天天跟他保持联系，询问有没有需要帮助的地方，让他的心里倍感温暖。

在戴博思成为志愿者后，宁爽老师更加关心他的身体健康状况，同时也为他那乐于奉献的志愿服务精神感到骄傲。

3 月 5 日，是一个令华侨城社区干部、居民和志愿者们颇感欣慰的日子，这一天"无疫情小区"的门牌悬挂在了大门口。望着这块牌子，戴博思备感亲切，社区来之不易的防控局面，也有他的一份贡献。

4 月 5 日，戴博思回家刚好满 3 个月。回望这个长长的假期，这个大男孩儿对大连充满了向往："4 月 8 日，武汉就要解封啦，春天已经到来，返回大连、返回学校的日子，不远了！"

双城记
大连驰援武汉抗疫纪实

❀ 来过，值得！

在这座夏天特别热、冬天特别冷的城市里，人们爱也爱得火热，骂也骂得淋漓尽致。

疫情期间，一位武汉嫂子的"汉骂"火了，而如此火暴性子的武汉人，却把大连医疗队的白衣天使们宠上了天。

怀感恩之心，这或许是武汉人骨子里的性格，是发自内心的善良。大连医疗队来到武汉的第一天就发现，在这片土地上平心静气地买点东西，怎么就那么"难"。

也许这世界并不完美，但在武汉的很多温暖人心的瞬间，让人们不得不相信，爱是战胜一切的力量，这份力量，大连医疗队感受到了，他们相信，比武汉樱花更美的，是武汉人的心。

这辆班车静悄悄

2月23日的武汉，一辆大巴慢慢地移动着，车厢里如此安静，没有笑声，没有说话声，仿佛只有全副武装的司机一个人。

这是从雷神山医院发往驻地的班车，医生、护士刚下夜班，坐上座位的一刻，他们都缓缓地倒向一侧，睡过去了。原本休息却早晨来病区查看的护士长，成了这车上唯一没有困意的乘客。

"师傅，今天的车行驶得有点慢啊。"护士长轻声说。

"他们累坏了，真心疼他们，想让他们睡得安稳些。谢谢你们来帮助武汉，我能做的不多，只有这样回报你们了。"司机也用很低的声音说。

护士长清晰地记得，大连医疗队进入雷神山医院的当天，就是这位司机师傅把医疗队队员从驻地送到医院的，虽然看不清他的脸，但是他那善意的眼神、那熟悉的动作，早就印在了护士长的心里。

"雷神山医院到了。"那一天，送医护人员到雷神山医院后，司机师傅拉好手刹，站起身来，面向大连医疗队，哽咽了，"我知道大家都是来救我们武汉的，我们特别感谢，谢谢你们，希望你们一定保重……"司机师傅说到这，泪流满面，他给大家深深地鞠了个躬，全车的医护人员都流泪了……

从驻地到雷神山医院，再从雷神山医院到驻地，支援武汉的日子，大连医疗队医护人员每天都是这样两点一线度过的。

这中间的一线，虽然只有不远的距离，却给医护人员留下很深的印象——因为它都快成"热线"了。因为工作需要，雷神山医院总有医护人员不能准时下班，班车经常是赶不上的。但是，不论多晚，只要有用车需求，当地志愿者都随叫随到，几分钟就能赶到医院或宾馆来接送大连医疗队队员。

一天，大连市友谊医院的一名医生错过了早班车，于是自己叫了辆出租车。然而，当司机得知她是去雷神山医院后，坚决不肯收钱。"你们是来救我们的，怎么能收钱？"司机师傅一口武汉普通话大声地说。

1月30日早晨，下班的医护人员没坐车，步行走回驻地，不知谁起的头，大家唱起了《我和我的祖国》。

"歌声响起的那一刻，特别燃，希望、爱、团结……各种美好的氛围一齐涌来。"大连大学附属新华医院的护士说。附近走在街头的武汉市民瞬间被"击中"。

当他们看清医疗队队员衣服上"大连医疗队"的字样时，只一瞬间，市民们自发为他们鼓起掌来。鼓掌的市民越来越多，他们站成了两列，给大连医疗队夹道欢迎的礼遇。还有的市民大声道谢，说："你们辛苦了！”

"当时就是特别感动。"大连医疗队的队员后来回忆说，"那种感觉就是，大连人的歌声感染了武汉人，武汉人的回应又感动了大连人……特别想拥抱在一起。"

武汉市民对大连医疗队的爱和感激，有着或低调、或高亢的表达形式。有些市民与大连医疗队擦肩而过，他们以掌声表白。还有些市民，即使宅在家里，也要日日凝望，放声喊话，向辽宁医疗队隔空热烈表达。

付个钱咋就那么难？

2月9日，正月十六，第三批飞赴武汉的大连医疗队成员走出酒店，准备买点离开大连时没来得及带的东西。大连市友谊医院的贾宝娟医生和同事们一起去了酒店附近的药店。

药店老板一早就听说从大连来支援武汉的不少医生护士被安排住在附近的酒店。当药店里一下子涌进这么多北方人时，老板的耳朵就竖起来了。

"你们是来支援武汉的医生护士吗？"

"是啊。"

"你们从哪里来啊？"

"大连。"

"哎呀，你们昨天夜里到的吧？太辛苦了！"

老板边说着边从柜台里拿出很多常用药品，放在贾宝娟他们的购物袋里，说道：

"这是我一点微薄的心意，都是常备药，保平安的……"

"哎，怎么能拿您的药呢？！"

大连医护人员想要拿出来，老板非要放进去。双方你来我往几回合，大连医疗队硬是给老板塞回去 200 元钱。

"一波未平，一波又起。"大连大学附属中山医院的医护人员们到药房买药，也遇到这个情况。2800 余元的药款，老板坚持只收取2000 元。双方互不相让，药店老板说：

"大连同胞那么远赶来援助，作为武汉市民，这只是微薄的心意。"

当大连市友谊医院的曲冬霞医生和同事来到药店时，老板问正在买药的当地人：

"他们是从大连来帮助我们的，你说，能要他们钱吗？"

"不能不能，我来付款！"

当地一位男士抢着说。

连着一波又一波的推搡加感动。虽然大家都戴着口罩，都有意识地保持着距离，但武汉人这份内心的火热已经把大连医疗队队员"打败"了。

卖家想白送，买家不肯，卖家无奈只好"涨"价——这种奇葩情节让大连的孔祥鹏医生很无奈："咱还能好好地做个生意不？"

这就是与雷神山医院有关的一个著名故事——

来自大连医科大学附属第二医院的孔祥鹏医生，从大连出发时忘带电子书阅读器了。雷神山医院与驻地两点一线的时间外，他越发想看书，于是就去二手交易平台闲鱼买 Kindle。刚好，武汉的吕先生挂在闲鱼上一个全新的 Kindle，900 元。

Kindle 是吕先生帮人代卖的。

"买家收件地址是雷神山医院，收件人会不会是援鄂医生？"

吕先生跟 Kindle 的主人杨女士一说，瞬间得到回复：那就送给这位医生吧。

没想到，"奇葩情节"从此开始。

孔祥鹏医生一听说要赠送，赶紧表态：

"我在武汉已经受到了很多照顾，不能再'无端收礼'，如果非要送，那就不买了。"

吕先生一听这情况，赶紧说，那就"涨"点价吧，现在武汉 Kindle 也不好买，买我的省心，我还能马上给您送过去。

经过一番"反向"讨价还价，两人终于确定了折中价：500 元。

随后，吕先生从汉口驾车单程近 40 公里，去给雷神山医院的"客户"送货。他终于见到来自大连的孔祥鹏医生，两人亲切地合影留念。

后边更有趣的是，Kindle 的主人杨女士不肯收下吕先生卖掉 Kindle 收取的 500 元钱，她希望把钱转捐给雷神山医院。最终，吕先生通过武汉市慈善总会完成了这笔捐款。

500 元或许不多，但是这种大爱与感恩的故事，每天都在武汉上演。

两座桥，两座城的情谊

武汉和大连，不仅都有盛开的樱花，还同时拥有雄伟壮观的大桥，一座是武汉长江大桥，一座是大连星海湾大桥。

在武汉雷神山医院，白衣天使们第一次见到一幅作品把这两座大桥并肩相连。

武汉和大连，两座城市的情谊如何描绘，已经有医护人员和患者在雷神山医院病区走廊上创作过不少作品，还多次登上央视、《人民日报》，包括海蛎子和热干面，大连焖子和热干面，大连樱花和武汉樱花……这些大家都耳熟能详。

然而，把两座城市雄伟的大桥并立，这还是第一次看见。医护人员忍不住向它的作者——一位住院的小才女伸出大拇指。

这个女孩儿名叫王晨曦，23 岁，是雷神山医院 B3 病区年纪最小的患者。她老家在河南，大学毕业就留在武汉工作。

1 月 21 日，结束了年前最后一天的工作，王晨曦的身体开始有些不舒服，担心自己感染病毒，她决定听从钟南山院士的建议，独自留在武汉过年，"这是我第一次独自在外过年。"

1月25日，大年初一，王晨曦开始发烧，前往社区医院做进一步检查，是支气管炎，心中的大石头终于放下了。

2月8日，元宵节。没有家人的陪伴，又不敢告诉远方的家人身体不适，王晨曦整整挨了15天，然而情况并未好转。咳嗽有些反复，低热也断断续续的。王晨曦前往社区医院进行复查，CT结果出来，左肺上叶感染。

2月8日开始，王晨曦熬过了人生中最难过的10天。她连续发热，咳嗽也逐渐加重，胸口闷疼，喘不过气。"我不敢看每天的新闻和最新增加的人数，那几天晚上，我已经濒临崩溃，无力感到达了顶峰。"就在王晨曦隔离的第十天，她接到了转院通知——进入雷神山医院。

2月18日，跟随车辆来到了雷神山医院的王晨曦，仿佛在人生至暗时刻抓住一根救命稻草，"焦虑，慌张，又怀着一线希望。"

初遇大连医疗队，王晨曦有点被眼前的景象萌化了。"一位身上写着'王一博'并画着小心心的护士小姐姐，眼睛好漂亮。她带我来到病房，身上的可爱图案和一口东北腔让我这个北方人觉得特别温暖亲切，陌生感和恐惧一下子就消失了。"

王晨曦说："当天晚上，护士过来帮我测量血氧，给我吸上氧气，药也迅速送到我身边，在暖乎乎的病房里，我看着四处贴的'我们是辽宁大连的医护人员，让我们一起努力！祝您早日康复'的标语，我给自己默默打气，我一定可以的。"

2月21日，大连第三批驰援武汉的白衣战士、大连大学附属中山医院"90后"男护士任闽敏当班，他带领的护理小队刚好负责照顾王晨曦。数次接触后，任闽敏感觉到，可能是因为没有亲人陪伴，小姑娘有点郁郁寡欢。

午饭时间，任闽敏拿出自己的物资储备，专门给王晨曦送去了一盒益生菌。他又找来同为"90后"的护士赫佳，两个人在隔离病房外和女孩儿一起玩起了互动游戏，他们举起双手，和女孩儿"花式比心"，三个"90后"玩得超开心。

"女孩儿的情绪明显好多了，我能感觉到她特别开心。"更令任闽敏惊喜的是，当天晚上下班时，自己和赫佳再次到王晨曦所在的病房。"小姑娘喊住我俩，用自己的iPad展示出一幅创意画。"

这幅画上，大连武汉两地的地标建筑——星海湾大桥和武汉长江大桥并肩而立。下方是一段温暖的文字——

谢谢来自大连的白衣天使们，我会加油！记得照顾好自己，平安回家！等武汉好了，欢迎你们来武汉玩，请你们吃武汉好多好吃的！比心心，爱你们！

好有才华的设计！任闽敏和赫佳看得怔住了几秒。

"这是我琢磨了一下午，用平板电脑画出来的。我想对你们说的话都在上面啦！"王晨曦说。

这幅画被任闽敏和赫佳他们拍摄下来，后来成为大连医疗队支援武汉抗疫的标志性画作之一，流传很广。

王晨曦创作这幅作品时，正是她来到雷神山医院的第四天。她回忆说："这四天，每一天都收到来自医护人员的关爱，在病房里，我身体状况好一点的时候，

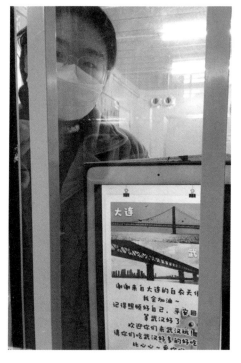

■ 王晨曦将两座城市雄伟的大桥连在一起。（供图：任闽敏）

喜欢偷偷观察这群可爱的医护人员，记下他们衣服上的名字。他们会在窗口给我比心心，竖起大拇指；还会在每次送饭时给我加营养，送零食、牛奶、水果；还在我没有换洗衣服的时候，给我拿全新的保暖衣；大龙哥哥在窗口还会提醒我适当锻炼身体。在我小小的窗口外面，我看到他们不分日夜，密切观察我对面病房一位老爷爷的身体状况，给他换衣服，帮他翻身。还为我隔壁病房的聋哑病友学习手语，方便交流。那天中午我看着他们一遍遍练习手语，'我们和你在一起，世界没有抛弃你，我们爱你，你真棒！'我的眼泪就控制不住地往下掉……"

王晨曦说："我不知道如何表达感谢，我拿出 iPad，决定利用我绘画专业的特长，为他们画一幅画。我找到大连和武汉的标志性建筑：星海湾大桥和武汉长江大桥，将它们连接在一起，就像这次的疫情将我们两座城市紧紧相连。武汉接受了全国各地的帮助，成千上万的白

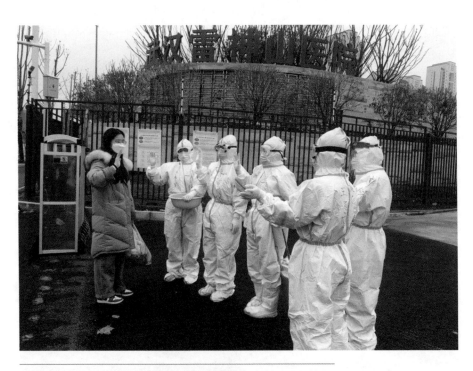

■患者与医护依依惜别，成为雷神山医院的一段佳话。（供图：任闽敏）

衣天使来到这里，向我们伸出援手。"

2月27日，又是个晴天。在大连医护人员的精心照顾下，王晨曦的各项指标都正常了。这天是她入住雷神山医院第十天，她成为雷神山医院B3病区第一位治愈出院的患者。

王晨曦留下一封长长的感谢信，她说：

"我很难准确描述出心中对他们的感谢和敬佩，他们每个人都是逆行英雄。有些人跟我年纪相仿，却有着如此强烈的责任心和使命感。期盼所有医护人员一切平平安安，好好休息，好好吃饭，能够顺顺利利回家！"

王晨曦23岁，那位跟她比心心的年轻男护士24岁。在这次驰援武汉的抗疫战斗中，"90后"是如此耀眼。出征那天，他们一夜长大；抗疫征途，他们一路成长；在挥汗如雨中，他们脱胎换骨；在逆境挑战当中，他们顶天而立。

春节期间，任闽敏很早就写下了请战书，要求到一线支援，但当时科护士长考虑他年纪太小，没有同意他去。在第三批医护人员即将驰援武汉时，他坚决不退让，一定要来。

2月9日，大连第三批援鄂医疗队在抵达武汉的第二天，大连大学附属中山医院党委收到一份特殊的入党申请书，这是一份来自武汉前线、写在酒店便签上的入党申请书，申请人正是该院外科ICU护士任闽敏。

"参与此次战役，让我更加坚定了入党的决心，面对全国人民这样团结协作，我坚信我们能打赢这场战役，我也会努力完成此次各项工作任务。"

2月27日，作为任闽敏护理过的同龄人患者，王晨曦这位"90后"也展露出令人足够钦佩的细心和担当。

她在一篇抗疫日记中，反复叮嘱自己："记得一定要写下雷神山医院B3病区的所有支援医院的名称，向他们表达感谢！"根据王晨曦的记录，这些医院是：

大连大学附属中山医院

大连市友谊医院

大连医科大学附属第二医院

瓦房店市中心医院

大连市中医医院

大连大学附属新华医院

大连市口腔医院

大连市旅顺口区人民医院

鬼门关上走一遭，人生又能有几回？在雷神山医院治疗的这段经历，将深深地刻在王晨曦的心中，成为她一生中最难忘的记忆。

比樱花更美的，是武汉人的心

2月末，一位每天用视频记录"辽宁小可爱"的武汉熊女士"浮出水面"。

这位熊女士家的窗户正好对着辽宁援鄂医疗队休息的酒店。熊女士每天必做的功课就是：远远凝望辽宁医疗队队员们，为他们拍摄视频，送上问候和祝福，并称他们为"辽宁小可爱"。

天晴了，看到"辽宁小可爱"走出来了，操着武汉方言的熊女士忍不住隔空大喊：

"嗨，谢谢你们，你们保重！"

医护人员听见后向她招手回应。

下雨了，一直没看到"辽宁小可爱"们，熊女士就落寞地把镜头对着雨，自言自语"想他们了"。这位熊女士，为了更好地跟"辽宁小可爱"们隔空喊话，还特地学了东北话。

"给我一个医疗队，还你一城东北人。"

疫情当中，武汉人的这个经典段子把全国人都逗乐了。东北、辽宁、大连医护人员有太多与武汉人民水乳交融的画面，他们如此受武汉人爱戴，他们的到来，让武汉人在恣意流淌的泪水中绽放出坚强的笑容。

武汉是一座文明城市。文明，是对这座城市的最高褒奖。就在2019年，一场军运会刚刚令世界见证了武汉城市的文明与风度。

还记得2019年10月18日那个震撼、美妙、奇幻的开幕式夜晚吗？开幕式结束，5万多观众文明散场，现场不留一点垃圾，地铁秩序井然——这是武汉留给世界的文明印象。

还记得军运会期间武汉的交通吗？全城的司机自觉空出专用道，宁可慢点，也要"让运动员先走"。

还记得军运会观众那令世界动容的瞬间吗？"最后一名"选手仍获得了同样热烈的掌声，这不仅是友谊的传递，更是武汉人文精神的彰显。

还记得那些军运会的志愿者吗？温暖的表情，优雅的举止，那些美好的记忆……

一场军运会，让世界看到了中国新时代的人文风貌。

2020年1月23日以后的武汉，时间并不是分水岭。

当全国驰援武汉的时候，我们透过大连医疗队在武汉生活的片段，看到的是一座更加向善、更懂感恩、更拥有深刻文明的城市。武汉每时每刻都释放着善意和感恩之心！

那些司机、那位药店老板、那些普普通通的路人、那位闲鱼卖家……他们此刻只有一个名字——武汉人。

他们是一座城市经历了生死考验后人心升华的缩影。

有他们在，武汉一定会站起来！武汉一定会走出严寒，迎来樱花的盛开，而比樱花更美的，一定就是武汉人民的心！

时间来到3月中旬，随着越来越多的患者出院，"回家"的话题也时常被提及。3月17日开始，全国各地援鄂医疗队开始分批撤离武汉，3月20日，辽宁援鄂医疗队第一批137名队员返回家乡。

"以后来武汉玩啊！"

"带你们吃武汉的好吃的。"

"陪你们把武汉逛个遍！"

……

在湖北、在武汉、在雷神山医院，有太多太多的治愈患者出院前这样对大连的白衣天使说。

"等我病好了，一定再去一趟大连！"也有好多患者临走前这样说。有一位患者给每位医生护士都拍了一张照片。她说："病好了以后我要去大连旅游，你们每个人我都要当面感谢！"

2月20日，湖北省文化和旅游厅发布这样一则消息：

湖北所有A级旅游景区5年内对援鄂医疗队队员免门票，将统一制作"灵秀湖北感恩卡"，在抗疫结束前发放到各医疗队。援鄂医疗队队员凭卡可携带亲属一名，5年内不限次免门票游览湖北省内A级旅游景区，自疫情结束后景区恢复正常运营至2024年12月31日。

湖北省文化和旅游厅以此来表达对白衣天使们的敬意。文字中写道：

援鄂医疗队队员和湖北省医护人员不顾个人安危，夜以继日，连续奋战，体现了医者仁心的崇高精神，为湖北疫情防控做出了重大贡献……

武汉人在大连

———

　　东经 122°，北纬 39°，这座三面环海的古老而年轻的城市，拥有散发着森林与大海气息的蔚蓝港湾，这就是辽宁大连。

　　三面环海，拥有东北亚国际航运中心的区位优势，受到全国人民的青睐。在大连读书、工作、创业的湖北人、武汉人也有不少，大连湖北商会 160 多家会员企业，架起了两地沟通的桥梁。

　　受疫情影响，旅途中滞留大连的武汉游客，受到了大连人民的真诚相待，他们离开大连前写的感谢信，温暖了很多人。

　　面对新冠肺炎疫情肆虐的荆楚大地，身在大连的武汉人怎能无动于衷？有情有义的湖北人将一份份心意源源不断地输送到家乡。

这里是大连

大连好，浅画自成图。一径绿荫通夹道，万山深处出平湖。

这是散文家笔下的大连。

大连，是一座散发着艺术气息与浪漫情怀的滨海城市。当这颗风姿绰约的明珠辐射带动着东北城市群以奔跑的姿态奔向世界的怀抱时，开放、包容的城市发展之路正在文明的大连人的脚下延伸开来。

一座城市的鲜活、时尚与美丽，不仅在于其优美的风景、繁华的街道、耸立的高楼，最打动人心的还应该是她的文化底蕴，文化不应只是点缀气氛的，而应是深入骨髓、流淌在血液里的城市精神。

正全力向全国文明城市六连冠冲刺的大连，有着大海般广阔的胸怀，追随闯关东而来的豪爽性格是大连人性格的底色。

大连有着不平凡的历史。纵观整个中国近代史，没有一座城市像大连这般命运多舛，也没有一座城市承载了如此深重的民族感情。

遭受新冠肺炎疫情肆虐侵袭的江城武汉，是国家历史文化名城，楚文化的重要发祥地，更是中国民主革命的发祥地，武昌起义作为辛亥革命的开端，书写了中华民族延绵浩瀚的历史中。

新中国成立后，特别是改革开放以来，武汉、大连都迎来了极大的发展机遇，一个是荆楚重镇九省通衢，一个是三面探海的东北亚航运中心，两座城在相互守望中携手发展、阔步向前。

武汉、大连有众多相似之处，都是中国著名旅游城市，武汉黄鹤楼名扬内外，大连星海湾享誉四方，两座城市都有很多著名旅游景区，美食文化也都各具特色。

两座城市都以名校林立而广受全国人民的关注，是每年广大高考考生的神往之地。武汉大学、华中科技大学、华中师范大学闻名全国；大连理工大学、大连海事大学、东北财经大学也名扬四方。

区位优势明显、城市活力显著、中高端人才聚集……这一系列的共通共融点，使得两地人才、文化、经贸往来频频，在武汉的辽宁人、大连人不少，在大连的湖北人、武汉人也很多。

新冠肺炎疫情的暴发，将武汉、大连两座相隔千里的城市，更加密切地联系到一起。武汉有困难，大连没有坐视的理由；家乡有困难，生活在大连的湖北人、武汉人更不会袖手旁观。

"海有舟可渡，山有路可行，所爱隔山海，山海皆可平。"只要心向湖北、心向武汉，距离不是问题，物资紧缺也不是问题，大连要做的就是与时间赛跑，与疫情比速度。

疫情暴发后，大连援鄂医疗队携 700 万市民的祝福驰援武汉，整座城市都动了起来，心动、行动的人群中，就有无数的湖北人、武汉人忙碌的身影，向南，向南，向南，那是故乡的方向。

牵挂，不是虚无缥缈的海市蜃楼，而是一种实实在在的、真真切切的细节与作为；牵挂，是慷慨的给予与无私的奉献，是深深的祝福和默默的祈愿。一时间，持续不断发生在大连与武汉两地间的事情，让"温暖"成为大连的代名词。

隔离不隔爱

从春节开始，一场全国总动员的疫情防控阻击战迅速打响，从武汉到全国，从城市到乡村，到处都拉起一道道隔离大网，严防死守。

专家介绍，隔离是人类数千年来在对抗疫情中积累的重要经验之一，到目前仍然是最有效的对抗疫情传播、保护健康人群的重要手段。中国大地上的实践，也充分证明了隔离、封闭措施的正确性。

物理空间可以隔离，病毒可以隔离，但是，在中华大地上，爱，不会隔离！爱，不会缺位！

教科书式隔离

隔离这件事，有人"执行到位"，有人却把"隔离"二字做到了极致。一时间，"教科书式隔离"这个词语高频出现，百度搜索出现了537万个结果。

教科书式隔离，最早出现在大连。1月21日，在武汉工作的李先生回到大连，他的自我隔离堪称"教科书式"样板，李先生这样做时，武汉尚未发布封城令。

在武汉工作的李先生原定于1月23日回大连过春节，但公司1月21日就放假了，当时疫情发展较快，但还没有限制出行，因此，他改签了机票，21日乘飞机回到了大连，原计划是1月30日返回武汉。

返回大连的途中，他就做好所有的防护，路上戴口罩，不与旁人交谈。并在京东下单，早早地订好吃的，回家后第一时间进行自我隔离，叮嘱家人住在中山区的房子里，自己则回到位于甘井子区的家中，和家里人没有接触，也没有走亲访友。

回来后，他哪里都没去，没有离开房间，吃喝都在家里。当时的大连还没有实行隔离的要求，他主动联系社区，将情况汇报上去，告诉社区自己在进行隔离观察，并征求了指导意见，在政府做情况统计时，他又一次及时上报自身情况。

李先生在给社区主任的微信里说：

"我把我的信息汇报给主任，以便登记或者解答，我叫×××，男，在武汉工作，1 月 21 日晚上由武汉乘飞机返连……目前身体一切正常，无发热症状……"

隔离这件事上，有人是"执行到位"，而李先生是充分"发挥主观能动性"。

现在看，这些措施并不算"新鲜"，可他如此做是在腊月二十七，武汉尚未发布封城令，足见其有先见之明。

要说李先生为啥这么有先见之明，李先生说，因为有当年非典的经历，再加上在武汉时气氛已经非常紧张了，自我隔离措施应该做好，这既是对自己负责，也是对别人负责。回来前，他就意识到应该自我隔离了。

当然，李先生做得远远不止这些。

为了保险起见，李先生在家门口贴上了警示告示，在专用垃圾袋上也贴了专用标签。还采购了紫外线灯、84 消毒液、酒精等，每天对家门口附近、居室环境进行消毒。

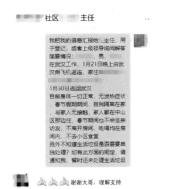

■李先生与社区主任的对话截图。

李先生表示，按照 14 天隔离期计算，到 2 月 4 日他就"期满"了。窝在家里，他每天坚持在跑步机上跑步，锻炼身体。身体正常，无咳嗽，无发热……每天他都把自己的情况如实向社区报告。

不仅如此，自我隔离的第四天，他就通过微信在小区业主群中告知大家自己回连的过程，让邻居们了解自己的隔离情况、身体情况。

并不是所有人都能够做到李先生这样。疫情发生以来，从武汉到全国，从城市到乡村，到处都拉起一道道隔离大网，严防死守，加强防控。尤其是针对从武汉回来的人员，各地都严格盘查登记，实行有病则治，无病则隔离。很多人担心"暴露"自己后，会受到歧视待遇。

而李先生却诚恳地说："我的返乡，主观上没有恶意，客观上给部分邻居带来惊恐和忧虑，内心十分难过。"并且，他一再保证，会继续做好封闭隔离，随时响应和配合政府的要求，一定做到"不瞒报、不延报，不见人、不出门"。

他的公开透明消除了所有人的恐惧，非但没有遭到白眼，还令很多人刮目相看。

1月25日，一位网友将李先生的做法晒在朋友圈里，无数人为他点赞。在武汉如此严峻的疫情下，这位从武汉回大连的朋友的做法堪称典范，他们为有这样的"中国好邻居"而感动。

当然，好邻居李先生也感受到了周边人的关爱，他所在的社区、街道和疾控部门都对他关怀备至，还派人送来专用垃圾袋、蔬菜、鸡蛋等。他所在的小区物业也关心他，一直保持和他的沟通，了解他的需求，还买了食材放到他家门口。

总有一些温暖的力量支撑我们前行，隔离的点点滴滴，印在社区工作人员和居民的心中都是感动，睦邻友好、守望相助，病毒无情人有情，我们隔离不隔爱。这暖心的一幕幕，连缀而成万众一心的长卷，成为我们心中"走过冬天便是春"的那份笃定。

1月27日，李先生的事迹就在大连媒体圈刷屏，相关的报道先后被国内众多媒体转发，全网阅读量迅速超过200万。

其实李先生只做了一件事：隔离。但他却把"隔离"二字做到了极致，这不仅是对自己、对家人、对他人负责，更是对全国上上下下全力抗击疫情的努力负责。

一座城，也因为一个人而温暖。

现在看来，全国防疫形势快速好转，得益于一线抗疫战士舍小家护大家，夜以继日奋战于危境，也得益于众多像李先生那样的普通人自觉履行抗疫责任。

在疫情面前，其实我们每一个人都可以像李先生一样贡献自己的一份力量，一线医护人员舍生忘死地去救治患者，我们则应从自身做起，加强自身的防护。

战疫情，等春来。这场没有硝烟的战役中，有一种责任叫隔离，有一种爱心叫担当。

留连，留恋！

春节出国旅游，原本是再美好不过的旅途，但疫情搅乱了一切。为了控制疫情，武汉按下了暂停键，毅然关上了自己的大门。

夏女士和丈夫以及小女儿一家去日本旅游，他们是武汉封城前离开的，1月26日，他们一家三口在大连转机，准备返回武汉。但武汉封城，他们只能暂时滞留在大连。

因为疫情严重，他们又是武汉籍的，在行程中受到排斥的遭遇接二连三，这让原本就疲惫不堪的他们更加沮丧。

特别是国内媒体纷纷报道，日本一名大巴司机1月28日被宣布确诊感染新冠肺炎。这名60多岁的男子居住在奈良，并未去过武汉，但本月曾两次为从武汉来的旅游团开过车。这则消息一出，人们对于"武汉籍"更加敏感了。

但所有的顾虑，都因为酒店经理一个电话而出现转机，夏女士说，在他们一家最为艰难的时候，她得知大连市委市政府已经为湖北人安排了专门接待酒店，她抱着试试看的态度拨通了电话，没想到，还真找到了落脚点。

当她打开入住酒店房门的那一刻，她的心都融化了：房间里不仅摆放了儿童玩具，还提前为孩子准备了热乎乎的粥和小点心。一碗粥，在平常的日子里再普通不过，但在这一刻，让她觉得这就是家的味道，这就是家人般的待遇，暖胃，更暖心。

没有想象中的冷遇，没有担心中的白眼，这一切都超出了夏女士的预料。在疫情暴发的关键时期，在大连这座他们临时中转的城市，在很多人对湖北人避之不及的时候，这座城市、这个酒店和这里的人如此温暖，她不禁热泪盈眶。

原来，在夏女士赶往酒店的路上，酒店的工作人员便开始悄悄准备上了。

位于沙河口区解放广场的大连昱圣苑国际酒店，是大连市指定的接待湖北人的酒店。当他们了解到夏女士的情况后，第一时间做出了安排。考虑到夏女士带着小女儿，尽量为其安排了比较宽敞的房间。

夏女士一家赶到大连昱圣苑国际酒店时，酒店经理秦川早就带领酒店工作人员等在酒店大堂迎接了，给他们消毒后，迅速帮助他们办理了入住。

夏女士一家感受到了格外的照顾，他们非常自觉地待在房间里不出门，更换的被品和一日三餐由酒店的工作人员按时送到房间门口，夏女士一家只需自行开门取餐就好。

经历了返程之旅的几日颠簸，此时此刻，在这个地方，夏女士找到了久违的安心。

他们一直对美丽的海滨城市大连有所向往，大海、沙滩、海鲜……这一次与大连的不期而遇，夏女士没有机会带着孩子去踩踩大连的海滩、品品大连的海鲜，透过酒店的玻璃窗，望着这座灯火通明的城市，望着不远处通向星海湾的马路，她已经喜欢上了这个充满温情的城市。

在隔离期结束后，夏女士一家三口返回武汉。临别时，夏女士手写了一封沉甸甸的感谢信。字迹娟秀，情真意切，字里行间都是感谢酒店给她带来的关照，感谢这座城市给她带来的温暖。

夏女士说，他们一家到大连时，刚走出机场的安检，大连市文旅局便派120专车将他们一家三口送往大连医科大学附属第二医院进行检查，检查结束后，又将他们送往距离该院较近的一家快捷酒店暂住。

原本，在医院复查新冠病毒核酸结果呈阴性时，夏女士一家悬着的心终于放下了，可他们的小女儿却突然出现发烧症状了。夏女士和丈夫又开始胆战心惊地联系大连有关部门，不久后120救护车赶到他们所住的酒店，直接将他们送到大连市妇女儿童医疗中心检查医治。

接下来的几天，夏女士一家是在大连市妇女儿童医疗中心度过的，直到夏女士的女儿退烧恢复健康，他们一家三口也解除了留院观察，排除了新冠肺炎。这几天留院观察的等待是非常漫长和艰难的，在医护人员无微不至的关心照顾和耐心安抚中，他们紧张的情绪才一点点开始放松。

在大连昱圣苑国际酒店，大连市文旅局驻有专门的工作组，负责协调帮助到大连的湖北（武汉）籍游客，并提供免费专车接送。

工作组的工作人员表示，滞留在大连的外地人，心情随着疫情的走向起伏变化，为缓解他们的心理压力，大连市能够做的，就是提供更为贴心的、细化的服务，让每一位途经大连的人感受到大连市民的温暖、热情和真诚。

夏女士在她的信件中记录的都是一件又一件的小事。反映人心本质的从来就不是什么大事件，而正是一件又一件的小事。细心品读那细碎的片段，个个都充满温情。病毒无情人有情，这就是一座城所散

感谢信

亲爱的昱圣苑全体员工：

　　我心里怀着无比的感激和感谢给你们留下这封信。

■ 夏女士用酒店的稿纸写下的感谢信截图。

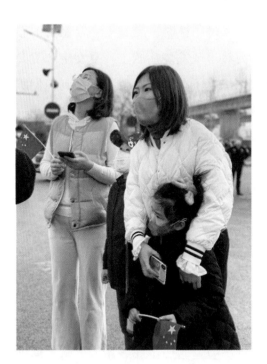

发出的善意和大爱吧。

和夏女士一样，还有不少武汉人、湖北人因为各种各样的原因，暂时留在了大连。3月20日，首批驰援武汉的17位白衣战士乘大巴返回大连，很多市民自发地来到后盐高速公路口迎接。在现场，一位来

■ 来自武汉的女士和朋友一起带着孩子来到高速公路口迎接英雄。（供图：《半岛晨报》首席摄影记者 周蕾）

自武汉的女士和朋友一起带着孩子来到高速公路口，还未开口说话，她突然热泪盈眶："他们真的是太好了。"

这位女士告诉记者，她是武汉人，丈夫在大连工作，她和5岁的女儿去年到大连探亲，原打算春节时全家回武汉团圆，却因疫情未能成行。每天看到朋友圈和网络上有关武汉的信息和大连医护人员驰援武汉的消息，她都会心疼和感动。

"女儿画了好多画，为武汉加油，为白衣勇士加油。"这位女士说，"孩子也许没有别的概念，她就知道自己是武汉人，看到别人为武汉加油，她就有感而发画了一些画。"这次她得知大连首批驰援武汉医护人员回家的消息，便第一时间带孩子来到后盐高速公路口，一同迎接英雄凯旋。

这段采访传到《半岛晨报》"39度视频"平台上，当晚播放量就超过40万，正如网友所言：疫情来袭的时候，我们一起扛；胜利的喜悦，我们也要一起分享！

❀ 依依乡情见行动

树高千尺不忘根，水流万里总思源。

疫情发生后，疫情最严重的湖北始终牵动着在外游子的心。工作、生活在大连的武汉人、湖北人，发动一切力量、动用一切资源支援家乡抗击疫情，挥洒壮志豪情，书写家国情怀。

岂曰无衣，与子同袍。

海江异域，连鄂同心。

同气连枝，共盼春来。

一切都值得，因为爱和希望来得更快！

球员汪晋贤的武汉情

2月21日，武汉华中科技大学同济医学院附属协和医院西院的一封感谢信被网友刷了屏，感谢的是大连人队球员汪晋贤。

近期一直跟随大连人队在海外拉练的球员汪晋贤，向家乡武汉的华中科技大学同济医学院附属协和医院捐款5万元。虽然不能返乡，但漂洋过海的5万元善款，是他与家乡"战"在一起，共同抗击新冠病毒的拳拳爱心。

汪晋贤，1996年出生于湖北省武汉市，是一名中场球员，现效力于大连人队。作为一名职业球员，他在赛场上带给人很多惊艳时刻，因为娴熟的过人技术而被称为"盘带王"。

2013年9月，汪晋贤入选了辽宁全运队，帮助辽宁足球赢得本届全运会上男足 U18 组冠军。在小组赛第一场与四川队的比赛中，辽宁队迟迟无法打破僵局，正是汪晋贤左路下底传中，帮助队友头球破门。在接下来与陕西队的比赛中，汪晋贤打进本队第二个进球。小组赛最后一场对阵上海，汪晋贤打入本队唯一一个进球。惊艳时刻在决赛，辽宁队与浙江队拼到加时赛，比赛完全

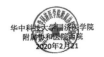

感谢信

感谢大连人队球员——汪晋贤：

在举国上下抗击新型冠状病毒感染肺炎疫情的关键时刻，您及时伸出援助之手，捐款人民币：伍万元整（￥50000元），积极支持武汉协和医院的疫情防控工作。

拳拳爱心，汇集希望。您的善行义举，武汉协和医院感谢大家守望相助、共克时艰！向大连人队球员：汪晋贤，致以最诚挚的敬意与感谢！

华中科技大学同济医学院
附属协和医院西院
2020年2月21

■ 大连人队球员汪晋贤收到的感谢信。

被汪晋贤主导。他先是突入禁区造成对方犯规，为本队赢得一个点球，随后又打进锁定胜局的一个进球。

2016 年 12 月和 2018 年 10 月，汪晋贤曾两次入选国足。

汪晋贤与大连有颇深的渊源，曾效力于大连一方足球队。2005 年，未满 10 岁的他便来到大连练习足球，和王耀鹏、崔明安、单鹏飞等都是一起成长起来的，每年能回家两三次。作为土生土长的武汉人，在他的记忆里，武汉是一座结合了自然风光和历史底蕴的城市，那里不仅有奔腾的长江、雄壮的黄鹤楼，还有他美好的童年时光。

由于疫情的原因，2020 年 1 月，汪晋贤没有回武汉与家人团聚，而是在队友崔明安家度过除夕之夜。

疫情暴发以来，他一直关注着武汉的情况，每天增长的感染者数字都在牵动着他的心。他也时常跟身在武汉的父母、朋友联系，询问家乡的状况，叮嘱他们一定要注意防范，要相信祖国一定可以战胜病魔。

汪晋贤也被在一线与病毒抗争、舍己为人的医护人员所感动。他认为，全国都在支援武汉，作为武汉走出来的孩子，自己更有责任和义务去贡献一份力量。但是由于在海外冬训，他一直没有找到合适的捐赠渠道。终于，通过朋友的介绍，汪晋贤辗转向华中科技大学同济医学院附属协和医院捐了款，这所医院收治了许多重症患者。

虽然离开家乡多年，但是汪晋贤的武汉口音似乎一点儿都没有改变。他和大连人队球员张翀、郑龙、崔明安、何宇鹏等，代表球队向前线英雄送上祝福，通过录视频的方式为战斗在抗疫一线的人们加油，他用武汉话说道："等疫情结束了，我回去跟你们一起吃热干面！"

楚商有情有行动

大连与湖北，在过去的岁月里有着无数的交集，情谊绵长。其中一段渊源，要从 20 多年前说起。

1995 年，大连市开始对口支援三峡库区湖北省兴山县。截至 2020 年 1 月，大连市累计向兴山县提供无偿援助资金 1.435 亿元，援建移民搬迁安置、基础设施等项目 107 个，培训各类干部人才 750 余人次。

随着两地交流的增多，湖北人在大连求学、生活、工作、创业的也有不少。大连湖北商会是在连湖北人的主要社团组织，成立于 2010年 7 月，由在连鄂籍企业家组成，现有会员企业 160 多家，主业范围涵盖制造业、建筑业、家居业、零售业、化工业、服务业、物流业、IT业等。

大连湖北商会会长刘军是一位退役军人。2007 年，刘军离开了工作生活 31 年的部队，踏入社会，开始人生第二次创业，他选择了大连这片沃土，在金普新区成立了大连军乐印刷包装有限公司。

新冠疫情暴发后，身在大连的刘军一直密切关注着湖北和武汉的疫情发展情况，和商会班子成员做好了一系列应急准备工作。下面这个时间轴，就是商会高效动员和有序组织的体现：

1月21日，主持商会秘书处工作的胡海涛副秘书长通过微信、电话叮嘱已经在路上回乡过年的会员务必避开武汉；提醒准备回乡过年还未启程的会员不要回乡，尽快办理退票。商会秘书处还征集到一些医用口罩，免费向会员发放，提醒全体会员出门要戴口罩。

1月23日，武汉封城消息发布后，刘军拨打的第一个电话，是给当时正在武汉的一位商会会员：

"老王，你那边怎么样？"

"会长，我这边还行……"

"一定按照武汉市政府的要求做，这个时候，咱们不能给政府添乱。"

得知当时在武汉的还有其他几位会员，刘军也做了同样的叮嘱。随后，他还在微信群里组织了视频通话，相互鼓励，共渡难关。

1月24日、25日，刘军的拜年内容都变成了动员和部署，他不断地说：

"咱们这些远在外地的家乡人，这时候一定要和武汉站在一起，要和湖北心连心。"

1月26日，正月初二，会员们开始以实际行动支援家乡，自发购买口罩等防护物资捐往武汉，一批批物资上留下了"海江异域，连鄂同心"的暖心话语。

当日，商会秘书处协助马拥军副会长采购1万只口罩，捐赠给武汉市唐家墩街道。

当日下午，大连湖北商会正式发出为家乡捐款的倡议书，企业家及爱心人士踊跃捐助，温暖的爱流潮水般涌向江城武汉和湖北各地。倡议书里写道："作为湖北人，家乡的山水养育了我们，我们理当感恩，行反哺之义……"

2月8日，第一期捐款活动结束，大连湖北商会累计捐赠款物合计466600元。这其中也有很多感人的故事，刘军都一一记录下来：

"家乡有难，不能回家抗击疫情，我就捐2万吧。"一位湖北籍干部找到刘军，表达对家乡的支持。

"我是北京人，在湖北当过兵，现在在大连创业，也为湖北出一份力。"从未谋面的付娜女士转来1000元。

"刘哥，不知道怎么捐款，转给你1000元，尽点心意吧！"朋友王野枫转账参与捐款。

"公司有一个算一个，所有人都捐款了，我再代表刚刚出生的双胞胎，每人捐50元吧。"大连军乐印刷包装有限公司员工踊跃捐款，支持湖北抗击疫情。

在连湖北企业家积极行动的同时，世界许多地方的湖北人也以不同的方式投身到支援家乡的行动中。

2月13日，湖北楚商联合会号召全球楚商站出来，人不分南北，情不论轻重，为决胜湖北抗疫战争贡献更大的力量。

2月15日，大连湖北商会号召全体会员，再献一次爱心，再助一次力。会长刘军又带头捐款5万元。

2月16日，大连湖北商会又向在连各湖北乡友团体发出倡议，号召在连湖北乡友献出一点爱，广大在连湖北乡友积极响应，有的会员企业还发动员工献爱心，很多湖北乡友在微信朋友圈里转发募捐二维码后，不少同事、同学、邻居也跟随捐款。

2月17日，短短3天，商会会员、顾问、会员亲属、在连湖北乡友团体、会员企业员工等共计640多人参与，累计捐款268066元。

在动员湖北籍企业家、乡友们捐款捐物的同时，刘军会长也根据湖北疫情的发展，及时与商会主管单位大连市工商联进行沟通和联系。

随着疫情的发展，经过认真酝酿，大连湖北商会向全市商协会组织发出了求助。

"大连湖北商会支援湖北人民抗击新冠病毒肺炎疫情的求助函"发出后，得到大连各大商协会积极响应，各商协会发起募捐活动，坚定地和大连湖北商会站在一起，为湖北人民抗击疫情出一把力，尽一份责。大连市慈善总会专门为湖北抗击疫情设立了专用账户，接收各商协会捐款，所有的爱心全部用实实在在的数据说话，一笔一笔记得清清楚楚，一项一项落得扎扎实实。

商会提供名单显示，参与捐款的商协会组织有：

大连广东商会、大连山东商会、大连黑龙江商会、大连河南商会、大连徽商商会、大连福建商会、大连山西商会、大连浙江商会、大连湖南商会、大连宁波商会、大连铁岭商会、大连浙商企业家联合会、大连陕西商会、大连营口商会、大连白城商会、大连辽源商会、大连朝阳商会、大连创发企业商会、大连市食品行业协会、大连盛万唐食品行业协会、大连正觉公益基金会、大连沙河口区民营经济发展促进会、大连商协会会长EMBA总裁班、大连宋氏文化研究会、大连市创新企业家协会、未来国际学院。

据统计，兄弟商协会共募集捐款160万多元，这是一份大连湖北商会与大连各商协会同心勠力抗疫的记录，这是"兄弟同心，其利断金"的坚强力量。

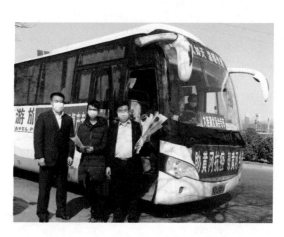

■ 大连湖北商会刘军会长（左一）来接从老家来大连复工的湖北籍老乡。

大连湖北商会将本会会员和各兄弟商协会的全部捐款通过大连市慈善总会分别支援武汉和湖北其他 12 个地市的 18 家医院，还将其中 27 万余元捐款用于援助大连支援湖北医疗队。

除了捐助善款，多家商协会还积极捐赠物资，其中大连江西商会捐赠 500 套价值 37500 元的隔离衣，大连黑龙江商会、大连福建商会向武汉雷神山医院和随州市红十字会捐赠了价值近 500 万元的建设物资和增强免疫力食品，大连正觉公益基金会捐赠了 2 万双医用手套，大连海亿锋科技有限公司向湖北捐赠了 84 消毒液，大连市毛皮行业协会向湖北捐赠了一批洗衣液。

大连湖北商会副秘书长胡海涛虽然已经 60 岁了，但在为家乡出力的时候，他毫不含糊。这 18 家医院全部都是商会志愿者帮忙联系，然后由他一家一家电话确认捐助事宜，连续几天不间断追踪，嗓子都说哑了。

"责任重大，这是大连企业家沉甸甸的信任和爱心，我们必须妥善安置好。"当所有捐助都落到实处时，胡海涛才舒了一口气。

齐心协力抗击疫情的同时，商会会长刘军也做了深深的思考。他说，作为大连湖北商会的会长，作为一名每天都被暖暖的关爱包围着的湖北人，自己一定要表达对大连人民的感激与敬意：

"我觉得这次疫情，对国家来说是一个考验，对政府来说是一次考核，对全国人民来说是一次考试。我们更加热爱自己的祖国了，更加珍惜现在的美好生活了，也更加团结了。身在大连，我感受到了大连这座城市所激发出来的大爱，感受到了大连市民对湖北、对武汉的深深关怀，无论是驰援武汉的逆行者，还是通过各种方式支援湖北的热心市民，都是好样的，都是最可爱的人。人不分南北，情不论轻重。此情此意，一生难忘，我代表在大连工作和生活的湖北人，感谢大家，感谢大连！"

🌸武汉，等我！

从 1 月 23 日封城的那一刻起，武汉的疫情牵动无数大连人的心。在社交平台上，网友们纷纷以自己的方式表达对武汉的祝福和期待。

去武汉旅游过的大连科技学院大四学生孙玮泽非常喜欢这座城市，如果没有这场疫情，过完春节，他就会出门找工作单位实习，方向便是荆楚，城市首选武汉。他早已经把自己当成了准武汉人，面对疫情中的武汉，他在心里一遍遍地说，武汉，等我！

2019 年国庆节期间，在武汉读书的发小邀请孙玮泽去武汉游玩，他毫不犹豫订了机票就飞了过去。孙玮泽学的是动画专业，他也酷爱摄影。胸前一个背包，背上背着一架航拍无人机，左手单反，右手拎着三脚架，飞机刚一落地，他就全副武装，开始了这场探索之旅。

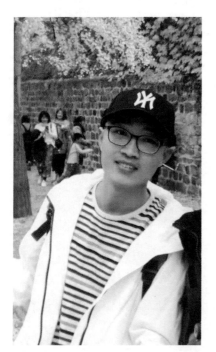

他们，走过城市的街尾巷口，经过人来人往的高楼，徘徊在风过飘香的小吃摊前，寻觅这座城市深处的秘密。

他们，去了武汉很多景点和地标性建筑：晴川阁、古田桥、武汉长江大桥、汉秀剧场、楚河汉街、武昌起义军政府旧址、辛亥革命博物馆……指点江湖，探寻史迹，发现这座城不同的故事。

■ 对武汉一往情深的孙玮泽。

他说，武大的校园弥漫着民国风，很多建筑群透着古朴的味道，夕阳映射在那灰白的石门上，释放着轻纱般柔和的光芒。

他说，昙华林饱经风霜，一砖一瓦都刻着老武汉的历史记忆，一条不长的老街，却浓缩了整个武汉的文艺情怀。

每天，他们至少得走3万步，两脚都起了血泡，最后一天，两个大男孩儿都在硬撑着，每走一步脚上都钻心地疼，但仍然走遍了孙玮泽想去的所有地方。孙玮泽也说不清为什么，这还是第一次如此执着。5天的武汉之旅，给他留下了美好的回忆："藏在心里的那扇窗，豁然开朗了。"

这场邂逅，孙玮泽留下了这座城市86个G的记忆。"每个片段都是一场经典的回忆。"孙玮泽说，他的印象里，武汉拥有最开阔的胸襟、最包容的情怀、最用心的装扮。那些装饰风格迥异的地铁站，学生超多、洋溢着青春活力的武汉大学，楚河汉街上熙熙攘攘的人们和武汉长江大桥上的车水马龙，巷子里独腿大叔扯着一把氢气球的身影，还有抚琴弹唱的街头艺人那专注的眼神，都留在了他的记忆里，回味无穷。

武汉这座城市给了孙玮泽太多鲜活的体验。即便第一次吃小龙虾辣得头皮疼，夜晚睡不着觉，他也觉得洒脱；即使提前2个多小时出发仍然误了返程的飞机，他也未产生任何反感，还跟发小调侃："你看，我说武汉舍不得让我走吧。"

武汉封城后，网上出现了很多排挤、歧视武汉人的消极言论。从愤怒到伤心无奈，这时候他意识到自己真的是非常爱这座城市。"我

■孙玮泽拍摄的武汉大学全景图。

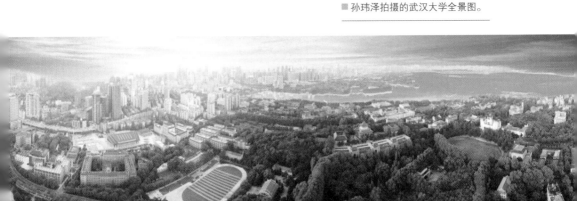

确实有那样的打算，如果有可能，我愿意去武汉工作。"孙玮泽说，武汉是个英雄的城市，不该受到这样的冷遇。

当看到成千上万的医务工作者逆行赴武汉，全国上下众志成城，孙玮泽心动了，他也想以自己的方式做点事情为武汉加油。"我心里面很希望武汉尽快好起来，希望武汉光谷还是人山人海，大家不用再戴口罩上街，可以'坦诚相待'。"于是他开始着手剪辑那些素材，一坐就是 10 个小时，从 86 个 G 的素材中剪辑出一段 2 分多钟的短视频。

世界著名的建筑与工业设计师黑川雅之说："设计，唯有从独特的'自我'出发，方能与他人产生真切的共鸣。"孙玮泽尝试将自己游览景点时候的心情和故事编辑在视频中，当这座城市没有办法敞开怀抱迎接宾客的时候，他想用自己的爱和创意，让国人感受这座城市的动人魅力。

山依然青，水依然碧，武汉有着牵动人心的力量。"它的美虽然受到了疫情的影响，但那是暂时的，我们不会忘记它的惊艳。相信总有一天，它会以更美的姿态重新回到我们眼前。"

孙玮泽这样祈愿："足不出户的人，在等敲门的春风；今日的清净冷寂，在等来日的车水马龙。武汉本来就是一座英雄的城市，今年的樱花会如期盛开，出征的勇士会平安归来，武汉加油！中国加油！"

所有冬天结束之后都会迎来春暖花开。视频中，他许下了一个大海与樱花的约定：等疫情过去，再去武汉走一走，去拍一拍这座城市的"浴火重生"。

扫描二维码观看孙玮泽拍摄的武汉

凯 旋

————

　　幸得有你，山河无恙。

　　随着湖北疫情形势逐步好转，从 3 月 17 日起，根据统一安排，援鄂医疗队开始分批次有序撤回。

　　3 月 20 日，大连第一批援鄂医疗队 17 名白衣战士平安归来，引全城轰动；3 月 30 日，大连第二批、第三批共计 529 名白衣战士一起凯旋，大连举城相迎。

　　英雄们回家了，临别的叮嘱全部实现：546 人，一个都不少，人人皆安！

首批逆行者回家

3月20日，恰是春分时节。包括大连17名医疗队员在内的辽宁第一批支援湖北医疗队出色完成任务，踏上了回家之路。

来时冰雪寒，归时春水暖。自1月26日正月初二集结出发，飞赴武汉后直奔蔡甸区人民医院，辽宁医疗队队员与时间赛跑、与病魔抗争，连续奋战55天，累计收治患者752人；大连市17名医护人员中，6人在江北院区ICU工作，11人在济和院区工作，共收治患者170余人，出院80余人，另有病情好转患者转至其他医院继续治疗。

临别之际，武汉人民用各种方式表达着对白衣战士们的感激之情。在武汉战斗的这些日子，也在白衣战士们心中留下永生难忘的记忆。

依依不舍是深情

在武汉最困难的时候，你们来了！在蔡甸最困难的时候，你们来了！所以，你们就是我们的恩人！

你们不远千里来到武汉，来到我们的家乡蔡甸，守的是我们的家，保护的是我们的家人，所以，你们是我们的恩人！

衷心地感谢你们，待到来年春暖花开，请你们来武汉、来蔡甸，我们做东，你们做客！

3月19日，辽宁医疗队收到了落款为"蔡甸一市民"的手写感谢信。

在武汉奋斗的 55 天里，医疗队收到了很多感谢信、表扬信，离别时刻，读着这一封封信，队员们感慨良多。

3 月 20 日早上，医疗队队员们洗漱完毕，将房间整理得干干净净，和刚来时一样。王利菊约着几位同伴去餐厅，品尝在武汉的最后一餐热干面，平时的美味，这一天却有些吃不下。

回到房间，推开窗，再望一眼已经越来越熟悉的武汉，清晨的莲花湖，每一棵树、每一朵花、每一处景，都让人留恋。一阵鸟鸣，让人喜出望外，这是鲜活的生命之声。循声望去，几只白鸟在莲花湖上，时而盘旋，时而栖息。

此时，驻地门前已经停了许多车，围了许多人，"欢送辽宁援汉医疗队"的红色横幅醒目夺人，也平添了几分离别的气氛。

酒店大院外，隔着围墙，站满了前来相送的武汉市民，有的挥舞着国旗，有的高高举起手写的标语，市民们频频挥手，嘱咐医疗队员们等到来年一定要到武汉来看樱花。有位武汉大娘泣不成声，不断地用手绢擦拭眼泪。

一位武汉市民爬上墙头，热情地伸出双手说：

"辽宁队的，谢谢！我就住在对面，下次来玩，随时全程服务你们，全是免费的。谢谢！"

队员们纷纷回应：

"谢谢你，祝你健康！祝英雄的武汉人民健康！"

就要分别了，蔡甸区人民医院护士童施、许久菊和辽宁医疗队队员张英、王长昊紧紧相拥，泪水涌出。在过去的 50 多个日日夜夜，大家是战友，在同一个病区并肩战斗，结下了深厚情谊。

踏上大巴的一刻，大连医科大学附属第二医院重症医学科医生王之余说："这次没有欣赏到武汉的美景，以后一定要回到曾经战斗的地方，欣赏一下没有疫情的武汉。"

另一名医疗队队员感慨道："我为这座城市拼过命，付出了、努力了，

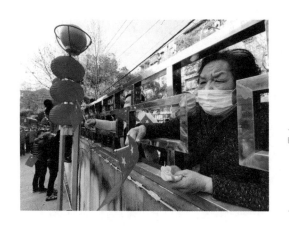

■ 在3月20日的送别仪式上，武汉市民隔着栅栏含泪与辽宁医疗队道别，这位老人手里握着手绢，几次泣不成声。（供图：《辽宁日报》特派武汉记者杨靖岫　姜义双）

这将成为我一生难忘的记忆。"

欢送仪式上，蔡甸区新冠肺炎疫情防控指挥部赠送给辽宁医疗队一面锦旗，上面绣着16个金色大字：

风雨与共、守望相助、携手奋战、感谢有您

9时整，马达轰鸣，返程车队正式出发奔赴机场，武汉警察摩托车队开道护航，志愿者、机关干部和酒店员工列队欢送。

医疗队车队驶过每一个路口，值勤的武汉警察纷纷敬礼。沿途街道两侧的居民楼上，市民自发地打开窗子，挥舞着手中的红旗向医疗队告别：

"感谢辽宁老铁！"

"救命之恩，我们不会忘记！"

"谢谢你们！"

大巴上的队员们满眼泪水，纷纷挥动手中的国旗回应武汉市民……

大连医科大学附属第一医院护士戴红手捧蔡甸区人民医院颁发给她的感谢状，对记者说：

"很感动，这是我们这辈子受到的最高礼遇。我们其实不是英雄，我们只是做了自己心中想做的事情，只是尽了白衣天使的职责。武汉加油，待繁花似锦时，我们再相聚！"

11时30分，载着137名队员的包机飞离武汉，每个人都手持一张特殊的纪念登机牌，目的地是"美丽的大连　我的家"。

再见，武汉！

第一时间见到你

白衣执甲入荆楚，抗疫勇士载誉归。3月20日下午，沈阳桃仙国际机场停机坪上，久候于此的人们翘首企盼。14时3分，辽宁首批援鄂医疗队返程包机缓缓降落在沈阳桃仙国际机场。机场举行了最隆重的"过水门"仪式，为最美逆行者接风洗尘。

辽宁医疗队中的17位大连白衣战士从沈阳桃仙国际机场乘大巴返回大连。车刚出发，就有许多大连市民迫不及待地涌向车队沿途各个路口，准备迎接英雄归来。

16时20分，记者到达大连后盐高速公路口时，已有不少市民赶到。

市民米佳、鞠有权不清楚首批驰援武汉的大连医护人员的车队何时到达，便早早到此等候。米佳曾制作过一段向白衣勇士们致敬的视频，在网络中点击超过456万次，有8.7万人次点赞。

在现场，记者看到王俊带着两个孩子和其他家人们也早早赶来。

"我表姐于洪波是大连大学附属中山医院的，也是第一批驰援武汉的队员之一。"王俊说，春节前他还跟表姐通过电话，约好一起回普兰店安波的老家过年，谁知大年三十表姐就接到驰援武汉的通知，她没有告诉亲戚，自己还是通过电视才得知此事。

16时58分，在后盐高速公路口，一排电子屏幕已经点亮，上面显示着"欢迎大连白衣勇士回家，幸得有你，山河无恙"。辽宁省高速公路运营管理有限责任公司大连分公司大连收费站早早就做了准备，迎接平安凯旋的勇士们。

这天早上 8 点，大连交警护卫队已经提早出发，赶往沈阳桃仙国际机场，迎接大连医疗队。护送医疗队的车队抵连的时间正好赶上交通晚高峰，为此大连交警将后盐高速公路口到目的地市委党校的道路全线腾空，并派近千名警力、105 辆警用摩托车沿线护航。

天色已完全黑下来了，后盐高速公路口前灯火通明，所有人都在等待。

19 时，一束灯光突然从北面照过来，英雄们回来了！

当车队通过高速公路口，大连市副市长温雪琼站在路旁，手持扩音器说：

"驰援武汉医疗队的队员们，大家辛苦了，大家好，欢迎英雄归来，向大家致敬！"

几辆中巴的车窗突然打开了，驰援武汉的医护人员向人群招手致意。窗外，喊声阵阵，人群里，眼泪在飞！

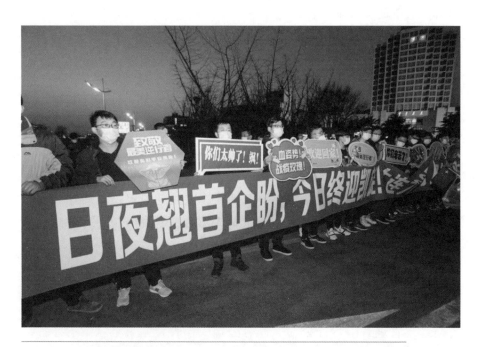

■大连市民自发地举着标语，迎接首批逆行者！（供图：《半岛晨报》摄影记者 张腾飞）

当车队行至东北快速路时，对向车道上，一辆辆车子排成长龙等在路边，看到车队后，所有人都第一时间鸣笛致敬，那声音响彻天际，经久不息。

当车队行至长春路沿线时，市民们自发地走上街头，挥动着红旗，向白衣勇士们致敬。

扫描二维码观看首批逆行者回家视频

回家啦！回家真好！

3月20日，市委党校作为队员们抵达后的集中隔离地，早早迎来了欢迎的队伍。有许多市民自发赶来，人群中有许多孩子的身影。在父母的陪伴下，他们也显得期待无比。大连华锐重工组织了近百人的年轻员工欢迎队伍，他们手拿欢迎横幅、荧光棒、气球，在人群中显得朝气蓬勃。

大连医疗队队员王迎莉的父母、丈夫都早早赶来了。王迎莉的父亲特意带来17个海鲜饺子，他说："给孩子们第一时间尝尝家里的味道，每人一个。"

队员王之余的母亲和妻儿也早早来到市委党校等候，提起一会儿不能抱抱爸爸，小女儿说："我能再忍14天，等待爸爸回家。"妻子说："王之余还和我商量，假设需要他支援国际抗疫，他也去。"

队员薛晓莹的儿子也很大气："我想妈妈，但我一会儿也能忍住，妈妈还要隔离，我今天来欢迎她回来！"在一旁的姥姥姥爷和爸爸看着懂事的孩子，对他伸出大拇指："对，你是男子汉！"

"90后"队员毕赛男让同事给她带来护理考试提纲，准备隔离期间学习。与同事一同来的还有她的男朋友，男朋友说："很想她，等不了了，集中隔离后我们就登记结婚！"

家属们等待着，工作人员忙碌着，整个市委党校内外就像回到"真正的春节"。

19时32分，人群中有人喊："到了，到了！"

在热烈的掌声和欢呼声中，17名白衣战士乘坐的中巴抵达市委党校北院广场，欢迎仪式随后在这里隆重举行。

现场的所有人都拍着手，异口同声地喊着："欢迎回家！"

省委常委、市委书记、市新冠肺炎疫情防控指挥部总指挥谭作钧前往市委党校迎接并致欢迎辞。市人大常委会主任肖盛峰，市政协主席王启尧，市委副书记、宣传部长徐少达参加。市委常委、副市长卢林主持欢迎仪式。

谭作钧代表市委、市人大常委会、市政府、市政协和全市人民，向17名白衣勇士致以崇高的敬意和衷心的感谢，他说：

"今天是农历春分，在这样一个充满生机和希望的时节，我们迎来了首批驰援武汉医疗队队员的平安凯旋，大家辛苦了，欢迎回家！我们犹记得大年初二，同志们积极响应习近平总书记和党中央的号召，顶着星光，逆行出发，义无反顾地奔向武汉抗疫前线。

"今天，你们顺利完成任务、光荣凯旋，在这55个殚精竭虑、连续奋战的日日夜夜里，你们与时间赛跑，同病魔抗争，为打赢湖北保卫战、武汉保卫战做出了重要贡献，用自己的辛勤付出赢得了湖北和武汉人民的高度赞誉，为大连争了光添了彩。

"55天来，大家战斗在最艰苦、最危险的抗疫第一线，用信念、毅力和坚守，克服了生活、工作和环境中的重重困难，诠释了敬佑生命、救死扶伤、甘于奉献、大爱无疆的崇高精神，你们是真正的勇士，

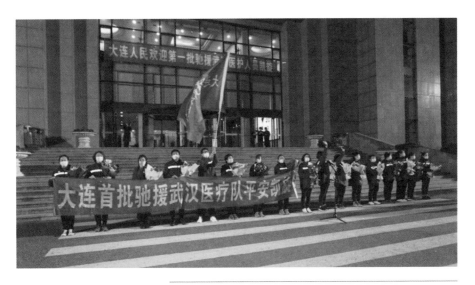

■ 17名逆行者回家啦！（供图：《半岛晨报》摄影记者 张腾飞）

是城市的英雄，是新时代大连最可敬最可爱的人！

"55天的牵挂，你们终于平安归来，希望你们利用集中休整的两周时间，好好休息、安心静养，调整好身体和精神状态。请放心，我们一定会全力做好服务保障，让大家感受到家的温馨与温暖。希望大家休整结束回归工作岗位后，把在抗疫前线积累的宝贵临床经验运用到我市疫情防控中来，为夺取疫情防控的最终胜利做出更大贡献。"

市领导熊博力、徐广湘、李红军、温雪琼、靳国卫，市政府秘书长衣庆焘，医疗队队员所在医院负责同志及队员家属和各界干部群众代表等参加欢迎仪式。

广场上灯火通明，队员们和家属、欢迎队伍相对而立，他们之间相隔30米，但心早已融到了一起。当简短而隆重的欢迎仪式宣布结束后，人们才发现，这30米的距离竟不知不觉地变成了15米。

家属们本能地、不约而同地向前蹭着脚步，他们想离得近一点，再近一点，好看清自己的儿女、妻子、丈夫、未婚妻、同事……而队员们何尝不是如此，看到亲人们靠近，他们也本能地向前挪动着脚步。

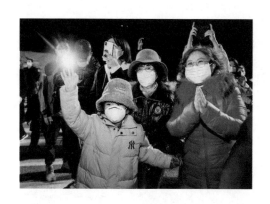

■家属们远远地望着，心早已飞了过去。
（供图：《半岛晨报》摄影记者 张腾飞）

但就在那一刻，队员们的另一种本能让他们停了下来，瞬间他们都转身向后，登上通向隔离区的台阶。

"不能违反隔离要求，别着急，我们都很好，放心！"

"妈妈，我爱你！"

"加油，好好休息，安心隔离！"

一声声问候，一声声叮嘱，明亮的灯光映着一双双泪眼，但人们都知道这泪水中更多的是释放，是欢喜……

为做好大连支援武汉医疗队的服务保障工作，大连市机关事务管理局会同市委党校成立了支援武汉医疗队返连休整服务保障工作组，统筹调度医疗队客房、餐饮等服务。

回家了，回家真好！

3月21日，大连第一批援鄂医疗队队员、大连大学附属中山医院急诊ICU护士长王迎莉写下了这样一段话：

回家真好！告别武汉，回到家乡，见到了久违的亲人、领导及同事，内心无比激动。

虽然付出了艰辛，度过了一段艰难的时光，可家乡人民却以最隆重的礼仪迎接我们，给了我们很高的荣誉，盛名之下，心绪难平，既是鼓励也是鞭策。

鲜花退去，工作继续，全球疫情还在，山川异域，风月同天，如有需要可重披战袍再赴前线，救死扶伤，护佑生命。

愿山河无恙，人间皆安。

529 名勇士凯旋

2 月 2 日，来自大连 7 家医院的 18 名医护人员临危受命，紧急出征，编入辽宁省驰援湖北重症医疗队，并肩战斗在武汉大学人民医院东院"红区"。这支医疗队共负责救治患者 129 名，已有 118 名治愈出院或转院，其余 11 名已转到其他病区继续治疗。

2 月 8 日，短短 4 个小时里，大连火速集结了 20 家医院的 511 名医护人员，组成大连第三批驰援武汉医疗队，接管武汉雷神山医院 8 个病区。50 天里，累计收治患者 509 人，出院 476 人，患者零死亡、零复阳。

50 多个日夜、1397 公里的距离隔不开我们的思念，大连与武汉守望相助。

三月春风暖，英雄载誉归。3 月 30 日，大连市第二批、第三批驰援武汉医疗队 529 名队员圆满完成救治任务，乘大连航空 5 架包机平安返回大连。

老铁，再见！

3 月 30 日，对于大连第二批、第三批援助湖北医疗队来说是又一个注定要铭记的日子，那种感觉犹如 50 多天前他们出征时一样。

一大早，一些武汉市民和志愿者便来到医疗队驻地，与队员们话别，有的手捧鲜花，有的带来了自己亲手书写的横幅。

上午8点，武汉市卫健委、江夏区和雷神山医院联合举行了一个热烈的欢送仪式，江夏区领导说：

"辽宁医疗队在武汉抗疫最吃紧的时候逆行而来，是这个春天最美的风景，武汉人民永远不会忘记辽宁医疗队对武汉人民的深情厚谊。"

和大连医疗队相处近两个月了，临别之际，武汉当地医护人员和酒店工作人员纷纷留下赠言，感谢辽宁老铁们。

武汉大学人民医院东院区妇科主任程艳香写下了送给大连战友们的赠言：

"不过二月缘，情却一生浓。真的不舍诸位英雄，不远千里赶赴武汉，危难之际大显身手，克服困难医者仁心。来日方长，有缘再聚。"

武汉大学人民医院东院区妇科护士长张洁也将感激、不舍和祝福化作离别时的嘱托：

"在武汉最困难的时候，感谢你们不顾生死，千里驰援，你们是这座城市的英雄。在即将离开的日子，由衷地感谢和祝福你们！"

满载着医疗队队员的大巴驶出驻地。一路上，武汉的群众自发地在路边拉起了很多横幅：

"辛苦了，白衣天使，向英雄们致敬，武汉谢谢你们！"

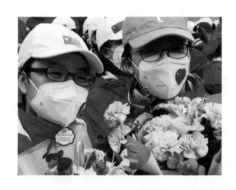

■ 在送别仪式上，医疗队队员们的喜悦展露在眉梢。（供图：《辽宁日报》特派武汉记者 杨靖岫 姜义双）

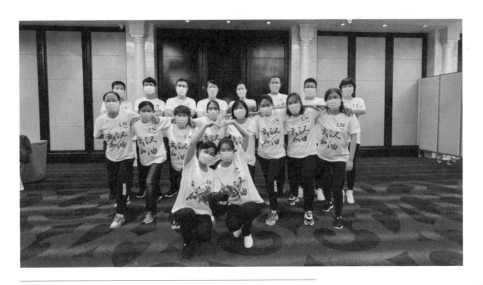

■冬去春回，返回大连前，武汉已经可以穿短袖了。（供图：龚平）

"感谢大连援鄂医疗队，点赞最美逆行者。"

到了武汉天河国际机场，欢送的人群里有人在喊："欢迎再来武汉，再请你们吃热干面！"

大连队员们回应："也期待你们到大连，吃海鲜，吃烧烤！"

大连航空史最高礼遇

白衣战士们奋战在雷神山医院的这段日子里，大连航空多次向大连市委市政府请缨承担医疗队运输保障任务。接到用大连航空史上最高礼遇接英雄回家的任务后，大连航空用两天半时间，将一切工作准备就绪。

英雄包机什么样？史上最高礼遇体现在哪？这可是有说道的。

执行此次任务的是 5 架波音 737-800 型飞机，主层客舱的高度和篮球巨人姚明一样高，客舱内饰设计采用柔和的蓝色穹顶灯照明和带弧度的装饰风格，让人仿佛置身于开阔的蓝天下，可以模仿从黎明到黄昏甚至夜晚的逼真光线。

此次迎接英雄凯旋的包机，每架飞机有座位167个，安排乘坐100人左右，就是为了让英雄们乘坐得更舒适。

最高礼遇还体现在5架飞机是编队飞行，由大连航空副总经理、中国民航功勋飞行员陈自强带队接机。

国庆阅兵式上，编队飞行的飞机，给国人留下了深刻印象，但在日常航行中，编队飞行并不多见。对于编队飞行，陈自强也做了科普：

5架飞机编队飞行，其实难度系数特别高，第一架飞机从大连机场起飞，之后顺次每5分钟起飞一架，将编队呈一字飞行；从武汉起飞返回大连，同样每5分钟一架。

一家航空公司在同一条航路同一时间段飞行，调配起来难度很大，为此，大连空管做了大量工作来配合。这也是大连航空自成立以来第一次编队飞行，只为以最高礼遇致敬英雄。

小细节就太多啦，客舱内喜庆的红色海报，独具特色的大连航空配餐、发放家乡水果……再来说说登机牌吧，是限量纪念版，每一个字符都彰显着稀有和尊贵：

航班号"胜利"号，座位号"VVIP"，日期"春暖花开时"，到达站"美丽的大连　我的家"，备注"时光静好　岁月无恙"，登机口"凯旋门"，始发站"武汉"，还带有"大连航空""不忘初心　致敬英雄"等字样和LOGO。

3月30日，大连，无风，适航的好天气。

凌晨5时50分，机组成员开会，照着已经熟悉的流程表再逐条过了一遍。

7时整，按照既定时间，第一架包机CA8989准时从大连周水子国际机场起飞。随后，一字排开的包机一架接一架滑行、腾空、离场。

9时6分，第一架包机顺利落地武汉天河国际机场。

9时18分，大连航空5架飞机全部顺利抵达武汉。

飞机安全落地，各机组成员便开始忙活起来，给玫瑰花打上漂亮的包装，把小国旗插在每一个座位边上，再在每一个座位上都摆上精心准备的"致敬礼包"……空乘们忙得不亦乐乎，不知谁说了一句："今天，干起活儿怎么就那么高兴呢！"大家都乐了。

客舱里的整体装饰以红色为主色调，那是胜利的颜色。目之所及，都是"大连航空接大连英雄回家"的主题标语、绘有大连市地标性建筑星海湾大桥的创意海报、"致敬英雄，凯旋回家"的旗帜、印有"春意暖，花盛开，正归来"字样的樱花粉手举牌……处处透着温暖和细致。

大连医疗队队员们从踏进客舱的一瞬间，就感受到浓浓的家乡情意。一位医护人员一样一样地把"致敬礼包"里的"惊喜"拿出来"秀"，还有人把鱿鱼丝、烤鱼片、大连大樱桃这些美食发到了朋友圈，晒一晒在万米高空中可以品尝到家乡美味的欣喜。

一切准备就绪，飞机起飞前，有一段特别的塔台对话：

湖北空管：

"响箭8990，武汉进近。汉水通波接碧流，送君不觉有离伤。感谢你们接英雄回家，你们辛苦了！"

大连航空机长：

"感谢武汉人民对我们医护人员的照顾，也感谢武汉民航同人对此次包机任务的大力支持和帮助，我们一定会将白衣战士安全带回家乡。希望我们齐心协力，早日赢得这场战役。"

机舱内，一段满含深情的机长广播也令人动容：

"终于等到你们归家的时刻。我们抑制不住的喜悦，如同这万米高空，阳光盛开。"

援鄂期间，大连白衣战士们为了争分夺秒挽救同胞生命，无暇顾及自己，甚至上个厕所、吃顿饭、睡个安稳觉都成了奢侈，许多人忘记了自己的生日。大连航空为他们弥补了这个遗憾，在专机上为92名医护人员补过了一个特殊的生日。

"祝你生日快乐，祝你生日快乐……"

熟悉的音乐声响起，援鄂期间过生日的医护人员都接到一枝贴有自己名字的"康乃馨"。随后，大大的生日蛋糕出场，医护人员沉浸在迟来的生日祝福中，眼角湿润。

A8病区李楠主任的生日是3月15日，正是病房患者最多的时候，她也没把生日当回事儿。当在返回大连的航班上收到生日祝福时，她惊讶不已。李楠说："感谢大连航空用心的安排，感谢大连的父老乡亲们！我们支援武汉的是546人，背后却是700万父老在支持着我们！这是一座城支援另一座城的壮举。我们作为大连儿女的代表奔赴前线，又胜利归来，倍感光荣，这是一生的自豪！"

飞机上，大连航空特别筹备了礼赞诗歌和歌曲合唱，由大连航空集体创作的诗歌《致敬新时代最可爱的人》，戳中了白衣天使们的泪点：

"忘不了，你们穿着密不透气的防护服，夜以继日工作的疲惫身躯和被汗水浸皱的双手；

"忘不了，你们戴着严实厚重的防疫装备，勒破皮肤的"天使印痕"，还有憔悴的面容……"

3月30日下午，大连，依旧是晴空万里。

在机场、在迎客广场、在东北路、在振兴路、在金石滩，欢迎勇士回家的人群焦急地等待着。

13时许，在机场，交警、机场员工、千余名医护家属已纷纷就位，人们以最快的方式通过安检进入停机坪。

14时30分，此刻空气仿佛都凝结了，人们屏住呼吸等待着荣耀时刻的到来。突然，一个黑点出现于天际，越来越近、越来越清晰，是他们回来了，满载着大连市民的牵挂，满载着湖北人民的情意，回来了。

"欢迎回家！"人群沸腾了，暴发出雷鸣般的欢呼声和掌声。

14时46分，伴随着飞机引擎的巨大轰鸣声，第一架包机缓缓降落

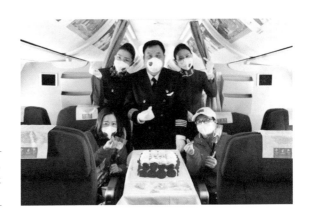

■ 李楠（前排左一）3月15日生日，
大连航空给她在万米高空补上
了！（供图：大连航空）

在大连周水子国际机场，滑进飞机跑道。

14 时 58 分，第五架包机 CA8998 稳稳落地。

5 架包机依次从消防车前经过时，两侧的消防车高高喷出水龙，半空中出现一个"水门"状景观，机身从水雾中穿过——这就是"过水门"仪式。

过水门，是民航界最高礼遇，大连航空向驰援武汉的大连白衣勇士们致以崇高敬意，为他们接风洗尘。

最动听的声音：妈妈

随着机舱门打开，529 名医护人员和 2 名志愿者依次走下舷梯。他们人人一袭红衣，手捧鲜花，向迎接的人群挥手致意。

在家属观礼区，照片、旗帜、手机和鲜花都高高举起，向着亲人的方向，恨不得一直举到空中。人们大声呼喊着医护人员的名字，最动听的声音来自许久不见爸爸妈妈的孩子们：

"妈妈，妈妈！"

"爸爸，爸爸！"

眼眶发红的医疗队队员们掏出手机与家人通话，不停地举起花束

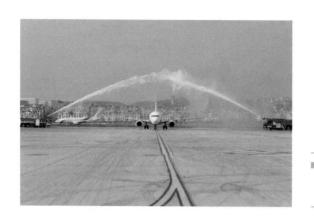

挥舞着，寻找着家人的身影。虽然相隔十余米，却不敢靠近，两两相
望泪眼婆娑。50多天的思念如同大海一般深沉，当亲人来到触手可及
的地方，那份思念更如潮水般汹涌。

这是思念的眼泪！

这是幸福的眼泪！

这是我们为战胜疫情而流下的热泪！

大连医科大学附属第二医院护士赵连琪的小女儿只有7岁半，叫
杨汝姚，她说妈妈走了50多天，每天都想妈妈。小小的她挤在人群里，
使劲向500多人的医护队伍中张望。她看不清楚哪个是妈妈，一边哭
一边不断地喊：

"妈妈，我在这呢！"

她希望妈妈能听到她的声音，能看她一眼，她想告诉妈妈，妈妈
不在家的时候，她乖乖在家写作业，她要妈妈快点回家。

在家属队伍的一角，一个小男孩儿扯着嗓子喊着"妈妈，妈妈"，
喊破了声也不肯歇一会儿。这个男孩儿叫李和阳，今年8岁。他的妈
妈叫朱婧，是大连医科大学附属第一医院的护师。"妈妈元宵节就去
武汉了，去了50天，我天天想她。"小和阳说，妈妈是最棒的，等自
己长大后，也要像妈妈一样勇敢。

7岁的彤彤站在人群后，急得小脸通红，眼看着妈妈就在前面可她

却看不到，终于"哇"的一声哭了出来。彤彤一手紧紧抱着一个洋娃娃，一手扶着妈妈的大照片，豆大的眼泪把口罩都浸湿了。

彤彤的妈妈是大连医科大学附属第一医院的护师李慧，当得知妈妈回来的消息后，彤彤就嚷着要来接妈妈，她几次做梦都梦见妈妈在前方打败了病毒，她想告诉妈妈"我爱你"。

在机场迎接医护人员的家属队伍中，一名身材高大的年轻人，冲着远处的医护队伍声嘶力竭地大喊"妈——"，他手举着妈妈的大照片——他的妈妈是大连医科大学附属第一医院的护士姜艳。

在乌压压的人群里没能找到分离 50 多天的妈妈，17 岁的石丰豪急了，扯着嗓子不停地喊着。

小伙子的努力奏效了——喊到第十五声"妈"的时候，姜艳终于看到了儿子，在隔离区，她给了儿子一个隔空拥抱。都说男儿有泪不轻弹，这时石丰豪已经泪流满面："妈妈，我爱你！"

朝着妈妈不停地挥手，他又补了一句："妈妈是我的骄傲！"

小伙子是和爸爸一起来接妈妈的，他的爸爸是一名人民警察，疫情发生后奔赴抗疫一线执勤，姜艳也在医院一直值班，春节期间夫妻俩一天没休，在姜艳奔赴武汉抗疫一线时，两口子已经半个月没见面了。

听说妻子要去驰援武汉，丈夫想赶到机场送机，却又有公务在身，于是，就在自己的执勤地点穿着警服，给妻子拍了一个比心的照片，又给妻子发了段祝福：

我在大连守城，你在武汉守护，咱俩一起把疫情赶走，我陪你到天荒地老！

妈妈驰援武汉的举动，对孩子来说就是无言的教育。50 多天里，石丰豪总要在妈妈休息时和她通话，汇报自己的学习生活情况，也给妈妈打气鼓劲。石丰豪长大了，真的比以前更懂事了，他说："今后我一定要加倍努力报答妈妈。"

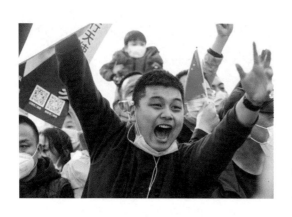

■ 17岁的石丰豪，连喊15声"妈"。（供图：《半岛晨报》摄影记者 张腾飞）

在距离人群最远的地方，马女士和老伴儿手捧鲜花站在角落里，翘首以盼，希望女儿下飞机后可以远远地看一眼，她的女儿是大连市妇幼保健院派出驰援武汉的国文慧。

别的家属都想尽量往前靠，站得离亲人近点、更近点，而马女士站在远处不太敢靠前。原来，她的胳膊在女儿驰援武汉时就骨折了，为了让女儿在雷神山医院安心地工作，她一直都说自己恢复得挺好的。来机场迎接女儿时，这位母亲忍着疼痛拆掉了在家一直吊着的绷带，就想让女儿看到一个健康的妈妈，让女儿开开心心的。

"孩子在雷神山医院从不提辛苦，一直就是报平安。即使鲜花送不到女儿手中，隔这么远也不一定能看到女儿，但还是要手捧鲜花来迎接，孩子能平安回来，家长心里特别高兴，也为女儿自豪。"这位光荣的母亲激动地说。

热闹的人群里，手捧一束香槟玫瑰的邵欣还没有看到自己的丈夫，人太多了，又都戴着口罩，想认出来很难。她的丈夫是大连市第三人民院医生王锡刚，2月8日随大连市第三批驰援武汉医疗队出征。

"之前他也劝我不要过来了，毕竟这么多人，也有风险，但是我觉得这么重要的场合，我应该来。"

邵欣和王锡刚结婚两年，他们家也是一个医护之家。2003年抗击非典，邵欣的妈妈请战出征；17年后，邵欣又送自己的爱人出征武汉。

"老公，谢谢你平安归来，我和女儿都视你为英雄。"

对着记者的镜头，邵欣说出了想对丈夫说的话。

扫描二维码观看 529 位勇士凯旋

倾城相迎，向英雄致敬

大连周水子国际机场宽阔的停机坪上，鲜艳的五星红旗迎风飘扬。下午 3 时 16 分，欢迎仪式在这里隆重举行。

省委常委、市委书记、市新冠肺炎疫情防控指挥部总指挥谭作钧前往迎接并致欢迎辞。市委副书记、代市长、市新冠肺炎疫情防控指挥部总指挥陈绍旺主持欢迎仪式。市人大常委会主任肖盛峰，市政协主席王启尧，市委副书记、宣传部长徐少达一同前往迎接。

"总指挥同志，全体医疗队队员圆满完成任务，全部光荣凯旋，向您报到！"

第二批医疗队领队龚平、第三批医疗队领队徐英辉响亮的声音在现场回荡，人群暴发出雷鸣般的掌声。

谭作钧代表辽宁省委、省政府，大连市委、市人大常委会、市政府、市政协和全市人民，向 529 名白衣勇士和 2 名志愿者致以崇高的敬意和衷心的感谢。他说：

"在这阳光明媚、万物勃发的春天里，我们怀着无比欣喜的心情，迎来了 529 名白衣勇士及参与武汉战疫的 2 名志愿者代表一个不少地平安凯旋！

"没有人是生而英勇的，只是你们选择了无畏。无论是正月初九凛冽寒风的清晨，还是万家团圆的元宵之夜，同志们响应习近平总书记和党中央号召，主动请缨、逆行出征，毅然奔赴武汉抗疫第一线，亲人的不舍和你们的决绝，至今仍历历在目，感动全城。

　　"从那时起，你们的一举一动无时无刻不牵动着我们的心，从治愈年仅9岁的小患者到98岁的危重患者，从护佑准妈妈到肝移植病患平安，我们为你们精湛的医术欢呼，也为你们劳累的身躯心疼。

　　"更让我们感动的是，你们在雷神山医院手绘的文化长廊，点亮了所有医护和患者的心，更点亮了战疫中国人的自信。而夫妻战友的心灵扶持，小恋人的终成眷属，让我们看到了人间的美好。还有我们大连的志愿者严丽彬、蒋文强，你们逆行的故事和精神，同样是大连青年的楷模。

　　"感谢你们把爱、把性命相托的誓言送给了武汉这座英雄的城市和人民，感谢你们不辱使命为大连争光、为大连添彩。湖北、武汉人民不会忘记你们，辽宁、大连人民永远铭记你们！

　　"你们的平安凯旋，让我们放下了牵挂的心。希望大家好好休整，养好身体并调整好心理。我们将竭尽全力为你们做好全方位的服务保障。也请各位家属放心，我们一定会将你们的亲人照顾好，如期将他们健健康康、平平安安送还亲人身边！

　　"白衣勇士的平安凯旋，更让我们增强了力量。因为境外疫情的输入，仍需大连守牢防控的屏障。你们在武汉磨炼的意志、取得的经验，将造福大连这座城市，为我们取得战疫全胜注入强大的信心！"

　　欢迎仪式上，还有一段小插曲。谭作钧书记在致辞的最后，特意祝福了医疗队中一对逆行情侣——大连医科大学附属第二医院的周长铭和张翠英。

　　"今天是个充满感动的日子，我听说了大连医科大学附属第二医院周长铭和张翠英的故事。长铭，你向翠英求婚成功了，祝贺你们！"

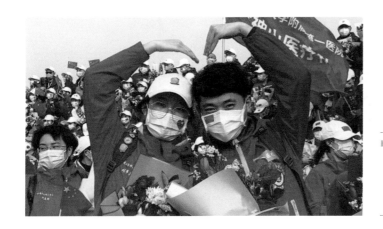

这是怎样一个故事呢?

时钟回拨到 3 月 30 日上午,在武汉高铁凯瑞国际酒店举行的大连支援武汉医疗队欢送仪式上,一个突如其来的场景让原本庄重有序的仪式瞬间"躁动"起来。

"凯旋的日子,我希望能够牢牢地记住这一天,所以我想在今天——向她求婚。张翠英,嫁给我吧!"

这是来自大连第二批支援武汉医疗队的医护人员周长铭向他的女朋友求婚。

这是两位把情定在大连、把心连到武汉的白衣勇士。周长铭是大医二院急诊 ICU 的护理组长,张翠英是大医二院胸外二科护士。他们是哈尔滨市双城区第三高级中学同学,大学共同报考黑龙江中医药大学护理专业,2015 年同时就职于大医二院。

10 年前,两人就约定要在 2020 年 2 月 2 日登记结婚。然而 2 月 2 日这一天,周长铭作为第二批援鄂医疗队队员去了武汉。送走恋人的张翠英,2 月 8 日作为第三批队员也赶往了武汉。由于不在一个医院支援,虽然同在武汉,但二人已经 57 天未曾谋面,平时只能通过视频沟通。提到这次经历,周长铭说:"最需要医护人员的时候,我们就主动报名了,没有如期登记结婚,遗憾多少有一点,但没什么比祖国平安、

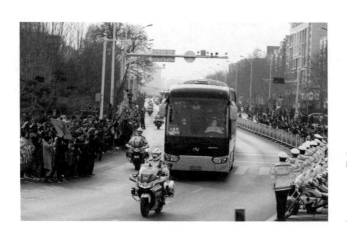

■ 大连交警一路护卫，市民夹道欢迎，送上最高的敬意。（供图：大连市交警支队）

人民健康更重要。如今武汉胜利了，我们可以团圆了。"

让周长铭和张翠英没想到的是，从武汉出发时求婚的那份美好刚被见证过，几个小时后，在如此盛大的欢迎仪式上，他俩还能得到更加热烈的祝福。

在欢迎仪式上，谭作钧书记说：

"你们令我们敬佩，我希望我们全场用掌声来祝福他们、恭喜他们，我们所有人都是他们的证婚人！"

随后，全场暴发出热烈的掌声，周长铭和张翠英则幸福地站在一起，向全场深深地鞠躬致谢。周长铭开心地说：

"收到这样的祝福非常惊讶，但之后是深深的感动和幸福！"

欢迎仪式后，大连援鄂医疗队队员乘坐 20 多辆大巴，前往大连金石滩鲁能希尔顿度假酒店和大连发现王国度假酒店进行为期 14 天的集中休整。

为保证第二批、第三批援鄂医护人员顺利平安抵达驻地，大连市公安局交警支队启动一级警卫，共出动 1300 余名警力，在全程 19 个重要路口安排 136 台礼宾摩托车组成迎宾队列，圆满完成了护卫任务。

武汉，无憾！

在金石滩隔离期间，大连第二批援鄂医疗队队长龚平也没有闲着，趁着休整期，写一写在武汉期间的工作总结，为论文做一些准备工作。时间，在敲击键盘的声音中，一点点过去。

4月8日，大连，阳光正好。站在房间窗台旁，望着波光粼粼的海面，龚平的心却又回到了武汉，真想念武汉长江大桥下的那一江水，想念并肩作战50多天的战友。

4月8日，武汉，在经历了76天的"封控"后，解除了离汉通道交通管制，这座有着3500年历史的城市，迎来了浴火之后的重生！

沉思良久，转过身，龚平在电脑上敲下了几个字：

"武汉，无憾！"

回首在武汉的58天，与英雄的武汉人民同呼吸共命运，无怨无悔，与坚强的辽宁队友同甘苦共患难，终生难忘。如今，九省通衢武汉重新融入"流动的中国"，作为一名为武汉拼过命的白衣战士，龚平思绪难平，他继续写道：

"武汉这座英雄的城市，尽管经历了几个月的病毒肆虐，但在全国人民的大力支援下，她正在重新

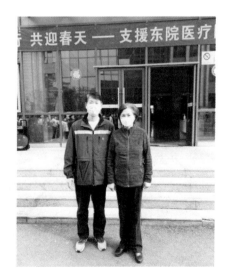

■ 龚平与李兰娟院士合影。
（供图：田薇）

焕发活力，真心祝愿武汉从此山河无恙、人人皆安！"

在武汉工作的那段日子，大连医疗队将大爱之城的种子，播撒在了长江之畔，将双城互助的故事，留在了荆楚大地。

龚平的思绪又回到了3月23日，回到了那个与李兰娟院士一同栽种感恩林的美好春日。

3月23日，是一个令人激动的日子。大连医科大学附属第一医院龚平、田薇、范淑波、张秀阁、张莹等5位援鄂医疗队队员，都与李兰娟院士留下了珍贵的合影。

等候合影的时候，田薇悄悄和龚平说，这排队合影的场景和年轻人追星的架势一样，只不过大家追的是令人尊敬的抗疫明星李兰娟院士。

岂曰无衣，与子同袍。自1月28日以来，李兰娟院士及其团队与全国14个省市自治区的21支医疗队，前赴后继奔赴武汉大学人民医院东院区医疗支援，救治新冠肺炎重症、危重症患者。

为感谢各省市自治区来这里支援的"逆行天使"，武汉大学人民医院特意在东院区开辟出一片感恩林，称之为"逆行天使林"，种植上代表着"感谢贵人"美好寓意的桂花树。

合完影后，李兰娟院士和医护代表们挥锹播绿，同心共植感恩林，

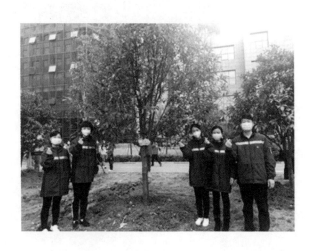

■ 大连援鄂医疗队部分队员在"辽表寸心"桂花树前合影，从左至右：张秀阁、张莹、田薇、范淑波、龚平。

双城记

大连驰援武汉抗疫纪实

21 支医疗队每队栽种一棵桂花树，李兰娟院士、武汉大学人民医院各栽种一棵，一共是 23 棵，共赴"春天的约会"。

树上的纪念牌都写着美好的祝愿，"辽表寸心""同新协力""蜀你最好""渝战渝勇""浙风挡雨""沪你周全""鲁大壮""秦劳勇敢""随豫而安""贵人相助""黑土曙光""苏大强""赣做敢当""国泰闽安""国士无双"……

龚平和田薇等人一起栽种下代表辽宁医疗队的桂花树，郑重地挂上写着"辽表寸心"的纪念牌，在树下留下了一张合影。

在刚刚栽植好的"逆行天使林"前，武汉大学人民医院院长王高华表示，这片"感恩林"将被确定为医院重要的职工教育基地，人民医院全院职工，包括每年新入职职工，都将来这里接受感恩教育。

王高华说，"逆行天使林"是团结奋斗的见证，是国家凝聚力的体现，是白衣战士英勇无畏的纪念。

在"逆行天使林"旁立着一块牌子，上写一文《史记·江城大疫·白衣用命》：

公元 2020 年 1 月 23 日 10 时，逢江城瘟疫势如水火，新冠有江河决堤之危，为政者立断，封一城以全天下！此诚危急存亡之秋，然白衣青囊奋力用命，为政公吏殚精竭虑，布衣百姓同舟共济。武汉儿女

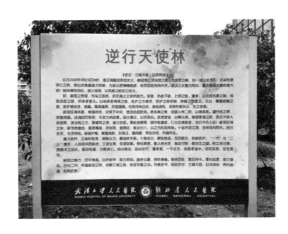

■ 武汉大学人民医院的"逆行天使林"与这块宣传栏，成为全国人民支援武汉抗击疫情的历史见证。（供图：田薇）

勠力同心，誓灭新冠光复荆楚大地！睹其艰险困厄，国士落泪，以英雄之喻加之武汉。

初，新冠之邪淫，传染之迅疾，亦无遏止之奇药良方。轻者，热症干咳，上感之症，重者，以炎症风暴之剧，低氧血症之顽，殒命者甚众。以染疾者绳绳之故，医护之力难济，防护之具奇缺，药器之用匮乏。又以，暴露接触之故，医护披创者，数重。屋漏逢雨，风雪遇霜。怜我用命白衣，急危困厄，哀吾荆楚民众，生之多艰。

新冠狂澜将覆，举国待命，决策于中央，速定抗疫乾纲。效非典之策，设雷火神二院，以绝其疾。遣行伍之师，疾驰相援。征调四方物资，令发九州政署。国士镇汉，以安民心。医旅速进，以解众疾。举国蒙难之际，武汉大学人民医院，发全院之力，聚堪用之资，奋力抗疫。勇赴金银潭，固守危重症，仁心无愧医者，壮行不负人民！遂领征调之命，辟专救重地，星夜筹措，改东院，造病区，数达廿八，以之为抗疫阵地。十省共饮江河，杏林风月同天。岂曰无衣，与子同袍。新浙沪蜀，秦鲁渝黔，苏黑辽，豫闽赣，奔赴东院，并肩作战。

通力协作，立战时医务，凝聚众力，纂临床手册。十指合力，解危救逆。五四图注，协助医护。"一六"与"二三"携手，人民同华西联合，三渡生死，奇迹回春。停驻病床，彰人性光芒，指谈夕阳，燃求生之望。院士李兰娟，携精术之团队，督治危重，力降病亡。倾心救治，呕心诊疗，重者数，一千近五，痊愈者逾半。功在忘我，劳在坚守。

新冠之毒力，百年难遇。白衣披甲，奋力用命。政府公署，控防兼备。黎民百姓，禁足待令。爱心志愿，竭力奋战。历时二月，终遏新冠之势，初解江城之危，始定华夏之心。丹青史书，昭告后世：江城大疫，白衣用命，两月始遏，彪炳史册。

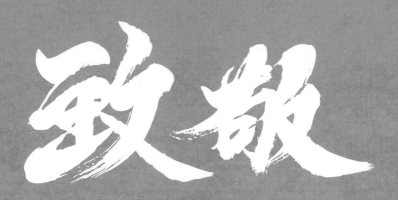

致敬

最美逆行者

　　在新冠病毒肆虐之时，有无数医务工作者奔赴疫情防控一线，抗击病魔，救护患者，被人们称为"最美逆行者"。为了向他们表达敬意，中共大连市委宣传部、大连市文明办联合大连市卫健委、大连新闻传媒集团，收集大连市援助湖北医务工作者等疫情防控一线医务人员的现场感人照片，设计制作了"致敬"系列公益海报和宣传视频，于 2020 年 3 月 6 日起在全市主流媒体和公共舆宣平台集中刊播推送，引发社会强烈反响，在微信群和朋友圈里完美"霸屏"，中央电视台、中国文明网、学习强国平台等主流媒体均给予关注和报道。编辑收录了 811 名医务人员的个人照片、49 张竖版集体海报和 49 个视频，作为本书附录集中编排，以此向最美逆行者致敬。一幅幅照片，一段段视频，就是一个个感动人心的故事，是 2020 年这个不同寻常的春天，最值得珍藏和回味的永恒记忆。

致敬

最美逆行者

大连第一批驰援武汉医务工作者

扫码观英雄

王迎莉

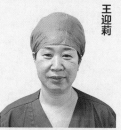

大连大学附属中山医院 主任护师

曹丽华（队长）

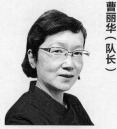

大连医科大学附属第二医院
教授 / 科主任

薛晓莹

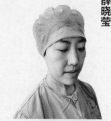

大连市第三人民医院 护士长 / 主管护师

张永利

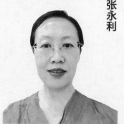

大连医科大学附属第一医院 主任医师

毕赛男

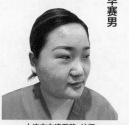

大连市友谊医院 护师

刁亚萍

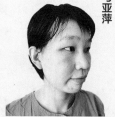

大连市第三人民医院 主管护师

何晔

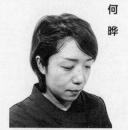

大连医科大学附属第二医院 主管护师

纪晓红

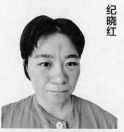

大连市第三人民医院 主管护师

刘丽颖

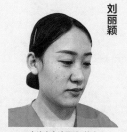

大连市友谊医院 护士

刘宇秋

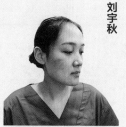

中国人民解放军联勤保障部队
第九六七医院 护士

于洪波

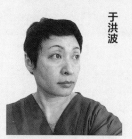

大连大学附属中山医院 副主任医师

邢小艺

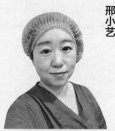

大连大学附属新华医院 护师

王之余

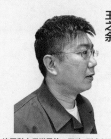

大连医科大学附属第二医院 副主任医师

王利菊

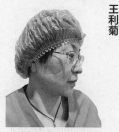

大连市友谊医院 副主任医师

赵伟烨

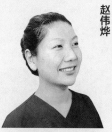

大连大学附属新华医院 护师

葛壮

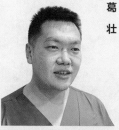

大连医科大学附属第二医院 主管护师

戴红

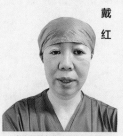

大连医科大学附属第一医院
护士长 / 主任护师

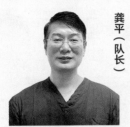

龚平（队长）

大连医科大学附属第一医院 副主任/主任医师

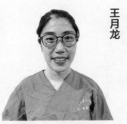

王月龙

大连市中医医院 主管护师

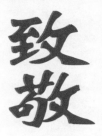

致敬

最美逆行者

大连第二批驰援武汉医务工作者

李 响

大连医科大学附属第二医院 护师

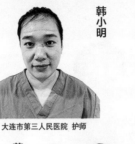

韩小明

大连市第三人民医院 护师

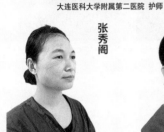

张秀阁

大连医科大学附属第一医院 主管护师

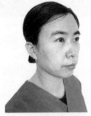

范淑波

大连医科大学附属第一医院 主管护师

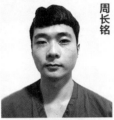

周长铭

大连医科大学附属第二医院 护师

扫码观英雄

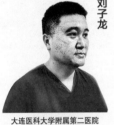

刘子龙

大连医科大学附属第二医院
护士长/主管护师

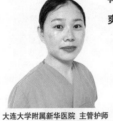

林 爽

大连大学附属新华医院 主管护师

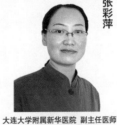

张彩萍

大连大学附属新华医院 副主任医师

277

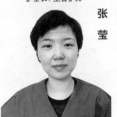

张 莹

大连医科大学附属第一医院 护师

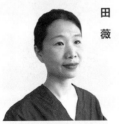

田 薇

大连医科大学附属第一医院
护士长/副主任护师

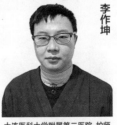

李作坤

大连医科大学附属第二医院 护师

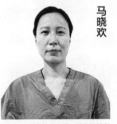

马晓欢

大连市中西医结合医院 副主任护师

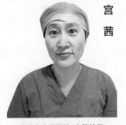

宫 茜

大连市中医医院 主管护师

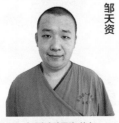

邹天资

大连市友谊医院 护士

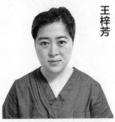

王梓芳

大连市友谊医院 副主任护师

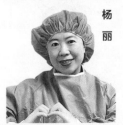

杨 丽

大连医科大学附属第二医院 副主任/主任医师

致敬

最美逆行者

大连第三批驰援武汉医务工作者

扫码观英雄

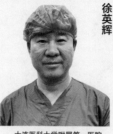

徐英辉
大连医科大学附属第一医院
院长 / 主任医师

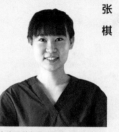

张棋
大连医科大学附属第一医院 护师

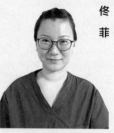

佟菲
大连医科大学附属第一医院 主管护师

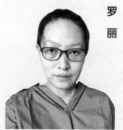

罗丽
大连医科大学附属第一医院 主管护师

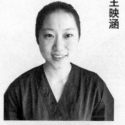

王映涵
大连医科大学附属第一医院 护士

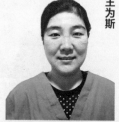

王为斯
大连医科大学附属第一医院 护师

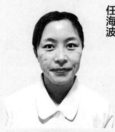

任海波
大连医科大学附属第一医院 护师

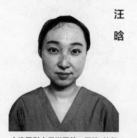

汪晗
大连医科大学附属第一医院 护师

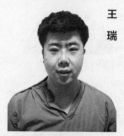

王瑞
大连医科大学附属第一医院 护师

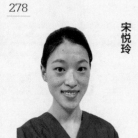

宋悦玲
大连医科大学附属第一医院 护师

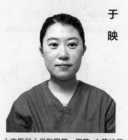

于映
大连医科大学附属第一医院 主管护师

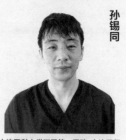

孙锡同
大连医科大学附属第一医院 主治医师

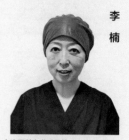

李楠
大连医科大学附属第一医院 主任医师

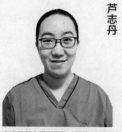

芦志丹
大连医科大学附属第一医院 主治医师

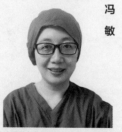

冯敏
大连医科大学附属第一医院 副主任医师

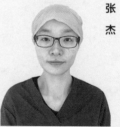

张杰
大连医科大学附属第一医院 主治医师

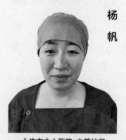

杨帆
大连市中心医院 主管护师

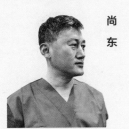

尚东

大连医科大学附属第一医院 副院长 / 主任医师

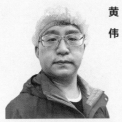

黄伟

大连医科大学附属第一医院 主任医师

致敬

最美逆行者

大连第三批驰援武汉医务工作者

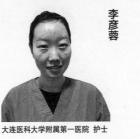

沈莹

大连医科大学附属第一医院 副主任护师 / 护士长

李彦蓉

大连医科大学附属第一医院 护士

扫码观英雄

279

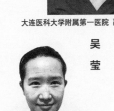

吴莹

大连医科大学附属第一医院 护士

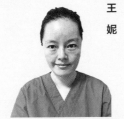

王妮

大连医科大学附属第一医院 主管护师

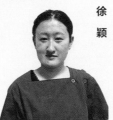

徐颖

大连医科大学附属第一医院 护师

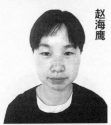

赵海鹰

大连医科大学附属第一医院 护师

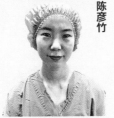

陈彦竹

大连医科大学附属第一医院 护师

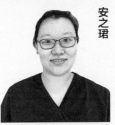

安之珺

大连医科大学附属第一医院 护师

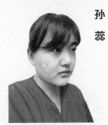

孙蕊

大连医科大学附属第一医院 护士

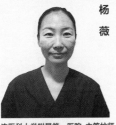

杨薇

大连医科大学附属第一医院 主管护师

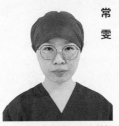

常雯

大连医科大学附属第一医院 护师

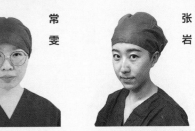

张岩

大连医科大学附属第一医院 主管护师

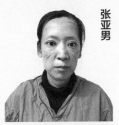

张亚男

大连医科大学附属第一医院 主管护师

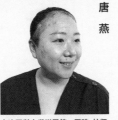

唐燕

大连医科大学附属第一医院 护师

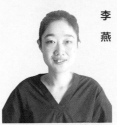

李燕

大连医科大学附属第一医院 护师

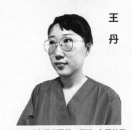

王丹

大连医科大学附属第一医院 主管护师

致敬

最美逆行者

大连第三批驰援武汉医务工作者

扫码观英雄

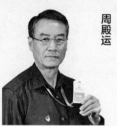
周殿运
大连市卫生健康委员会 二级巡视员

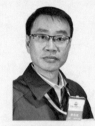
彭永锋
大连市卫生健康委员会 处长

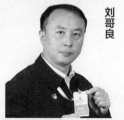
刘哥良
大连市卫生健康委员会 一级主任科员

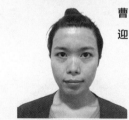
曹迎
大连医科大学附属第一医院 主管护师

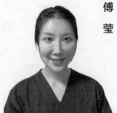
傅莹
大连医科大学附属第一医院 护师

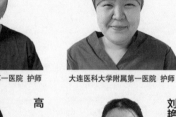
陈缘
大连医科大学附属第一医院 护师

刘永宁
大连医科大学附属第一医院
主任护师 / 科护士长

高阳
大连医科大学附属第一医院 护士

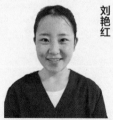
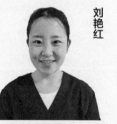
刘艳红
大连医科大学附属第一医院 护士

蒲宇赋
大连医科大学附属第一医院 护师

徐国君
大连医科大学附属第一医院
副主任护师 / 科护士长

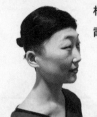
林霞
大连医科大学附属第一医院 主管护师

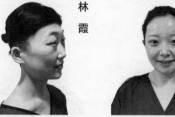
孟婉晴
大连医科大学附属第一医院 护士

吴瑞琪
大连医科大学附属第一医院 主管护师

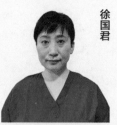
杨亚丽
大连医科大学附属第一医院 护师

战婷婷
大连医科大学附属第一医院 护师

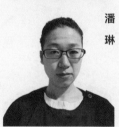
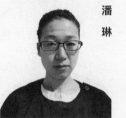
潘琳
大连医科大学附属第一医院 护师

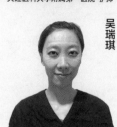
孙婷
大连医科大学附属第一医院 护师

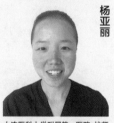

张诗梦

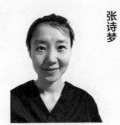

大连医科大学附属第一医院 护师

高焕

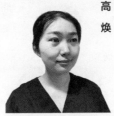

大连医科大学附属第一医院 护师

致敬

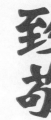

最美逆行者

大连第三批驰援武汉医务工作者

陈阳

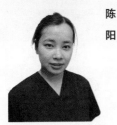

大连医科大学附属第一医院 护师

刘昕

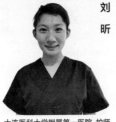

大连医科大学附属第一医院 护师

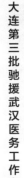

扫码观英雄

281

徐明秀

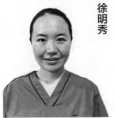

大连医科大学附属第一医院 护师

任迪

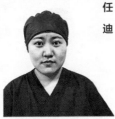

大连医科大学附属第一医院 护师

王虹锦

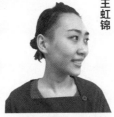

大连医科大学附属第一医院 护师

丁元媛

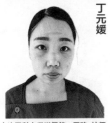

大连医科大学附属第一医院 护师

赵安琪

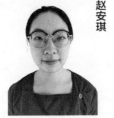

大连医科大学附属第一医院 护师

张亚玲

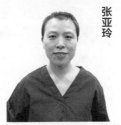

大连医科大学附属第一医院 主管护师

李英慧

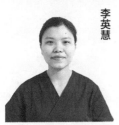

大连医科大学附属第一医院 护师

杨扬

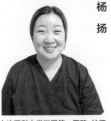

大连医科大学附属第一医院 护师

于欣

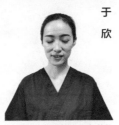

大连医科大学附属第一医院 护师

杨昌平

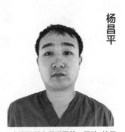

大连医科大学附属第一医院 护师

杨文姝

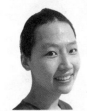

大连医科大学附属第一医院 护师

王媛

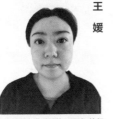

大连医科大学附属第一医院 护师

邓天宇

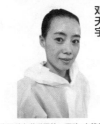

大连医科大学附属第一医院 主管护师

刘奕辰

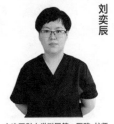

大连医科大学附属第一医院 护师

致敬

最美逆行者

大连第三批驰援武汉医务工作者

扫码观英雄

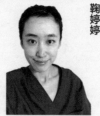

鞠婷婷

大连医科大学附属第一医院 护师

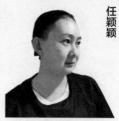

任颖颖

大连医科大学附属第一医院 护师

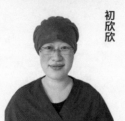

初欣欣

大连医科大学附属第一医院 护师

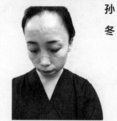

孙冬

大连医科大学附属第一医院 护师

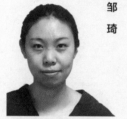

邹琦

大连医科大学附属第一医院 护师

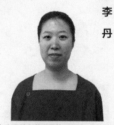

李丹

大连医科大学附属第一医院 主管护师

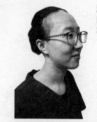

穆晓宇

大连医科大学附属第一医院 护师

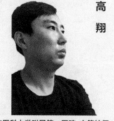

高翔

大连医科大学附属第一医院 主管护师

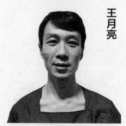

王月亮

大连医科大学附属第一医院 主管护师

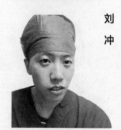

刘冲

大连医科大学附属第一医院 护师

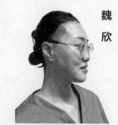

魏欣

大连医科大学附属第一医院 护士

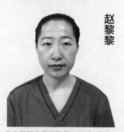

赵黎黎

大连医科大学附属第一医院 护师

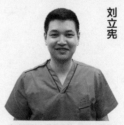

刘立宪

大连医科大学附属第一医院 护师

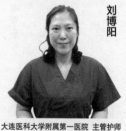

刘博阳

大连医科大学附属第一医院 主管护师

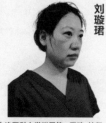

刘璇珺

大连医科大学附属第一医院 护师

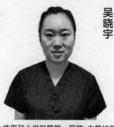

吴晓宇

大连医科大学附属第一医院 主管护师

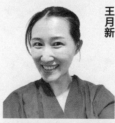

王月新

大连医科大学附属第一医院 护师

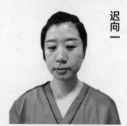

迟向一

大连医科大学附属第一医院 主管护师

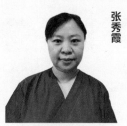

张秀霞

大连医科大学附属第一医院
主管护师 / 护士长

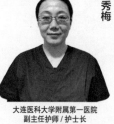

刘秀梅

大连医科大学附属第一医院
副主任护师 / 护士长

致敬

最美逆行者

大连第三批驰援武汉医务工作者

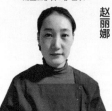

孙佳音

大连医科大学附属第一医院 护师

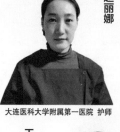

赵丽娜

大连医科大学附属第一医院 护师

扫码观英雄

283

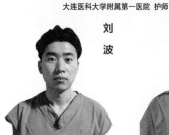

刘波

大连医科大学附属第一医院 护师

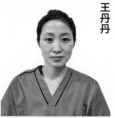

王丹丹

大连医科大学附属第一医院 护师

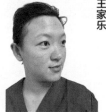

王家乐

大连医科大学附属第一医院 护师

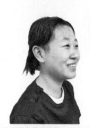

王晓妍

大连医科大学附属第一医院 护士

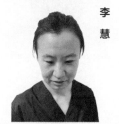

李慧

大连医科大学附属第一医院 护师

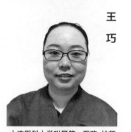

王巧

大连医科大学附属第一医院 护师

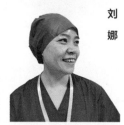

刘娜

大连医科大学附属第一医院 主管护师

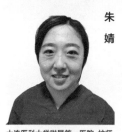

朱婧

大连医科大学附属第一医院 护师

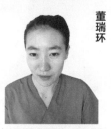

董瑞环

大连医科大学附属第一医院 护师

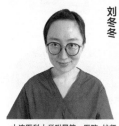

刘冬冬

大连医科大学附属第一医院 护师

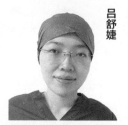

吕舒婕

大连医科大学附属第一医院 主管护师

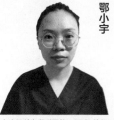

鄂小宇

大连医科大学附属第一医院 护师

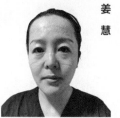

姜慧

大连医科大学附属第一医院 护师

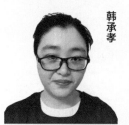

韩承孝

大连医科大学附属第一医院 护师

致敬

最美逆行者

大连第三批驰援武汉医务工作者

扫码观英雄

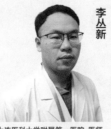

李丛新

大连医科大学附属第一医院 医师

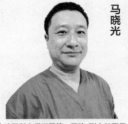

马晓光

大连医科大学附属第一医院 副主任医师

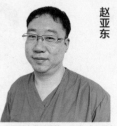

赵亚东

大连医科大学附属第一医院 主任医师

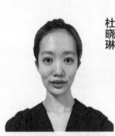

杜晓琳

大连医科大学附属第一医院 护师

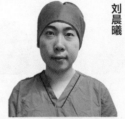

刘晨曦

大连医科大学附属第一医院 主治医师

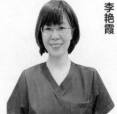

李艳霞

大连医科大学附属第一医院 主任医师

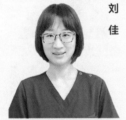

刘佳

大连医科大学附属第一医院 副主任医师

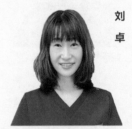

刘卓

大连医科大学附属第一医院 主治医师

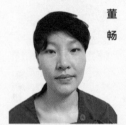

董畅

大连医科大学附属第一医院 主治医师

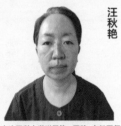

汪秋艳

大连医科大学附属第一医院 主任医师

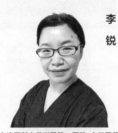

李锐

大连医科大学附属第一医院 主任医师

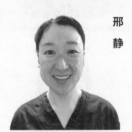

邢静

大连医科大学附属第一医院 副主任医师

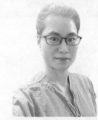

田晓梅

大连医科大学附属第一医院 主任医师

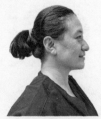

丁宁

大连医科大学附属第一医院 副主任护师

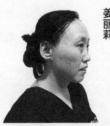

姜丽莉

大连医科大学附属第一医院 主管护师

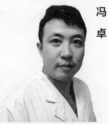

冯卓

大连医科大学附属第一医院 主治医师

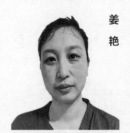

姜艳

大连医科大学附属第一医院 主管护师

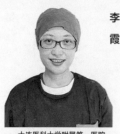

李霞

大连医科大学附属第一医院
主管护师 / 护士长

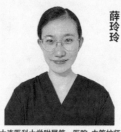

薛玲玲

大连医科大学附属第一医院 主管护师

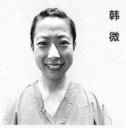

韩微

大连医科大学附属第一医院 主管护师

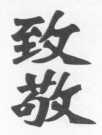
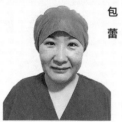

包蕾

大连医科大学附属第一医院 护师

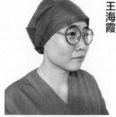

王海霞

大连医科大学附属第一医院 护师

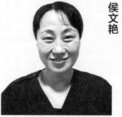

侯文艳

大连医科大学附属第一医院
主管护师 / 护士长

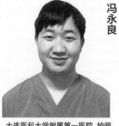

冯永良

大连医科大学附属第一医院 护师

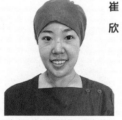

崔欣

大连医科大学附属第一医院 护师

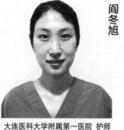

阎冬旭

大连医科大学附属第一医院 护师

扫码观英雄

285

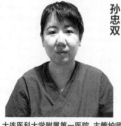

孙忠双

大连医科大学附属第一医院 主管护师

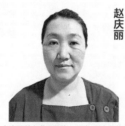

赵庆丽

大连医科大学附属第一医院 副主任护师

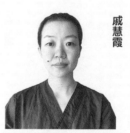

戚慧霞

大连医科大学附属第一医院 主管护师

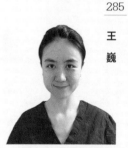

王巍

大连医科大学附属第一医院
主管护师 / 总责任护师

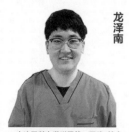

龙泽南

大连医科大学附属第一医院 护士

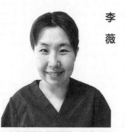

李薇

大连医科大学附属第一医院 护师

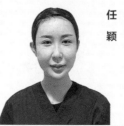

任颖

大连医科大学附属第一医院 主管护师

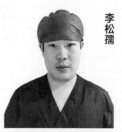

李松孺

大连医科大学附属第一医院 护师

致敬

最美逆行者

大连第三批驰援武汉医务工作者

扫码观英雄

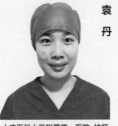

袁丹

大连医科大学附属第一医院 护师

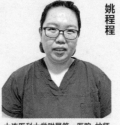

姚程程

大连医科大学附属第一医院 护师

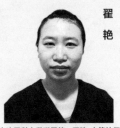

翟艳

大连医科大学附属第一医院 主管护师

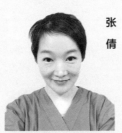

张倩

大连医科大学附属第一医院
主管护师 / 护士长

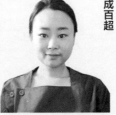

成百超

大连医科大学附属第一医院 护师

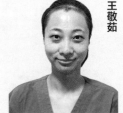

王敬茹

大连医科大学附属第一医院 主管护师

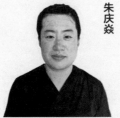

朱庆焱

大连医科大学附属第一医院 主管护师

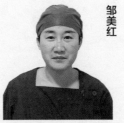

邹美红

大连医科大学附属第一医院 主管护师

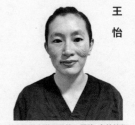

王怡

大连医科大学附属第一医院 主管护师

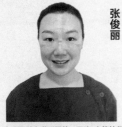

张俊丽

大连医科大学附属第一医院 主管护师

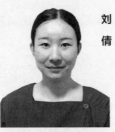

刘倩

大连医科大学附属第一医院 护师

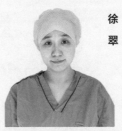

徐翠

大连医科大学附属第一医院 主管护师

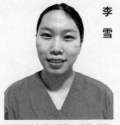

李雪

大连医科大学附属第一医院 护师

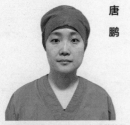

唐鹏

大连医科大学附属第一医院 主管护师

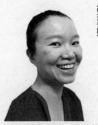

张翠婷

大连医科大学附属第一医院 护师

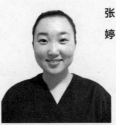

张婷

大连医科大学附属第一医院 护师

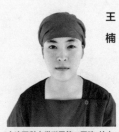

王楠

大连医科大学附属第一医院 护士

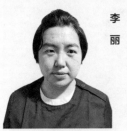
李丽
大连医科大学附属第一医院 护师

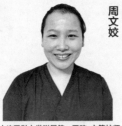
周文姣
大连医科大学附属第一医院 主管护师

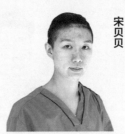
宋贝贝
大连医科大学附属第一医院 主管护师

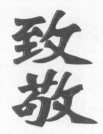

致敬

最美逆行者

大连第三批驰援武汉医务工作者

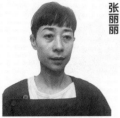
张丽丽
大连医科大学附属第一医院 护师

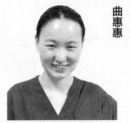
曲惠惠
大连医科大学附属第一医院 护师

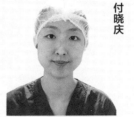
付晓庆
大连医科大学附属第一医院 主管护师

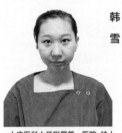
韩雪
大连医科大学附属第一医院 护士

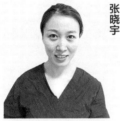
张晓宇
大连医科大学附属第一医院 护师

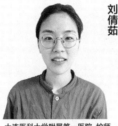
刘倩茹
大连医科大学附属第一医院 护师

扫码观英雄

287

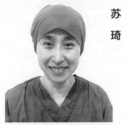
苏琦
大连医科大学附属第一医院 主管护师

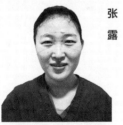
张露
大连医科大学附属第一医院 护师

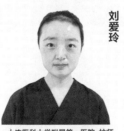
刘爱玲
大连医科大学附属第一医院 护师

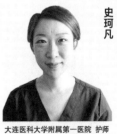
史珂凡
大连医科大学附属第一医院 护师

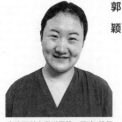
郭颖
大连医科大学附属第一医院 护师

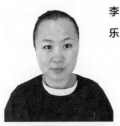
李乐
大连医科大学附属第一医院 主管护师

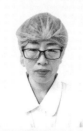
陈波
大连医科大学附属第一医院 主管护师

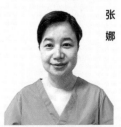
张娜
大连医科大学附属第一医院
副主任护师 / 护士长

致敬

最美逆行者

大连第三批驰援武汉医务工作者

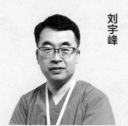

刘宇峰

大连医科大学附属第二医院 副主任 / 副主任医师

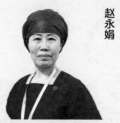

赵永娟

大连医科大学附属第二医院 副主任 / 副主任护师

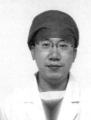

王振强

大连医科大学附属第二医院 主治医师

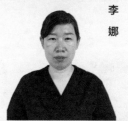

李娜

大连医科大学附属第二医院 主治医师

扫码观英雄

288

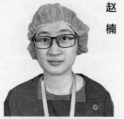

李恩成

大连医科大学附属第二医院 主治医师

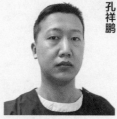

孔祥鹏

大连医科大学附属第二医院 主治医师

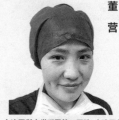

董营

大连医科大学附属第二医院 主治医师

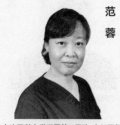

赵楠

大连医科大学附属第二医院 主治医师

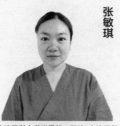

张敏琪

大连医科大学附属第二医院 主治医师

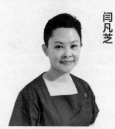

闫凡芝

大连医科大学附属第二医院 主治医师

范蓉

大连医科大学附属第二医院 主任医师

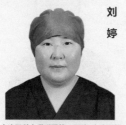

刘婷

大连医科大学附属第二医院 主治医师

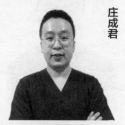

庄成君

大连医科大学附属第二医院 副主任医师

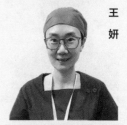

王妍

大连医科大学附属第二医院 主治医师

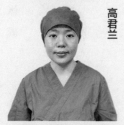

高君兰

大连医科大学附属第二医院 主治医师

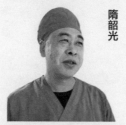

隋韶光

大连医科大学附属第二医院 副主任 / 主任医师

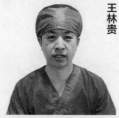

王林贵

大连医科大学附属第二医院 主治医师

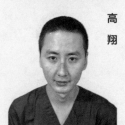

高翔

大连医科大学附属第二医院 医师

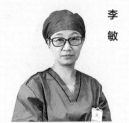

杨初蔚
大连医科大学附属第二医院 副主任医师

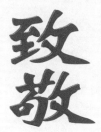

李敏
大连医科大学附属第二医院 副主任护师 / 科护士长

致敬

最美逆行者

大连第三批驰援武汉医务工作者

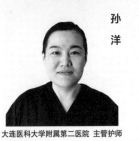

孙洋
大连医科大学附属第二医院 主管护师

郭佳
大连医科大学附属第二医院 护师

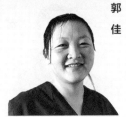

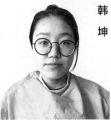

韩坤
大连医科大学附属第二医院 护师

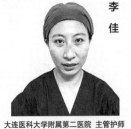

李佳
大连医科大学附属第二医院 主管护师

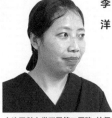

李洋
大连医科大学附属第二医院 护师

扫码观英雄

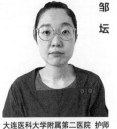

邹坛
大连医科大学附属第二医院 护师

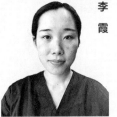

李霞
大连医科大学附属第二医院 护师

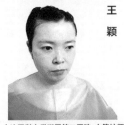

王颖
大连医科大学附属第二医院 主管护师

潘晓玉
大连医科大学附属第二医院 护师

杨婷
大连医科大学附属第二医院
主管护师 / 护士长

王婷
大连医科大学附属第二医院 护师

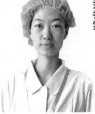

尹冬雪
大连医科大学附属第二医院 护师

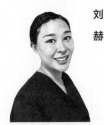

刘赫
大连医科大学附属第二医院 护师

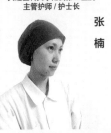

张楠
大连医科大学附属第二医院 护师

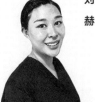

苏琳娜
大连医科大学附属第二医院 护师

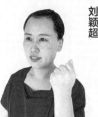

刘颖超
大连医科大学附属第二医院 护师

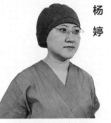

致敬

最美逆行者

大连第三批驰援武汉医务工作者

扫码观英雄

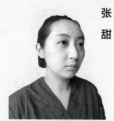

张甜

大连医科大学附属第二医院 护士

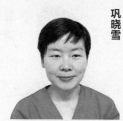

巩晓雪

大连医科大学附属第二医院 副主任护师 / 护士长

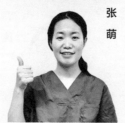

张萌

大连医科大学附属第二医院 护师

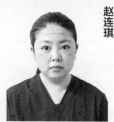

赵连琪

大连医科大学附属第二医院 护师

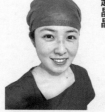

赵晶晶

大连医科大学附属第二医院 护师

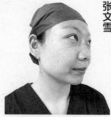

张文雪

大连医科大学附属第二医院 护师

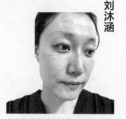

刘沐涵

大连医科大学附属第二医院 护师

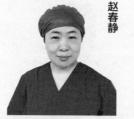

赵春静

大连医科大学附属第二医院 主管护师

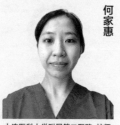

何家惠

大连医科大学附属第二医院 护师

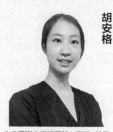

胡安格

大连医科大学附属第二医院 护师

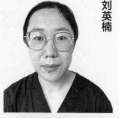

刘英楠

大连医科大学附属第二医院 护师

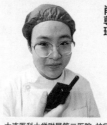

肖尊瑶

大连医科大学附属第二医院 护师

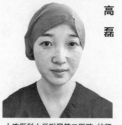

高磊

大连医科大学附属第二医院 护师

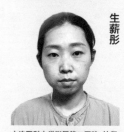

生薪彤

大连医科大学附属第二医院 护师

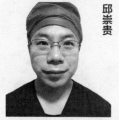

邱崇贵

大连医科大学附属第二医院 主管护师

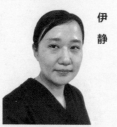

伊静

大连医科大学附属第二医院 主管护师

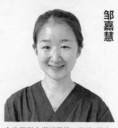

邹嘉慧

大连医科大学附属第二医院 护士

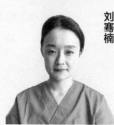

刘骞楠

大连医科大学附属第二医院 护师

时伟楠
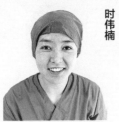
大连医科大学附属第二医院 护师

姜德鹏
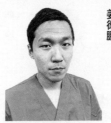
大连医科大学附属第二医院 护师

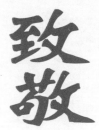
扫码观英雄

卫宏
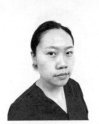
大连医科大学附属第二医院 护师

陈晓钰
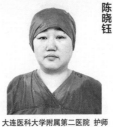
大连医科大学附属第二医院 护师

崔浩
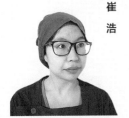
大连医科大学附属第二医院 主管护师

高寒
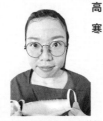
大连医科大学附属第二医院 护师

吕萃萃
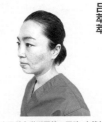
大连医科大学附属第二医院 主管护师

高欢欢
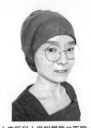
大连医科大学附属第二医院 护师

焦阳
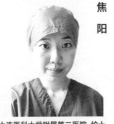
大连医科大学附属第二医院 护士

李影
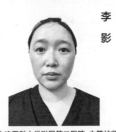
大连医科大学附属第二医院 主管护师

历红
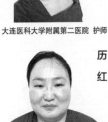
大连医科大学附属第二医院 护师

刘玉
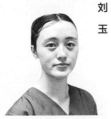
大连医科大学附属第二医院 护师

桑甜
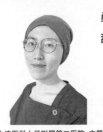
大连医科大学附属第二医院 主管护师

王珊珊
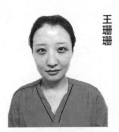
大连医科大学附属第二医院 护师

王帅
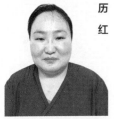
大连医科大学附属第二医院 护师

杨美子
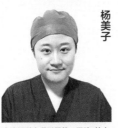
大连医科大学附属第二医院 护士

姚欢欢
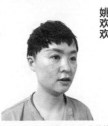
大连医科大学附属第二医院 主管护师

要文静
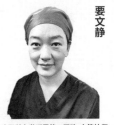
大连医科大学附属第二医院 主管护师

致敬

最美逆行者

大连第三批驰援武汉医务工作者

扫码观英雄

曲丽

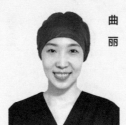

大连医科大学附属第二医院 副主任护师/护士长

陈颖

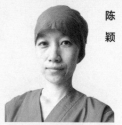

大连医科大学附属第二医院 主管护师

谷冰

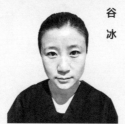

大连医科大学附属第二医院 护士

李威

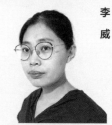

大连医科大学附属第二医院 护师

刘美

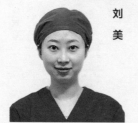

大连医科大学附属第二医院 护师

刘美玲

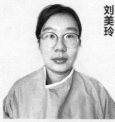

大连医科大学附属第二医院 护师

刘先芹

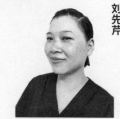

大连医科大学附属第二医院 主管护师

刘子薇

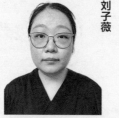

大连医科大学附属第二医院 护师

潘颖

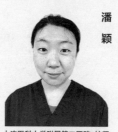

大连医科大学附属第二医院 护师

曲春颖

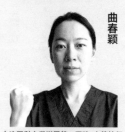

大连医科大学附属第二医院 主管护师

王鑫

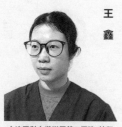

大连医科大学附属第二医院 护师

王玥

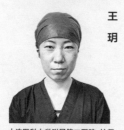

大连医科大学附属第二医院 护师

吴思倩

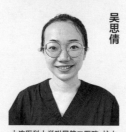

大连医科大学附属第二医院 护士

鲍策

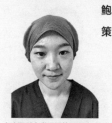

大连医科大学附属第二医院 护师

于国洋

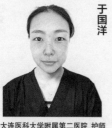

大连医科大学附属第二医院 护师

张贵月

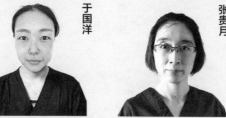

大连医科大学附属第二医院 主管护师

张玲

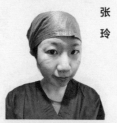

大连医科大学附属第二医院 护师

张明明

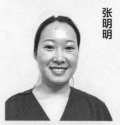

大连医科大学附属第二医院 护师

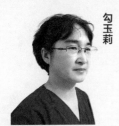 勾玉莉
大连医科大学附属第二医院 护士长 / 主任护师

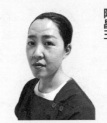 陈晶玉
大连医科大学附属第二医院 主管护师 / 护士长

致敬

最美逆行者

大连第三批驰援武汉医务工作者

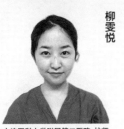 柳雯悦
大连医科大学附属第二医院 护师

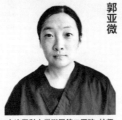 郭亚微
大连医科大学附属第二医院 护师

扫码观英雄

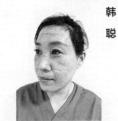 韩聪
大连医科大学附属第二医院 主管护师

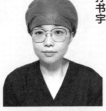 孙书宇
大连医科大学附属第二医院 护士

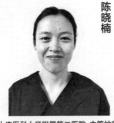 陈晓楠
大连医科大学附属第二医院 主管护师

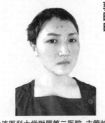 郭晓明
大连医科大学附属第二医院 主管护师

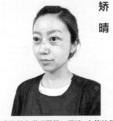 矫晴
大连医科大学附属第二医院 主管护师

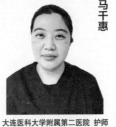 马千惠
大连医科大学附属第二医院 护师

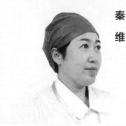 秦维
大连医科大学附属第二医院 副主任护师

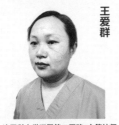 王爱群
大连医科大学附属第二医院 主管护师

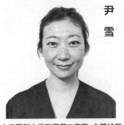 尹雪
大连医科大学附属第二医院 主管护师

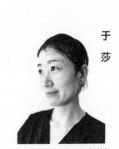 于莎
大连医科大学附属第二医院 护师

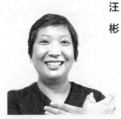 汪彬
大连医科大学附属第二医院 主管护师

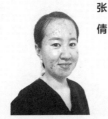 张倩
大连医科大学附属第二医院 护士

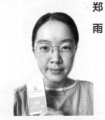 郑雨
大连医科大学附属第二医院 护师

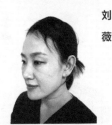 刘薇
大连医科大学附属第二医院 主管护师

致敬

最美逆行者

大连第三批驰援武汉医务工作者

扫码观英雄

294

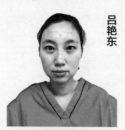

吕艳东

大连医科大学附属第二医院　护师

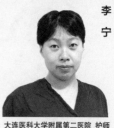

李 宁

大连医科大学附属第二医院　护师

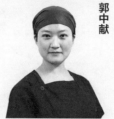

郭中献

大连医科大学附属第二医院　护师

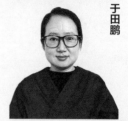

于田鹏

大连医科大学附属第二医院　主管护师

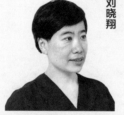

刘晓翔

大连医科大学附属第二医院　主管护师

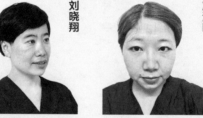

冯洁明

大连医科大学附属第二医院　护师

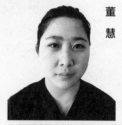

董 慧

大连医科大学附属第二医院　护师

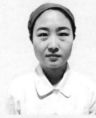

曲芷萱

大连医科大学附属第二医院　护师

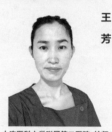

王 芳

大连医科大学附属第二医院　护师

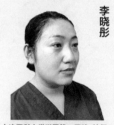

李晓彤

大连医科大学附属第二医院　护师

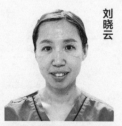

刘晓云

大连医科大学附属第二医院　主管护师

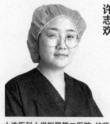

许志欢

大连医科大学附属第二医院　护师

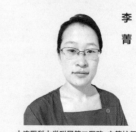

李 菁

大连医科大学附属第二医院　主管护师

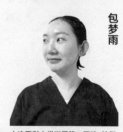

包梦雨

大连医科大学附属第二医院　护师

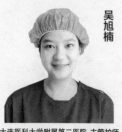

吴旭楠

大连医科大学附属第二医院　主管护师

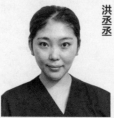

洪丞丞

大连医科大学附属第二医院　护师

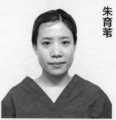

朱育苇

大连医科大学附属第二医院　护师

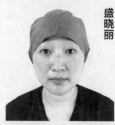

盛晓丽

大连医科大学附属第二医院　护师

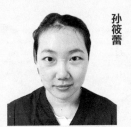

孙筱蕾
大连医科大学附属第二医院 护士

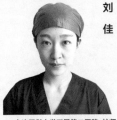

刘佳
大连医科大学附属第二医院 护师

张宇
大连医科大学附属第二医院 主管护师

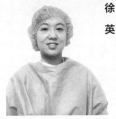

徐英
大连医科大学附属第二医院 护师

致敬

最美逆行者

大连第三批驰援武汉医务工作者

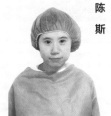

陈斯
大连医科大学附属第二医院 护师

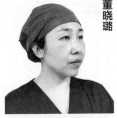

董晓璐
大连医科大学附属第二医院 主管护师

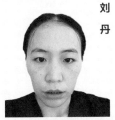

刘丹
大连医科大学附属第二医院 护师

扫码观英雄

295

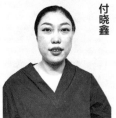

付晓鑫
大连医科大学附属第二医院 护师

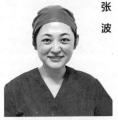

张波
大连医科大学附属第二医院 护师

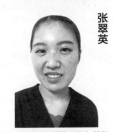

张翠英
大连医科大学附属第二医院 护师

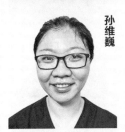

孙维巍
大连医科大学附属第二医院 护师

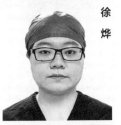

徐烨
大连医科大学附属第二医院 护师

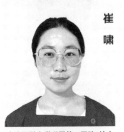

崔啸
大连医科大学附属第二医院 护士

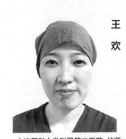

王欢
大连医科大学附属第二医院 护师

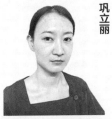

巩立丽
大连医科大学附属第二医院 护师

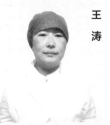

王涛
大连大学附属中山医院 副主任医师

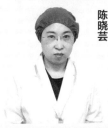

陈晓芸
大连大学附属中山医院 副主任医师

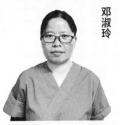

邓淑玲
大连大学附属中山医院 主治医师

致敬

最美逆行者

大连第三批驰援武汉医务工作者

扫码观英雄

296

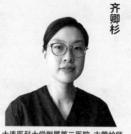

郭琳
大连医科大学附属第二医院
主管护师 / 护士长

齐卿杉
大连医科大学附属第二医院 主管护师

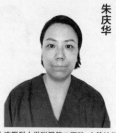

朱庆华
大连医科大学附属第二医院 主管护师

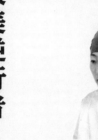

仲丹微
大连医科大学附属第二医院 护师

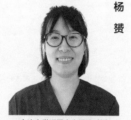

杨赟
大连大学附属中山医院 护师

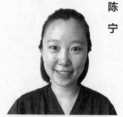

陈宁
大连医科大学附属第二医院 护师

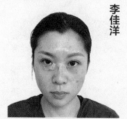

李佳洋
大连医科大学附属第二医院 护师

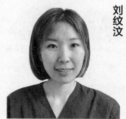

刘纹汶
大连医科大学附属第二医院 护士

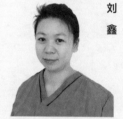

刘鑫
大连医科大学附属第二医院 主管护师

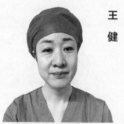

王健
大连医科大学附属第二医院
副主任护师 / 护士长

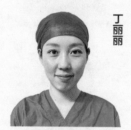

丁丽
大连医科大学附属第二医院 主管护师

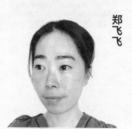

郑飞飞
大连医科大学附属第二医院 护师

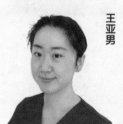

王亚男
大连医科大学附属第二医院 护师

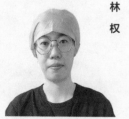

林权
大连医科大学附属第二医院 护师

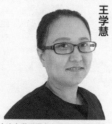

王学慧
大连大学附属中山医院 主管护师

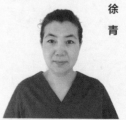

徐青
大连大学附属中山医院 副主任护师

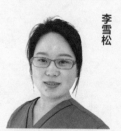

李雪松
大连大学附属中山医院 护师

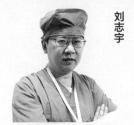
刘志宇
大连医科大学附属第二医院 副院长/主任医师

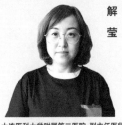
解莹
大连医科大学附属第二医院 副主任医师

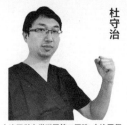
杜守治
大连医科大学附属第二医院 主治医师

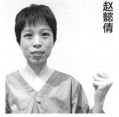
赵懿倩
瓦房店第三医院 护师

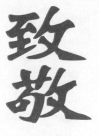

致敬

最美逆行者

大连第三批驰援武汉医务工作者

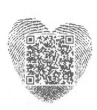
扫码观英雄

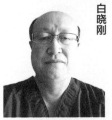
白晓刚
大连大学附属新华医院 主任医师

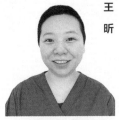
王昕
大连大学附属新华医院 护师

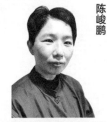
陈峻鹏
大连市中医医院 中医副主任护师

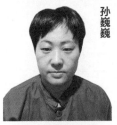
孙巍巍
大连市中医医院 主管护师

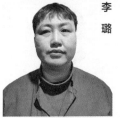
李璐
大连市中医医院 护师

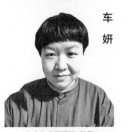
车妍
大连市中医医院 护师

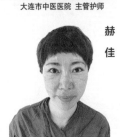
赫佳
大连市口腔医院 主管护师

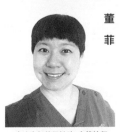
董菲
大连市妇幼保健院 主管护师

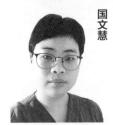
国文慧
大连市妇幼保健院 主管护师

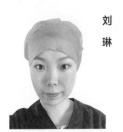
刘琳
旅顺口区人民医院 护士

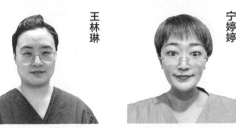
王林琳
瓦房店第三医院 护师

宁婷婷
瓦房店第三医院 主管护师

张超莹
大连医科大学附属第二医院 护士

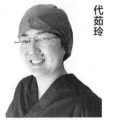
代茹玲
庄河市中心医院 副主任医师

致敬

最美逆行者

大连第三批驰援武汉医务工作者

扫码观英雄

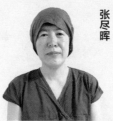

张尽晖

大连医科大学附属第二医院 主任医师

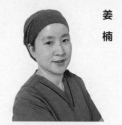

姜楠

大连医科大学附属第二医院 主管护师

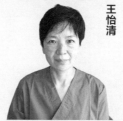

王怡清

大连医科大学附属第二医院 主管护师

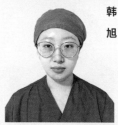

韩旭

大连医科大学附属第二医院 护师

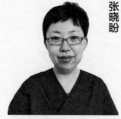

于永平

大连医科大学附属第二医院 护师

张晓盼

大连医科大学附属第二医院 主管护师

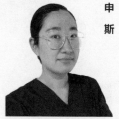

申斯

大连医科大学附属第二医院 主管护师

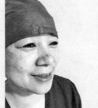

张善红

大连医科大学附属第二医院 主任护师

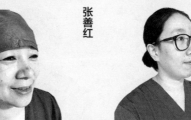

孙丹丹

大连医科大学附属第二医院 主管护师

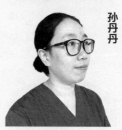

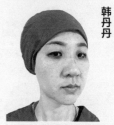

韩丹丹

大连医科大学附属第二医院 护师

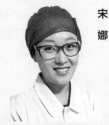

宋娜

大连医科大学附属第二医院 护师

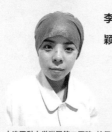

李颖

大连医科大学附属第二医院 护师

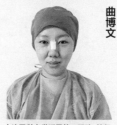

曲博文

大连医科大学附属第二医院 护师

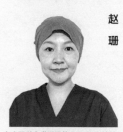

赵珊

大连医科大学附属第二医院 主管护师

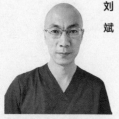

刘斌

大连大学附属新华医院 主治医师

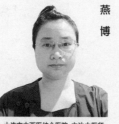

燕博

大连市中西医结合医院 主治中医师

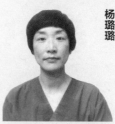

杨璐璐

大连市第三人民医院 主管护师

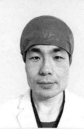

刘帅

庄河市中心医院 主治医师

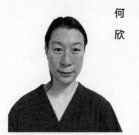

何欣

大连医科大学附属第一医院　副主任医师

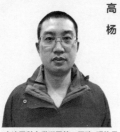

高杨

大连医科大学附属第一医院　联络员

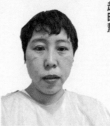

赵晓慧

大连市中心医院　医师

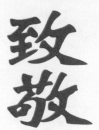

致敬

最美逆行者

大连第三批驰援武汉医务工作者

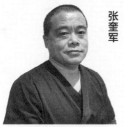

张奎军

大连市中心医院　副主任中医师

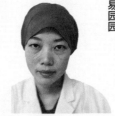

易园园

大连医科大学附属第一医院　副主任医师

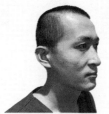

范为王

大连市中心医院　医师

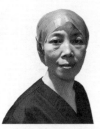

何声秀

大连市中心医院　主任医师

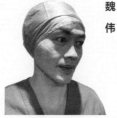

魏伟

大连市中心医院　医师

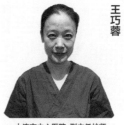

王巧蓉

大连市中心医院　副主任护师

扫码观英雄

299

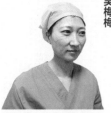

吴梅梅

大连市中心医院　副主任护师

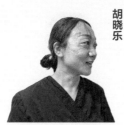

胡晓乐

大连市中心医院　主管护师

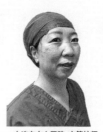

马新跃

大连市中心医院　主管护师

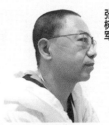

张树军

大连市中西医结合医院　副主任中医师

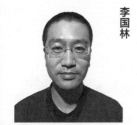

李国林

大连市中西医结合医院　副主任中医师

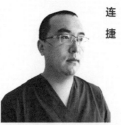

连捷

大连市中西医结合医院　主治中医师

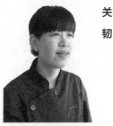

关韧

大连市中西医结合医院　副主任医师

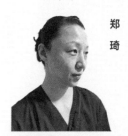

郑琦

大连市中西医结合医院　副主任护师

致敬

最美逆行者

大连第三批驰援武汉医务工作者

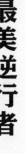

扫码观英雄

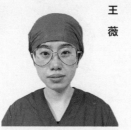

王薇

大连医科大学附属第二医院 主治医师

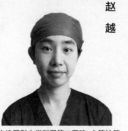

赵越

大连医科大学附属第二医院 主管护师

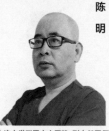

陈明

大连大学附属中山医院 副主任医师

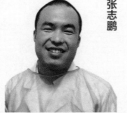

张志鹏

大连大学附属中山医院 主治医师

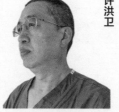

许洪卫

大连大学附属新华医院 主任医师

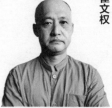

崔文权

大连市中心医院 主任医师

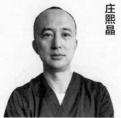

庄熙晶

大连市中心医院 主任医师

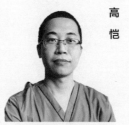

高恺

大连市中心医院 医师

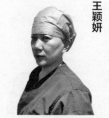

王颖妍

大连市中心医院 副主任护师

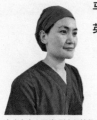

马英

大连市中心医院 副主任护师

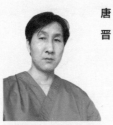

唐晋

大连市第三人民医院 主治医师

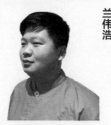

兰伟浩

大连市第三人民医院 医师

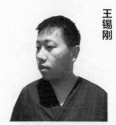

王锡刚

大连市第三人民医院 主治医师

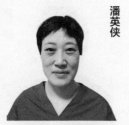

潘英侠

大连市第四人民医院 主管护师

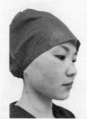

王露华

中国医科大学附属盛京医院大连医院 护师

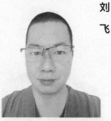

刘飞

普兰店区中心医院 副主任医师

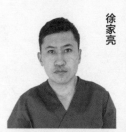

徐家亮

瓦房店市中心医院 副主任医师

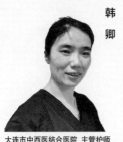

韩卿

大连市中西医结合医院 主管护师

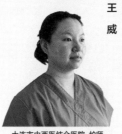

王威

大连市中西医结合医院 护师

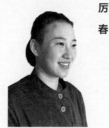

厉春

大连市中西医结合医院 护师

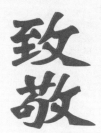

致敬

最美逆行者

大连第三批驰援武汉医务工作者

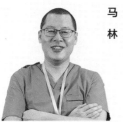

马林

大连市第三人民医院 副主任医师

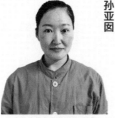

孙亚囡

大连市第三人民医院 护师

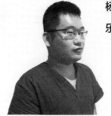

杨乐

大连市第三人民医院 主治医师

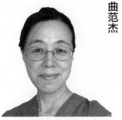

曲范杰

大连市第三人民医院 主任医师

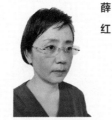

薛红

大连市第三人民医院 主任医师

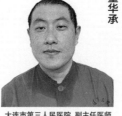

董华承

大连市第三人民医院 副主任医师

扫码观英雄

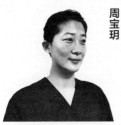

周宝玥

大连市中西医结合医院 护师

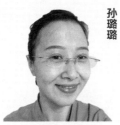

孙璐璐

大连市第三人民医院 护师

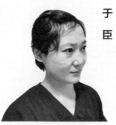

于臣

大连市第三人民医院 护师

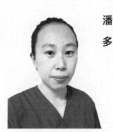

潘多

大连市第三人民医院 护师

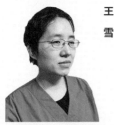

王雪

大连市第三人民医院 护师

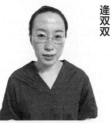

逄双双

大连市第三人民医院 护师

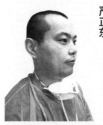

严正东

大连市第四人民医院 主治医师

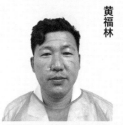

黄福林

大连市第四人民医院 副主任医师

致敬

最美逆行者

大连第三批驰援武汉医务工作者

扫码观英雄

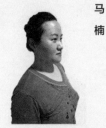

马楠

大连市第四人民医院 主治医师

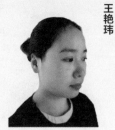

王艳玮

大连市第五人民医院 护师

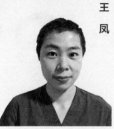

王凤

大连市第四人民医院 护师

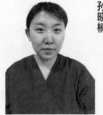

孙晓楠

大连市第四人民医院 护士

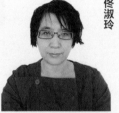

佟淑玲

大连市第四人民医院 副主任医师

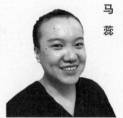

马蕊

大连市第四人民医院 护士

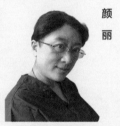

颜丽

大连市第五人民医院 主任医师

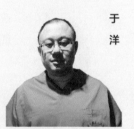

于洋

大连市第五人民医院 主治医师

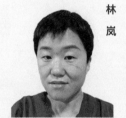

林岚

大连市第四人民医院 副主任护师 / 护士长

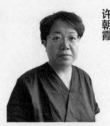

许朝霞

大连市第五人民医院 副主任医师

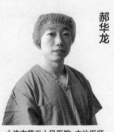

郝华龙

大连市第五人民医院 主治医师

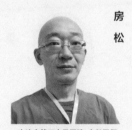

房松

大连市第五人民医院 主任医师

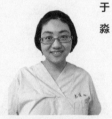

于淼

大连市第四人民医院 主治医师

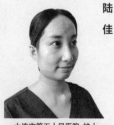

陆佳

大连市第五人民医院 护士

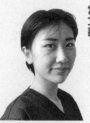

常文鑫

大连市第五人民医院 护士

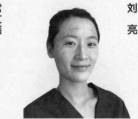

刘亮

大连市第五人民医院 护士

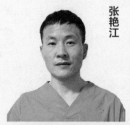

张艳江

大连市第五人民医院 护士

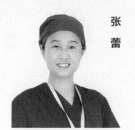

张蕾

大连大学附属中山医院 副主任医师

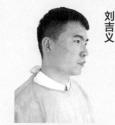

刘吉义

大连大学附属中山医院 主治医师

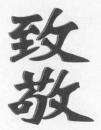
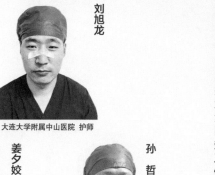

杨帆

大连大学附属中山医院 主治医师

刘旭龙

大连大学附属中山医院 护师

扫码观英雄

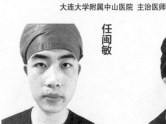

任闽敏

大连大学附属中山医院 护师

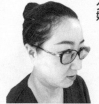

姜夕姣

大连大学附属中山医院 主管护师

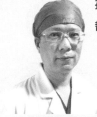

孙哲

大连大学附属新华医院 主任医师

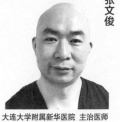

张文俊

大连大学附属新华医院 主治医师

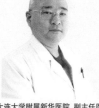

李明辉

大连大学附属新华医院 副主任医师

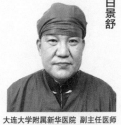

白景舒

大连大学附属新华医院 副主任医师

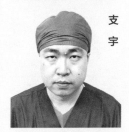

支宇

大连大学附属新华医院 主治医师

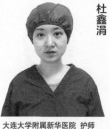

杜鑫涓

大连大学附属新华医院 护师

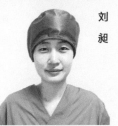

刘昶

大连大学附属新华医院 护师

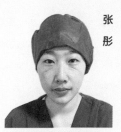

张彤

大连大学附属新华医院 护师

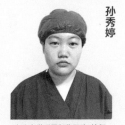

孙秀婷

大连大学附属新华医院 护师

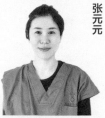

张元元

大连大学附属新华医院 护师

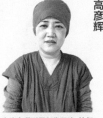

高彦辉

大连大学附属新华医院 护师

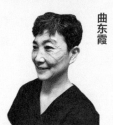

曲东霞

大连市友谊医院 主任医师

致敬

最美逆行者

大连第三批驰援武汉医务工作者

扫码观英雄

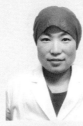

贾宝娟

大连市友谊医院 主治医师

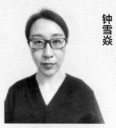

钟雪焱

大连市友谊医院 主任医师

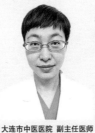

王飞雪

大连市中医医院 副主任医师

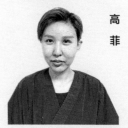

高菲

大连市友谊医院 护师

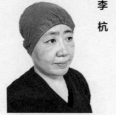

高洪娟

大连市友谊医院 护士

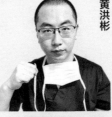

黄洪彬

大连市友谊医院 主治医师

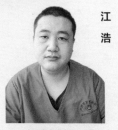

江浩

大连市友谊医院 医师

李杭

大连市中医医院 主任医师

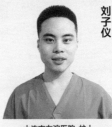

刘子仪

大连市友谊医院 护士

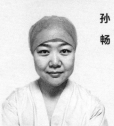

孙畅

大连市友谊医院 主治医师

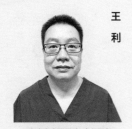

王利

大连市中医医院 主任医师

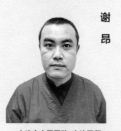

谢昂

大连市中医医院 主治医师

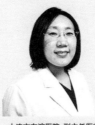

姚文艳

大连市友谊医院 副主任医师

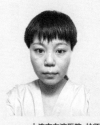

李红茹

大连市友谊医院 护师

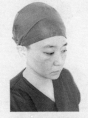

李新

大连市友谊医院 护士

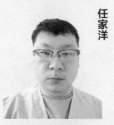

任家洋

大连市友谊医院 医师

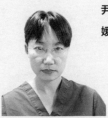

尹媛

大连市友谊医院 主管护师

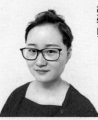

张钰卿

大连市友谊医院 护士

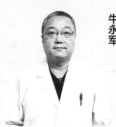
牛永军
大连市中医医院 主任医师

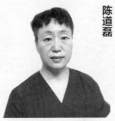
陈道磊
大连市中医医院 中医副主任护师

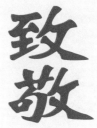
致敬

最美逆行者

大连第三批驰援武汉医务工作者

扫码观英雄

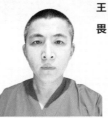
杨英辉
大连市口腔医院 主管护师

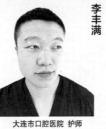
李丰满
大连市口腔医院 护师

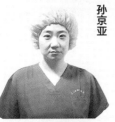
孙京亚
大连市妇幼保健院 护师

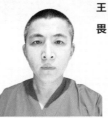
王畏
旅顺口区人民医院 主任医师

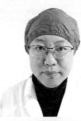
郭研
旅顺口区人民医院 医师

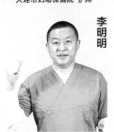
李明明
旅顺口区人民医院 副主任医师

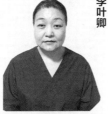
李叶卿
旅顺口区人民医院 副主任护师

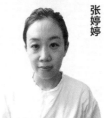
张婷婷
旅顺口区人民医院 主管护师

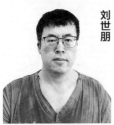
刘世朋
瓦房店市中心医院 副主任医师

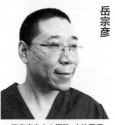
岳宗彦
瓦房店市中心医院 主治医师

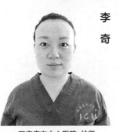
李奇
瓦房店市中心医院 护师

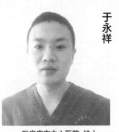
于永祥
瓦房店市中心医院 护士

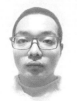
牛承运
瓦房店市中心医院 护师

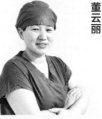
董云丽
瓦房店第三医院 副主任医师

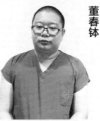
董春钵
瓦房店第三医院 医师

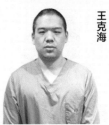
王克海
瓦房店第三医院 医师

致敬

最美逆行者

大连第三批驰援武汉医务工作者

扫码观英雄

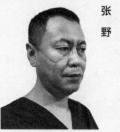

张 野

中国医科大学附属盛京医院大连医院
主治医师

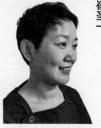

崔圣一

普兰店区中心医院 主管护师

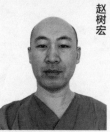

赵树宏

庄河市中心医院 主治医师

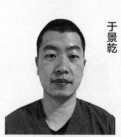

于景乾

庄河市中心医院 护士

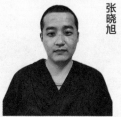

张晓旭

金州区第一人民医院 护师

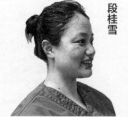

段桂雪

中国医科大学附属盛京医院大连医院 护师

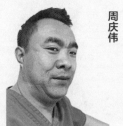

周庆伟

普兰店区中心医院 主任医师

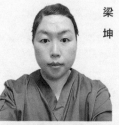

梁 坤

中国医科大学附属盛京医院大连医院
主管护师

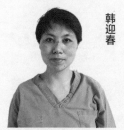

韩迎春

庄河市中心医院 主管护师

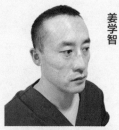

姜学智

中国医科大学附属盛京医院大连医院
副主任医师

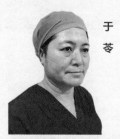

于 苓

中国医科大学附属盛京医院大连医院
主任医师

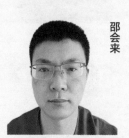

邵会来

金州区第一人民医院 主治医师

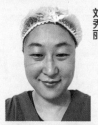

刘秀丽

普兰店区中心医院 主管护师

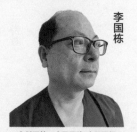

李国栋

金州区第一人民医院 主任医师

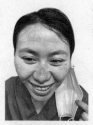

何雪娇

庄河市中心医院 护师

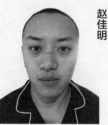

赵佳明

普兰店区中心医院 护士

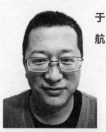

于 航

普兰店区中心医院 副主任医师

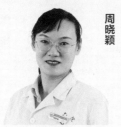

周晓颖

大连市第六人民医院 副主任医师

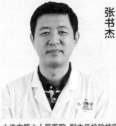

张书杰

大连市第六人民医院 副主任检验技师

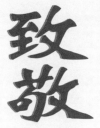

致敬

最美逆行者

辽宁省新冠肺炎集中救治大连中心医务工作者

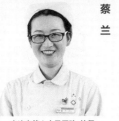

蔡兰

大连市第六人民医院 护师

姜坤

大连市第六人民医院 主管护师

扫码观英雄

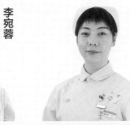

李宛蓉

大连市第六人民医院 护师

刘振男

大连市第六人民医院 主管护师

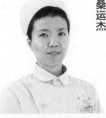

桑运杰

大连市第六人民医院 主管护师

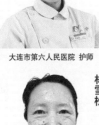

林雪松

大连市第六人民医院 主任医师

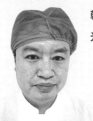

韩光

大连市第六人民医院 副主任医师

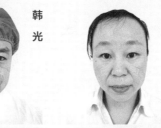

黄文萃

大连市第六人民医院 主治医师

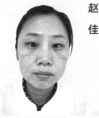

赵佳

大连市第六人民医院 副主任医师

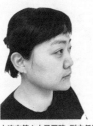

王琳

大连市第六人民医院 副主任医师

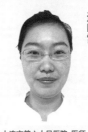

逄晓雷

大连市第六人民医院 医师

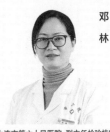

邓林

大连市第六人民医院 副主任检验技师

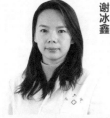

谢冰鑫

大连市第六人民医院 主管检验技师

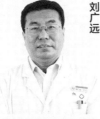

刘广远

大连市第六人民医院 副主任医师

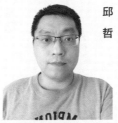

邱哲

大连市第六人民医院 技师

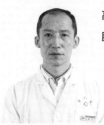

高鹏

大连市第六人民医院 研究员

致敬

最美逆行者

辽宁省新冠肺炎集中救治大连中心医务工作者

扫码观英雄

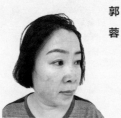

郭蓉

大连市第六人民医院 副主任护师

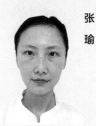

张瑜

大连市第六人民医院 主管护师

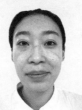

刘妍

大连市第六人民医院 护师

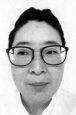

姜晓楠

大连市第六人民医院 护师

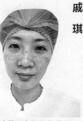

孙彩玲

大连市第六人民医院 护师

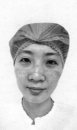

戚琪

大连市第六人民医院 护师

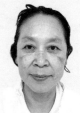

王冰

大连市第六人民医院 副主任护师

赵晓雪

大连市第六人民医院 主管护师

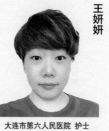

王妍妍

大连市第六人民医院 护士

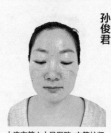

孙俊君

大连市第六人民医院 主管护师

张丽

大连市第六人民医院 主管护师

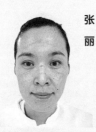

柏洁

大连市第六人民医院 护师

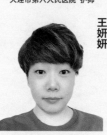

隋晶

大连市第六人民医院 护师

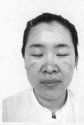

盛男

大连市第六人民医院 主管护师

许彩凤

大连市第六人民医院 主管护师

邸晓丽

大连市第六人民医院 副主任护师

徐雪琴

大连市第六人民医院 主管护师

刘小明

大连市第六人民医院 检验技师

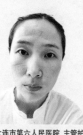
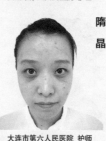
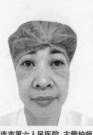
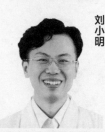
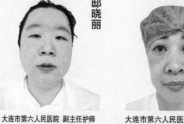
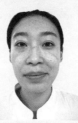

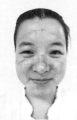

尹雪

大连市第六人民医院 主管护师

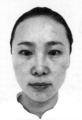

焦秀娟

大连市第六人民医院 护师

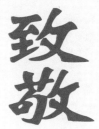

致敬

最美逆行者

辽宁省新冠肺炎集中救治大连中心医务工作者

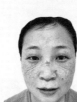

贾百英

大连市第六人民医院 主管护师

孙颖

大连市第六人民医院 主管护师

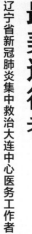

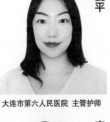

安爱平

大连市第六人民医院 主管护师

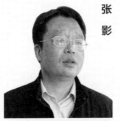

张影

大连市第六人民医院 主任医师

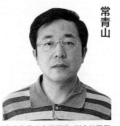

常青山

大连市第六人民医院 副主任医师

扫码观英雄

309

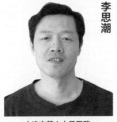

李思潮

大连市第六人民医院
中西医结合副主任医师

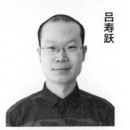

吕寿跃

大连市第六人民医院 主治医师

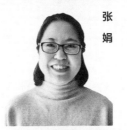

张娟

大连市第六人民医院 主治医师

汪洋

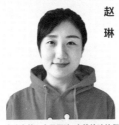

赵琳

丁楠

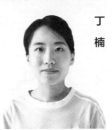

吕婷婷

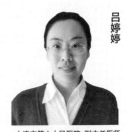

大连市第六人民医院 副主任医师

大连市第六人民医院 主管检验技师

大连市第六人民医院 检验技师

大连市第六人民医院 副主任医师

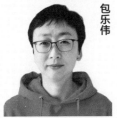

包乐伟

大连市第六人民医院 副主任护师

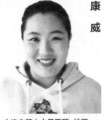

康威

大连市第六人民医院 护师

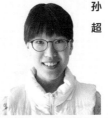

孙超

大连市第六人民医院 护师

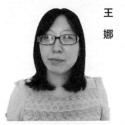

王娜

大连市第六人民医院 检验技师

致敬

最美逆行者

辽宁省新冠肺炎集中救治大连中心医务工作者

扫码观英雄

310

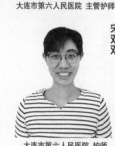

王晓鑫
大连市第六人民医院 主管护师

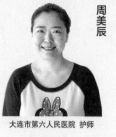

周美辰
大连市第六人民医院 护师

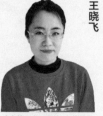

王晓飞
大连市第六人民医院 主管护师

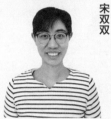

宋双双
大连市第六人民医院 护师

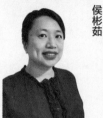

侯彬茹
大连市第六人民医院 主管护师

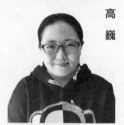

高巍
大连市第六人民医院 主管护师

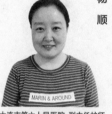

杨顺
大连市第六人民医院 副主任护师

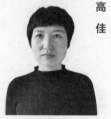

高佳
大连市第六人民医院 主管护师

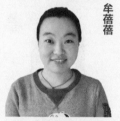

牟蓓蓓
大连市第六人民医院 主管护师

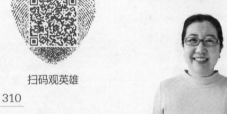

林娜
大连市第六人民医院 主管护师

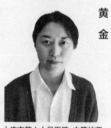

黄金
大连市第六人民医院 主管护师

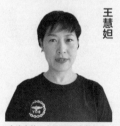

王慧妲
大连市第六人民医院 主管护师

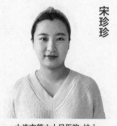

宋珍珍
大连市第六人民医院 护士

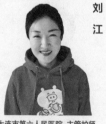

刘江
大连市第六人民医院 主管护师

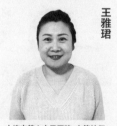

王雅珺
大连市第六人民医院 主管护师

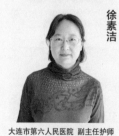

徐素洁
大连市第六人民医院 副主任护师

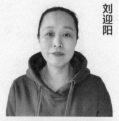

刘迎阳
大连市第六人民医院 主管护师

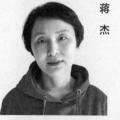

蒋杰
大连市第六人民医院 主管护师

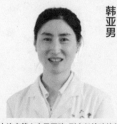

韩亚男
大连市第六人民医院 副主任检验技师

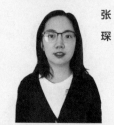

张琛
大连市第六人民医院 主管检验技师

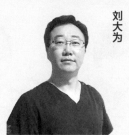

刘大为

大连市儿童医院 副主任中医师

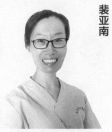

裴亚南

大连市儿童医院 主管护师

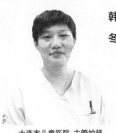

韩　冬

大连市儿童医院 主管护师

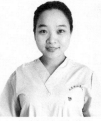

于瑞瑞

大连市儿童医院 护师

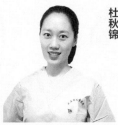

杜秋锦

大连市儿童医院 护士

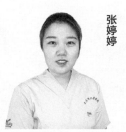

张婷婷

大连市儿童医院 护师

致敬

最美逆行者

辽宁省新冠肺炎集中救治大连中心医务工作者

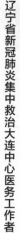

扫码观英雄

311

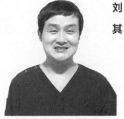

刘其

大连市儿童医院 主管技师

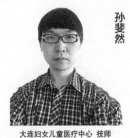

孙斐然

大连妇女儿童医疗中心 技师

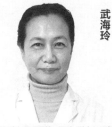

武海玲

大连医科大学附属第一医院 副主任医师

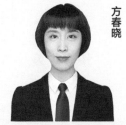

方春晓

大连医科大学附属第一医院 主任医师

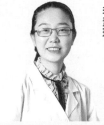

李素玮

大连医科大学附属第一医院 主任医师

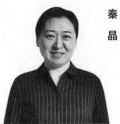

秦晶

大连医科大学附属第一医院 主管护师

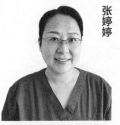

张婷婷

大连医科大学附属第一医院 护师

致敬

最美逆行者

辽宁省新冠肺炎集中救治大连中心医务工作者

扫码观英雄

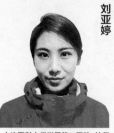

刘亚婷

大连医科大学附属第二医院 护师

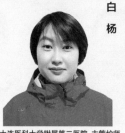

白杨

大连医科大学附属第二医院 主管护师

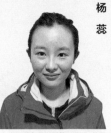

杨蕊

大连医科大学附属第二医院 护师

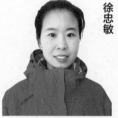

徐忠敏

大连医科大学附属第二医院 护师

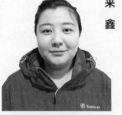

来鑫

大连医科大学附属第二医院 护士

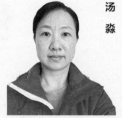

汤淼

大连医科大学附属第二医院 主管护师

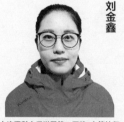

刘金鑫

大连医科大学附属第二医院 主管护师

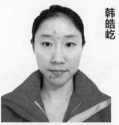

韩皓屹

大连医科大学附属第二医院 护师

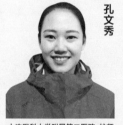

孔文秀

大连医科大学附属第二医院 护师

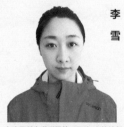

李雪

大连医科大学附属第二医院 主管护师

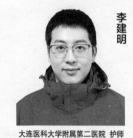

李建明

大连医科大学附属第二医院 护师

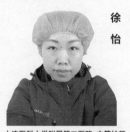

徐怡

大连医科大学附属第二医院 主管护师

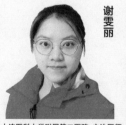

谢雯丽

大连医科大学附属第二医院 主治医师

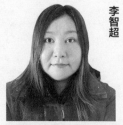

李智超

大连医科大学附属第二医院 主治医师

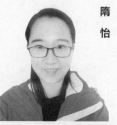

隋怡

大连医科大学附属第二医院 主治医师

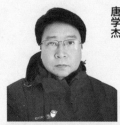

唐学杰

大连医科大学附属第二医院 副主任医师

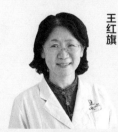

王红旗

大连医科大学附属第二医院 副主任医师

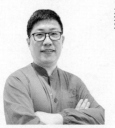

王振宇

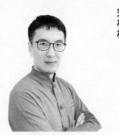

宋林林

大连大学附属新华医院 主治医师   大连大学附属新华医院 医师

致敬

最美逆行者

辽宁省新冠肺炎集中救治大连中心医务工作者

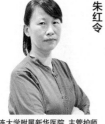

朱红令

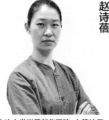

赵诗蓓

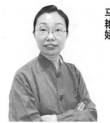

马艳娇

大连大学附属新华医院 主管护师   大连大学附属新华医院 主管护师   大连大学附属新华医院 主管护师

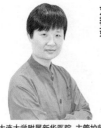

刘艳茹

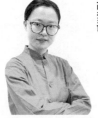

胡梦诗

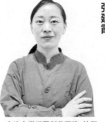

张建霞

大连大学附属新华医院 主管护师   大连大学附属新华医院 护师   大连大学附属新华医院 护师

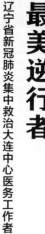

扫码观英雄

313

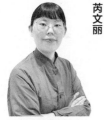

芮文丽

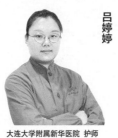

吕婷婷

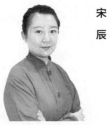

宋辰

大连大学附属新华医院 护士   大连大学附属新华医院 护师   大连大学附属新华医院 护师

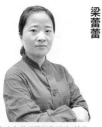

梁蕾蕾

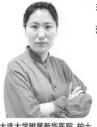

李想

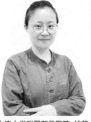

董雪松

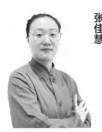

张佳慧

大连大学附属新华医院 护士   大连大学附属新华医院 护士   大连大学附属新华医院 护师   大连大学附属新华医院 护士

致敬

最美逆行者

辽宁省新冠肺炎集中救治大连中心医务工作者

扫码观英雄

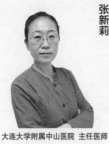

张新莉

大连大学附属中山医院 主任医师

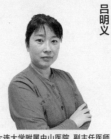

吕明义

大连大学附属中山医院 副主任医师

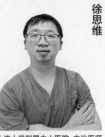

徐思维

大连大学附属中山医院 主治医师

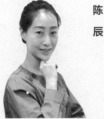

陈辰

大连大学附属中山医院 医师

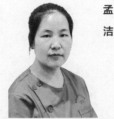

孟洁

大连大学附属中山医院 主管护师

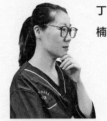

丁楠

大连大学附属中山医院 主管护师

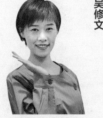

吴修文

大连大学附属中山医院 主管护师

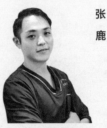

张鹿

大连大学附属中山医院 护师

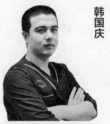

韩国庆

大连大学附属中山医院 护士

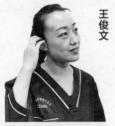

王俊文

大连大学附属中山医院 主管护师

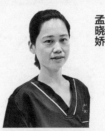

孟晓娇

大连大学附属中山医院 护师

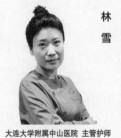

林雪

大连大学附属中山医院 主管护师

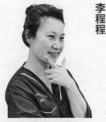

李程程

大连大学附属中山医院 护师

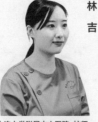

林吉

大连大学附属中山医院 护师

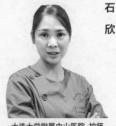

石欣

大连大学附属中山医院 护师

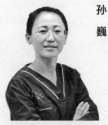

孙巍

大连大学附属中山医院 主管护师

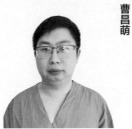

曹昌萌

大连市友谊医院 主治医师

孟显达

大连市友谊医院 副主任医师

最美逆行者

辽宁省新冠肺炎集中救治大连中心医务工作者

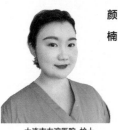

颜楠

大连市友谊医院 护士

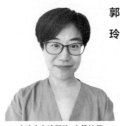

郭玲

大连市友谊医院 主管护师

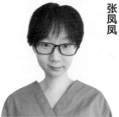

张凤凤

大连市友谊医院 护师

扫码观英雄

315

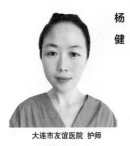

杨健

大连市友谊医院 护师

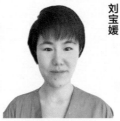

刘宝媛

大连市友谊医院 护师

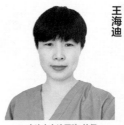

王海迪

大连市友谊医院 护师

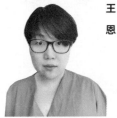

王恩

大连市友谊医院 护师

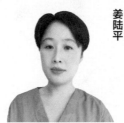

姜陆平

大连市友谊医院 护士

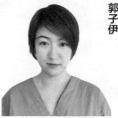

郭子伊

大连市友谊医院 护师

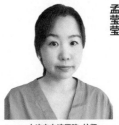

孟莹莹

大连市友谊医院 护师

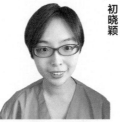

初晓颖

大连市友谊医院 护师

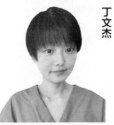

丁文杰

大连市友谊医院 主管护师

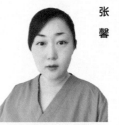

张馨

大连市友谊医院 主管护师

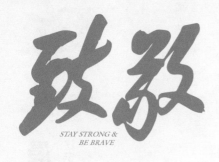

STAY STRONG &
BE BRAVE

最美逆行者

辽宁省新冠肺炎集中救治大连中心医务工作者
大连市第六人民医院

扫码观英雄

316

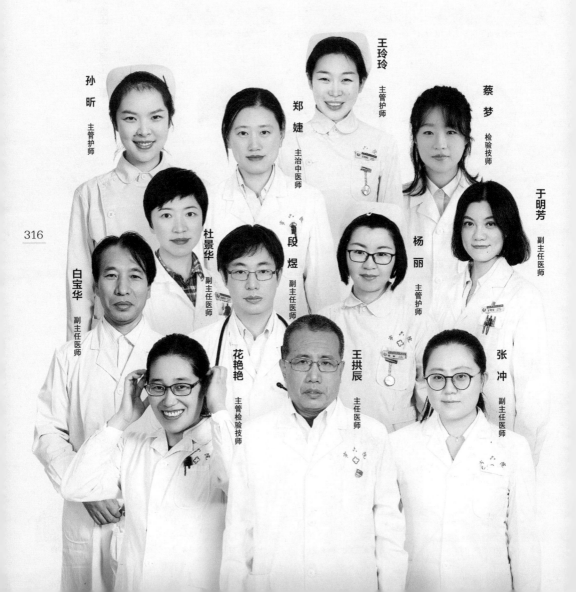

孙昕　主管护师

郑婕　主治中医师

王玲玲　主管护师

蔡梦　检验技师

杜景华　副主任医师

段煜　副主任医师

杨丽　主管护师

于明芳　副主任医师

白宝华　副主任医师

花艳艳　主管检验技师

王拱辰　主任医师

张冲　副主任医师

扫码观英雄

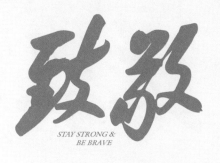

STAY STRONG &
BE BRAVE

最美逆行者

辽宁省新冠肺炎集中救治大连中心医务工作者
大连市第六人民医院

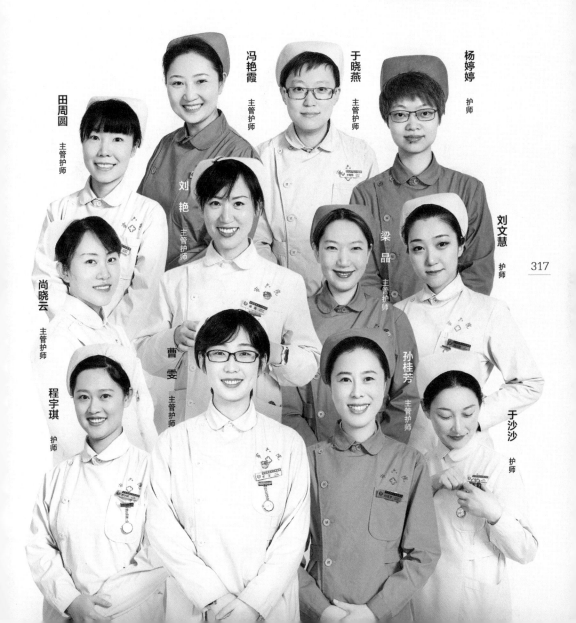

田周圆 主管护师

冯艳霞 主管护师

于晓燕 主管护师

杨婷婷 护师

刘艳 主管护师

梁晶 主管护师

刘文慧 护师

尚晓云 主管护师

曹雯 主管护师

孙桂芳 主管护师

于沙沙 护师

程宇琪 护师

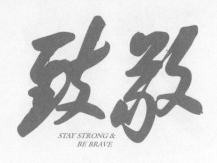

STAY STRONG &
BE BRAVE

最美逆行者

辽宁省新冠肺炎集中救治大连中心医务工作者
大连市第六人民医院

扫码观英雄

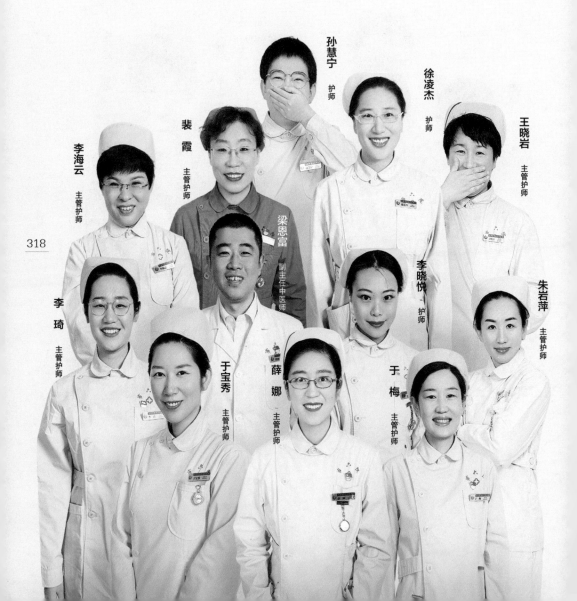

孙慧宁 护师

徐凌杰 护师

王晓岩 主管护师

裴 霞 主管护师

李海云 主管护师

梁恩富 副主任中医师

李晓悦 护师

朱岩萍 主管护师

李 琦 主管护师

于宝秀 主管护师

薛 娜 主管护师

于 梅 主管护师

扫码观英雄

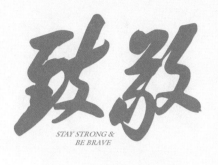

STAY STRONG &
BE BRAVE

最美逆行者

辽宁省新冠肺炎集中救治大连中心医务工作者
大连市第六人民医院

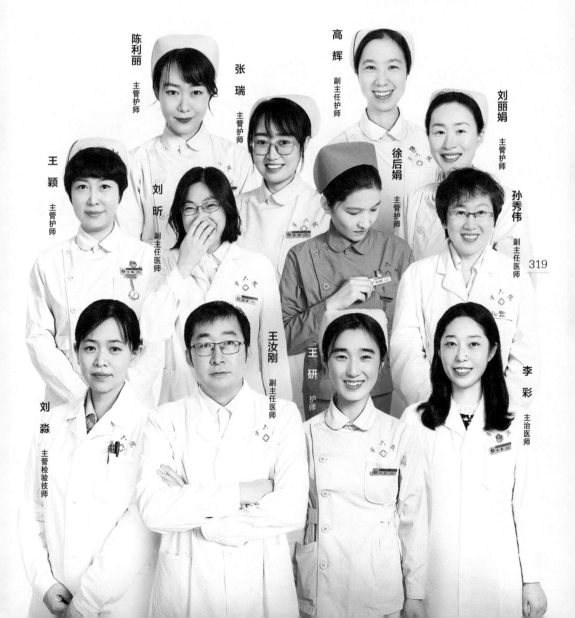

陈利丽 主管护师

张瑞 主管护师

高辉 副主任护师

刘丽娟 主管护师

王颖 主管护师

刘昕 副主任医师

徐后娟 主管护师

孙秀伟 副主任医师

319

刘淼 主管检验技师

王汝刚 副主任医师

王研 护师

李彩 主治医师

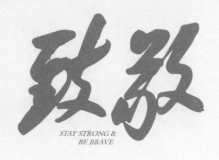

STAY STRONG &
BE BRAVE

最美逆行者

辽宁省新冠肺炎集中救治大连中心医务工作者
大连市第六人民医院

扫码观英雄

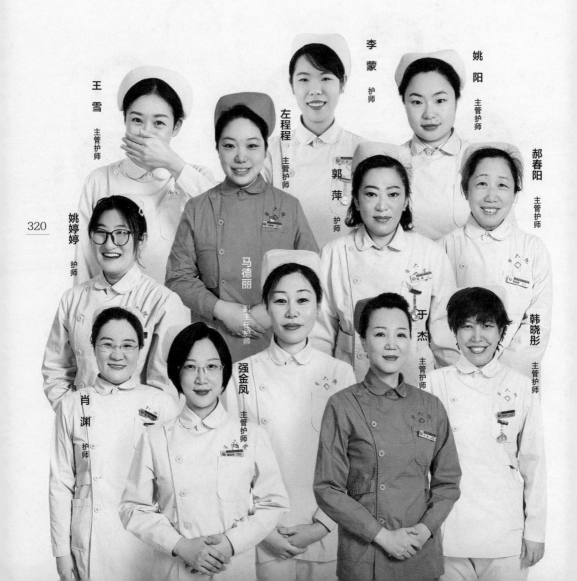

王雪 主管护师

左程程 主管护师

李蒙 护师

姚阳 主管护师

郝春阳 主管护师

姚婷婷 护师

郭萍 护师

马德丽 副主任护师

于杰 主管护师

韩晓彤 主管护师

肖渊 护师

强金凤 主管护师

扫码观英雄

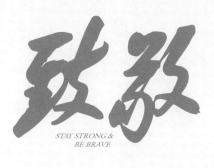

STAY STRONG &
BE BRAVE

最美逆行者

辽宁省新冠肺炎集中救治大连中心医务工作者
大连医科大学附属第一医院

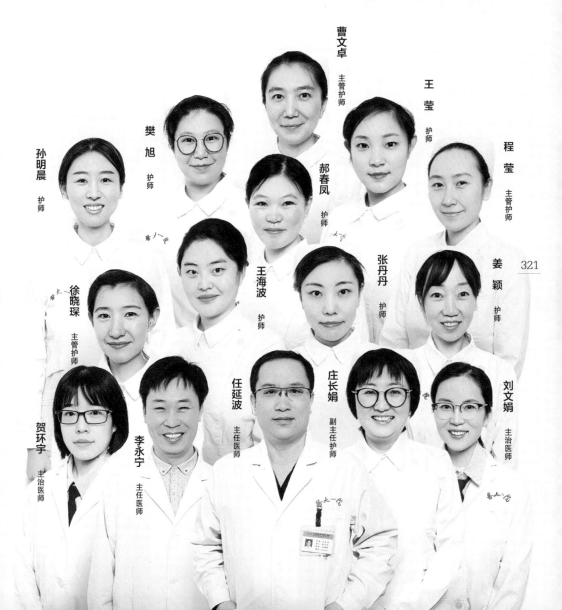

曹文卓 主管护师

王莹 护师

樊旭 护师

郝春凤 护师

程莹 主管护师

孙明晨 护师

王海波 护师

张丹丹 护师

姜颖 护师

徐晓琛 主管护师

任延波 主任医师

庄长娟 副主任护师

刘文娟 主治医师

贺环宇 主治医师

李永宁 主任医师

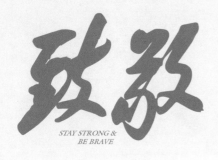

STAY STRONG &
BE BRAVE

最美逆行者

辽宁省新冠肺炎集中救治大连中心医务工作者
大连市中心医院

扫码观英雄

322

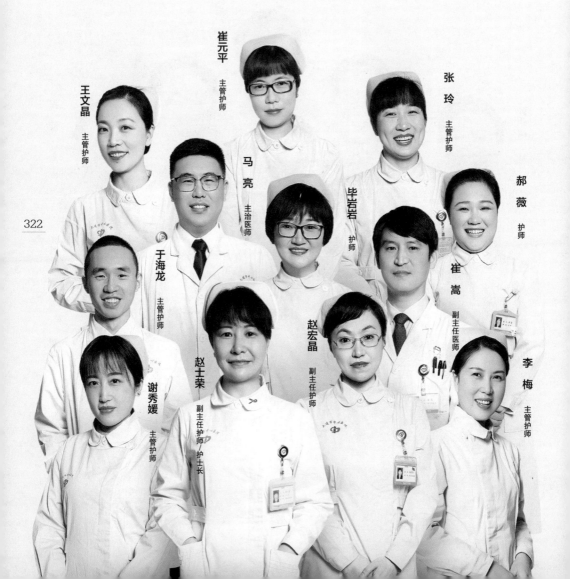

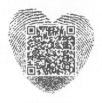

扫码观英雄

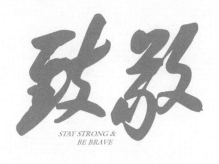

STAY STRONG &
BE BRAVE

最 美 逆 行 者

辽宁省新冠肺炎集中救治大连中心医务工作者
大连市中心医院

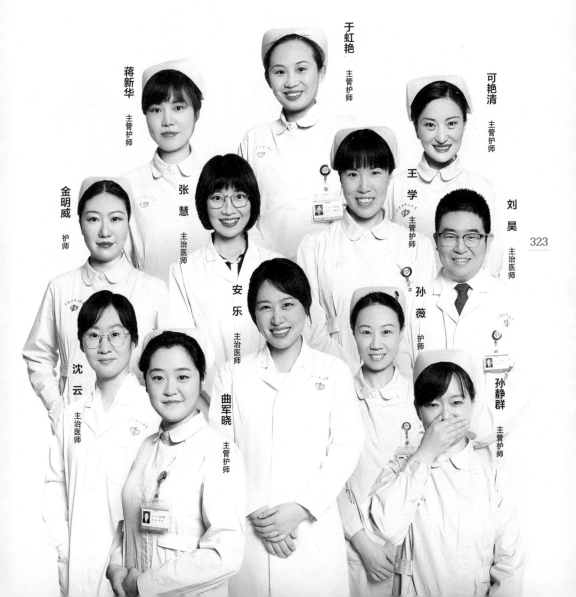

于虹艳 主管护师

蒋新华 主管护师

可艳清 主管护师

金明威 护师

张慧 主治医师

王学 主管护师

刘昊 主治医师

安乐 主治医师

孙薇 护师

沈云 主治医师

曲军晓 主管护师

孙静群 主管护师

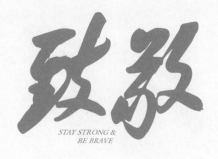

STAY STRONG &
BE BRAVE

最美逆行者

辽宁省新冠肺炎集中救治大连中心医务工作者
大连市第三人民医院

扫码观英雄

324

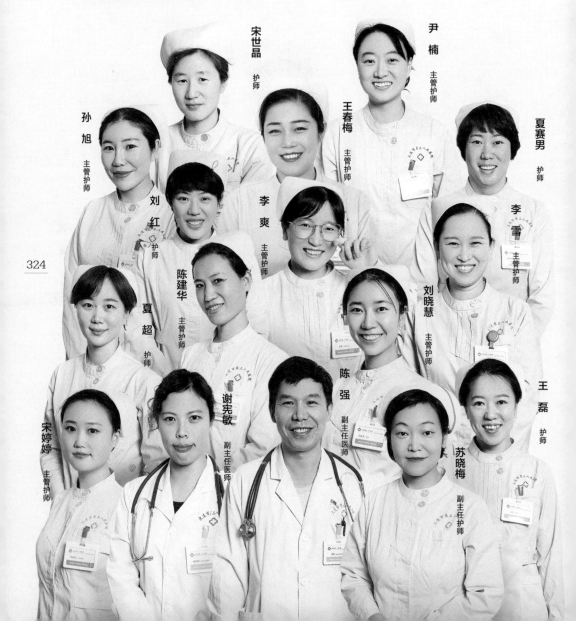

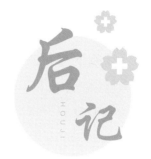

后记
HOUJI

新年前夕，新型冠状病毒突袭人类，一场规模空前的遭遇战不期而至。第一个正面抗击疫情的国家——中国，受到新中国成立以来最严峻的疫情挑战。突如其来的重大疫情，改变了武汉，改变了湖北，改变了中国，也改变了每一个人的生活。

"沧海横流，方显英雄本色。"新冠肺炎疫情发生后，以习近平同志为核心的党中央高度重视人民生命安全和身体健康，习近平总书记接连召开会议、做出指示——亲自指挥了这场前所未有的疫情防控人民战争。2020年3月10日，习近平总书记专门赴湖北省武汉市考察疫情防控工作。

作为疫情防控核心城市，武汉做出了巨大努力和牺牲，新型冠状病毒异常凶险，武汉这座千万级人口的城市直面生死大考。2020年1月23日，离汉通道关闭，武汉正式进入战时状态。

"武汉是英雄的城市，湖北人民、武汉人民是英雄的人民，历史上从来没有被艰难险阻压垮过，只要同志们同心协力、英勇奋斗、共克时艰，我们一定能取得疫情防控斗争的全面胜利。"习近平总书记的话饱含深情，催人奋进！

疫情催人急，家国共同体。抗击新冠肺炎疫情，已不是一城一省之事，全国人民都投入到这个没有硝烟的战场，抗击疫情驰援武汉成为2020年新年伊始中国的头等大事，一道道命令从北京不断发出，把全国都紧急动员起来。

湖北辽宁两省相望，荆楚与辽沈一脉情牵。湖北武汉疫情大暴发后，辽宁省委省政府、大连市委市政府在做好自身防控防御的同时，积极响应党中央号召，千里驰援。

疫情就是命令，白衣就是战袍。辽宁先后12次组织全省医疗战线的"最硬鳞片"下荆楚，2054名医护人员奋战在武汉、襄阳，是全国3支总人数超过2000人的援鄂医疗队之一。

同饮长江水，共情渤海湾。武汉大连，1397公里的航程，隔离病毒，但是城与城的守望不能隔离，也不会隔离。双城同向同行，共挡风雨，守望相助，传递必胜信心，因为我们脚下的土地有一个共同的名字：中国！

从1月26日开始，在抗击新冠肺炎疫情的紧要关头，大连响应党中央和辽宁省委号召3次出征，546名白衣战士加入辽宁援鄂医疗队，奋战在武汉市蔡甸区人民医院、武汉大学人民医院、雷神山医院。在距离危险最近的地方，他们用满腔热忱践行着作为医生和护士的神圣职责。

"哪里需要我们，我们就到哪里去！"2月8日，元宵节，大连500名白衣战士星夜驰援武汉雷神山医院，创下了4小时集结500人的英雄壮举。"不负韶华、不辱使命，山河有我、守护家国。"一个个勇往直前的战士，留下元宵节之夜大连最动人的背影。

"霹雳手段，菩萨心肠，坚强意志。"出征前，辽宁省委常委、大连市委书记谭作钧深情寄语，这12字箴言是命令，是嘱托，是关切，是700万大连人心中的羁绊。

自古忠孝难两全，留取丹心照汗青。决胜雷神山的关键时刻，两位大连医护人员的亲人不幸离世，英雄泪洒战场。他们化悲痛为力量，擦干眼泪继续投身工作，用满腔热血将赤胆忠诚书写在雷神山，用医者大爱让辽宁的长子情怀、忠诚担当的精神在荆楚大地绽放光芒。

因为这 546 名英雄的大连儿女，两座城市的心贴得更近了。在大连的家属们有苦不言、有累不喊，丈夫写给妻子的情书，儿女写给父母的家书，论英雄、谈梦想、传勇气……"烽火"岁月的两地书，记录的是前线与后方的家国故事，传递的是决胜疫情的精神力量。

英雄儿女上前线，百万市民做后援。为了不给武汉增添负担，大连建起直通武汉的补给线，大连市委市政府和家乡人民源源不断地向武汉输送着医疗物资和生活物资，大到医疗设备、防护服装，小到一箱樱桃、一条秋裤，凡是能想到的，凡是前方需要的，大连人就会迅速送达。

疫情无情人有情，共克时艰传真情。非常时期，大连人民和武汉人民的心贴得更近了，无论是身在武汉的大连人，还是身在大连的武汉人，都感受到了所在城市的包容与关爱，这是心与心的交融，这是爱与爱的共鸣。

离汉通道关闭的 4 小时前，大连姑娘选择了留守武汉，与江城人民共同抗击疫情；阴差阳错在江城下车的大连小伙小强，主动到武汉市第一人民医院做起志愿者；出国旅游滞留大连的武汉一家三口，在回武汉前写下了一封长长的感谢信……一个个生动感人的故事，见证着大连武汉两座城市的心手相牵、守望相助。

一场疫情，双城记。

江城滨城，心连心。

在中共大连市委宣传部的指导下，大连出版社、半岛晨报社联合策划推出《双城记——大连驰援武汉抗疫纪实》。本书通过一个个驰援武汉的凡人英雄、一个个守望相助的真情故事、一封封饱含深情的"战地"家书，书写与记录大连武汉携手抗击疫情的光辉篇章。

投身战疫，记录历史。作为新闻人和出版人，这是职业促使我们做出的自觉选择，这是时代赋予我们的神圣职责，我们有责任记录下穿梭于两座城市之间的逆行者的足迹，记录下这段人类历史上不寻常的抗疫历史，并以新闻人和出版人的名义，向英勇奋战在疫情防控一线的所有人致敬。

大连武汉之间发生的故事，如大海般壮阔，似长江般磅礴。我们深知，一座城与一座城的守望，能够书写、应该书写的故事还有很多很多，限于时间和篇幅，我们只选取了众多故事中的一部分，这浓缩于纸端的文字，是大连武汉双城互动的缩影，难道不也是全中国成百上千座城市与湖北、与武汉的"疫"路同行的故事吗？

编著本书过程中，眼泪无数次模糊了我们的双眼，我们对每一位逆行者的勇敢无畏肃然起敬，我们为每一封家书所投射出的家国情怀泪目，我们为非常时期所激发出的爱国热情所感染，我们为强大祖国为庇佑人民生命做出的所有努力而热血沸腾。

多难兴邦，玉汝于成。我们坚信，经此一役，闪耀千古的中国精神必将更加熠熠生辉，中华民族伟大复兴的中国梦必将实现！

惊蛰到，春雷响，万物长。

阳春三月，武汉的早樱已经在枝头展俏。

阳春三月，大连的樱树也开始吐露新芽。

阳春布德泽，万物生光辉。春天的大连、武汉，同开一种花，那就是樱花，大连有劳动公园和东北财经大学樱花园，而武汉东湖公园和武汉大学也是欣赏樱花之胜地。

春天来了，疫情消退的日子还会远吗？让我们期待两座相隔千里的城市，能够在最美的春天里，勇夺战疫与经济发展双胜利，携手开启新征程！

特别鸣谢

本书编著过程中，得到了社会各界的大力支持，很多单位及个人纷纷为创作团队提供素材，帮助联系邀约受访者，并提出很多宝贵建议，在本书即将付梓之际，特向以下单位及个人表示衷心感谢，排名不分先后。

中共大连市委宣传部

大连市卫生健康委员会

大连市精神文明建设
  指导委员会办公室

大连市商务局

大连市城市管理局

共青团大连市委

大连市交通运输局

大连市邮政管理局

大连市政协法制委

大连市民政局

大连市市场监督管理局

大连市总工会

大连市群团组织综合服务中心

大连市电业局

中共瓦房店市委宣传部

大连公交客运集团有限公司

大连市慈善总会

大连市红十字会

大连市青少年发展基金会

大连新闻传媒集团

大连国际机场集团有限公司

中国南方航空股份有限公司
  大连分公司

大连航空有限责任公司

武汉大学人民医院

武汉市蔡甸区人民医院

武汉雷神山医院

大连医科大学

大连医科大学附属第一医院

大连医科大学附属第二医院

大连市中心医院

大连市中西医结合医院

大连市第三人民医院

大连市第四人民医院

大连市第五人民医院

大连市第六人民医院

大连市友谊医院

大连市中医医院

大连市妇幼保健院

大连市儿童医院

大连妇女儿童医疗中心

大连市口腔医院

大连大学附属中山医院

大连大学附属新华医院

大连市金州区第一人民医院

中国医科大学附属盛京医院
　　大连医院

大连市旅顺口区人民医院

大连市普兰店区中心医院

瓦房店市中心医院

瓦房店第三医院

庄河市中心医院

中国人民解放军联勤保障部队
　　第九六七医院

大连百佳妇产医院

中国农业银行股份有限公司
　　大连市分行

辽渔集团有限公司

中铁十九局集团第五工程有限公司

大连森林动物园

大连圣亚海洋世界

大连老虎滩海洋公园

大连发现王国主题公园

大连金石滩旅游集团有限公司

大连三寰牧场文旅发展有限公司

大连中海华能源发展有限公司

大连新青年摄影

大连百云集文化传媒有限公司

大连华飞文化传播有限公司

330

《半岛晨报》首席记者王琳、王博文、于雅坤、张锡明、周蕾，记者齐媛媛、孙熳、陆瑶、李凌飞、张腾飞、孙振芳，美编邢琳，对本书创作亦有贡献，一并感谢！

长长的一串名单，也难免会挂一漏万，在此，对所有给予创作团队无私、默默支持的朋友们，一并表达最诚挚的谢意！